JN457665

정신건강을 위한 투쟁

정신건강을 위한 투쟁

Norman Sartorius 저 · 젊은 정신과 의사들의 모임 공역

Fighting for Mental Health

- A Personal View -

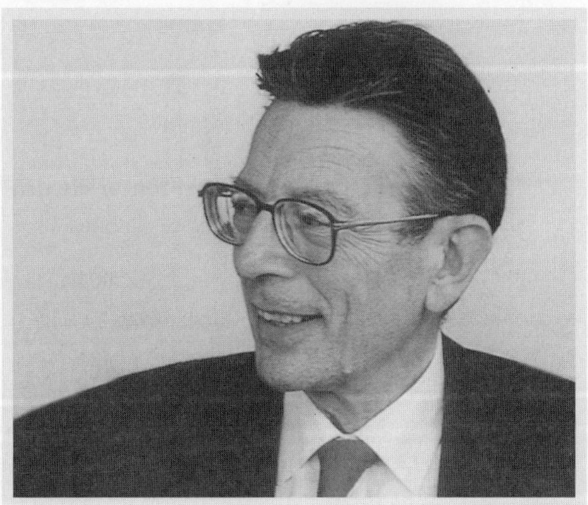

Norman Sartorius

학지사

Fighting for Mental Health
by Norman Sartorius

Korean Translation Copyright © 2006 by Hakjisa Publisher
The Korean translation rights arranged with Professor Norman Sartorius

All rights reserved.

Copyright © 2002 by Professor Norman Sartorius

Published by arrangement with Professor Norman Sartorius

본 저작물의 한국어판 저작권은
Professor Norman Sartorius와의 독점계약으로
학지사가 소유합니다.
신 저작권법에 의해 한국 내에서 보호를 받는 저작물이므로
무단전재와 무단복제를 금합니다.

추천사

1

노만 사토리우스 교수의 역저(力著)가 한국의 젊은 정신과 의사들의 손으로 번역되어 나온다니 참으로 대견하고 무한히 기쁘다. 저자와 역자 모두에게 진심으로 축하드린다.

사토리우스 교수는 정신보건 분야의 개척자이자 세계적인 권위자이다. 그는 여러 해 동안 세계보건기구 정신보건국의 책임자로 있으면서 각종 진단평가도구의 개발, 일차 진료용 진단분류를 포함한 정신장애 진단분류의 새로운 통일안을 완성했으며 정신보건사업의 근간이 되는 정신역학의 귀중한 국제연구를 주도 또는 촉진시켜 온 사람이다. 무엇보다도 그는 '적절한 비용의, 효과적이며 인도적인 지역공동체 중심의 정신보건' 이라는 세계보건기구의 정신보건 정책의 표준을 만든 사람이고 이를 전 세계를 누비며 전파한 정신보건의 전도사이기도 하다.

내가 아는 한 그의 언어는 담백하고 명료하며 건강한 상식을 바탕으로 하고 있어 대단한 설득력을 가지고 있다. 그러면서도 항상 남들이 보지 못한 부분에 대한 날카로운 직관을 가지고 미래를 보는 독창적인 의견이 있다. 그래서 그의 말은 언제나 새롭다.

이 책은 사토리우스 교수가 전 세계의 젊은 정신과 의사에게 들려주고 싶은 이야기들의 모음이다. 정신보건을 위해 정신의학은 무엇이며 정신과 의사는 정신보건에 관여하는 다른 사람들과의 관계에서 어떤 자세를 갖추어야 하는가를 세 분야로 나누어 논파하고 있다.

3, 7, 5 등 수에 대한 각별한 관심과 암유적인 그림들은 상징에 의한 효과적인 의사전달에 저자가 얼마나 세심한 배려를 하고 있는지를 보여 준다. 여기저기에서 저자 특유의 철학과 신념을 발견하는 것은 즐거운 일이다. 특히 '내가 싫어하는 용어들', '정신의학의 역설', '정신의학의 일곱가지 악덕' 제하의 글들에서 우리 자신의 맹점이 재치 있게 지적되고 있다. 이런 구절도 있다. "보건영역에서 심리사회적 요인을 무시하게 되면 감정 소진을 일으킬 가능성이 높아진다. 이것은 의사가 고귀한 작업이라는 윤리적 본분을 무시하고 관리의 효율성이나 경제성만을 생각할 때 나타날 수 있는 가장 비싼 부작용이다." 얼핏 보면 누구나 알고 있는 말 같지만 생각할수록 의미가 깊다.

이 책을 모든 정신과 의사와 정신보건 전문요원과 정신보건에 관심을 가진 모든 이에게 주저 없이 추천한다. 그리고 결코 쉽지 않은 번역작업을 합심하여 이 정도까지 완성한 젊은 정신과 의사들의 모임에 찬사와 위로를 보낸다.

2006년 9월

이부영

• 전 세계보건기구 정신보건 전문가 자문단 위원
• 현 서울대학교 의과대학 명예교수, 한국 융 연구원장

2

세계보건기구(World Health Organization)에서 정신건강부 책임자였던 Norman Sartorius 박사와 함께 공동연구나 각종 자문회에서 일하던 경험은 나에게는 잊을 수 없는 소중한 기억이다. 내가 접할 수 있었던 그의 깊고 넓은 지식과 탁월한 행정능력, 지도력을 보고 배우는 것이 큰 즐거움이었다. 세계정신의학회(World Psychiatric Association)의 회장직을 맡으셨을 때는 아시아 19지역 대표로 그를 보좌하는 자리에서 만나게 되었고, 그의 눈부신 활동을 지켜보면서 그의 탁월한 지도력으로 세계정신의학회가 역사적으로 전성기를 이루었다는 생각을 갖게 되었다. 나는 각종 회의에서 그의 생각과 지혜를 능숙한 언어 구사로 처리하던 그의 말솜씨에 익숙해져 있었지만, 그의 문학적인 재능은 가끔 잡지에 실린 논문이나 보고서를 읽을 정도여서 잘 알지 못하고 있었다. 그러던 차에 그의 정신건강에 대한 개인의 식견을 저술한 에세이집 『Fighting for Mental Health』가 출판되었다는 소식에 나를 비롯해서 그를 아는 정신보건 분야 전문가들과 지식인들이 자못 기대가 컸던 것은 조금도 놀랄 일이 아니다.

이 책을 처음 접했을 때 우선 표지의 그림부터 시작해서 책의 구성과 삽화나 내용에 인용된 은유, 하다못해 책의 부피나 크기에 이르기까지 빈틈없는 예술작품임을 알 수 있었다. 그의 방대한 경험과 정신건강에 대한 깊은 지식을 우리가 교훈으로 삼을 수 있는 실용적인 지혜로 설득력 있게 펼쳐 크게 감동을 받았다. 그는 정신과 의사라는 확고한 정체성으로 정신의학을 공중보건과 연결시켜 우리들의 의식을 확장시켜 주었고, 특히 정신보건 정책과 프로그램을 어떻게 효과 있게 구축해서 정책결정자들을 깨우쳐 주느냐에 대한 전략을 자세하게 설명했다. 그는 또한 이야기 조의 논리전

개를 즐겨 여러 가지 은유를 이용했는데, 읽는 이의 이해를 촉진하는 데 특별한 효과를 주었다. 예를 들어 모차르트 효과나 케샨병 연구의 비유로 연구결과가 의사결정자들에게 어떻게 자극적이고 관심을 모을 수 있게 연구과제를 구상을 하느냐에 대한 전략을 일깨워 준다. 연구내용의 난의도, 제출시기의 선택, 정부의 준거기준에 부합하는 정보를 제공하는 역학조사에 대한 착안 등 우리 모두가 정치적이어야 함을 시사한다. 또한 심리사회적 이슈의 사회발전에 대한 공헌을 끝없이 알리고 부각시켜서 자칫하면 우선순위의 바닥을 면하기 힘든 정신보건 정책이나 프로그램이 선택될 수 있는 방법들을 제시해 준다. 또한 정책 구상자들에게 여러 곳에서 얻은 다양한 정보의 방향이 일치되게 하고, 또한 그들이 이런 정보를 접할 때 감정적으로 공감할 수 있는 것들을 제공하는 것이 얼마나 간접적이지만 보강효과가 있는지를 밝혀 주고 있다.

일단 수립한 정신보건 정책과 각종 정신건강 프로그램을 사회가 받아들이게 하고 이를 확산시키는 데 정신의학 그리고 정신과 의사의 책임이 크다. 이를 위한 효과적인 방법들을 제시한 제6장은 개발도상국가인 우리 정신과 의사들이 깊이 새겨야 할 대목이다. 국민 각자의 삶의 질의 향상이 산업화와 개인의 번영지향에 따라 급격히 중요시되는 현시점에서 정신보건 프로그램이 얼마나 국민 개개인이 적응하는 데 촉진효과를 주는지, 그리고 특히 지역사회 정신보건운동이 지역사회의 발전과 그 구성원들의 참여의식을 높여 주는 많은 지혜와 방법을 내포하고 있다는 사실을 깨달을 수 있게 설득해야 한다. 이 같은 설득이 결국 정책결정자들이 정신건강 정책에 우선순위를 두게 하고 예산을 배려하게 하며 일반 국민이 스트레스의 가속화로 피곤한 와중에서 스스로 정신건강을 돌봄으로써 스스로 삶의 질을 향상시킬 수 있다는 믿음을 갖게 된다.

그동안 정신의학의 과학적인 지식이 주로 정신질환에 관한 연구의 결과들로 나름대로 풍부해졌지만 이 지식이 정신건강 증진에 어떤 공헌을 했는지 우리가 자성해 볼 필요가 있다. 정신의학의 지식이 일반인의 정신건강 증진에 무슨 효과가 있는지 특히 이 지식이 일반인이 이해하고 사용할 수 있도록 잘 번역되어 있는지에 대한 그의 비판을 우리나라 정신과 의사들과 정신건강에 종사하는 여러 전문가들이 새겨들어야 한다. 우리의 노력의 소산인 여러 가지 연구도 이런 실용적 관점에서 얼마나 적절한지를 평가해야 한다. 실용성이 없는 연구를 위한 연구들은 정책결정자나 비전문가에게는 전혀 흥밋거리가 될 수 없다. 저자는 또한 정신과 의사들이 기꺼이 자문 역할을 담당해서 사회 여러 기관에 전문가로서의 조언을 아끼지 않는 적극성을 갖는 것을 권장하고 있다.

노인 정신보건에 대해서 저자는 우리가 노인 인구의 증가를 강조하면서 노인에 대한 복지나 건강에 대한 정책을 촉구한다고 해서 정책결정자들이 깨달아 정책을 입안하는 것을 기대하는 것은 잘못이라고 말한다. 우리나라에서도 급증하는 노인 인구를 위해 나라가 새로운 정책을 세워야 한다고 강조하지만 정책결정자들은 이런 주장을 마이동풍으로 흘려버리고 노인층에 대한 정책을 우선순위로 두지 않는다는 것이다. 즉, 인구가 늘어도 노인은 여전히 영향권이 없는 소수집단에 지나지 않다는 것이다. 또한 세계 어느 나라에서도 노인이 단결하여 집단 형성해서 정치력을 발휘하고 그래서 노인에 대한 복지나 건강에 대한 정책수립을 쟁취한 경우가 없는 것도 사실이다. 노인은 다른 소수집단에 비해 정치적인 집단행동에 있어 매우 취약하다. 그러나 비록 집단행동이 없다 하더라도 노인층의 증가는 정치적인 안목에서 앞으로 가장 고려해야 할 집단으로 막강한 힘을 갖게 된다고 한다. 앞으로 두터운 노인층이 행사할 수 있는 투표권은 그 어느 선거에서도 무시하자 못할 영향인자가 될 것이 분명하다. 비록 균질의 집단으로 조직화되어 투쟁은 하지 않지만 비교적 경제적으로 여유도 있고 퇴직 후의 여생을 여가생활이나 새로운 활동의 선택으로 저축한 돈을 쓰면서 뜻있게 살고 있는 제3기 인생 집단이 바로 노인층이다. 다른 연령층이 분명히 이 집단을 포용하고 그들의 비위를 맞추려는 움직임이 생긴다는 것이다. 시간적으로 요원하게 들릴지 모르지만 결국 사회가 노인의 삶의 질을 향상시키고 이를 위한 여러 가지 서비스도 발달하게 될 것이라는 낙관적인 저자의 견해도 이 같은 맥락에서 이해할 수 있다.

우리는 여러 가지 의미에서 '연결'의 시대에 살고 있다 해도 과언이 아니다. 그래서 이 책도 정신의학을 다른 여러 분야와 연결시켰다는 점에서 새롭고 돋보이며, 그렇기 때문에 정신과 의사는 물론 정신보건 분야에 종사하는 전문가들에게는 필독서가 될 것이라 생각한다. 공중보건 분야에 종사하는 분들이나 정부의 정책결정자들이 읽어 볼 수 있다면 더없이 다행스러운 일이다.

이번에 우리나라 젊은 정신의학도들이 합심하여 이 책을 번역한 것은 크게 칭찬할 만한 일이며, 앞으로 이 번역서가 우리나라 정신보건 분야 발전에 크게 기여할 것이라고 믿는다. 번역하는 데 용기도 필요하고 또 힘든 작업이었음이 분명하다. 이 책이 단순한 전문서적이 아니라 높은 지성을 갖춘 격 높은 문화적인 작품이기 때문에 그 번역이 더욱 쉽지 않았을 것이다.

덧붙여 이 책을 읽으면서 이해가 되지 않거나 불분명한 부분이 있다면 원문을 참고하길 바란다. 그리고 이 책은 한 번 읽고 덮어 둘 것이 아니라 다시 읽으면서 음미한다면 좀 더 깊은 이해를 얻을 수 있을 것이다.

2006년 9월

이호영

• 전 대한 신경정신의학회 회장, 아주대 총장
• 현 대우의료재단 이사장

한국어판 저자 서문

수년 동안 나는 운 좋게도 내가 했던 일에 대해 인정을 받아 왔습니다. 그러나 내가 최선을 다해 인도했던 워크숍 참가자들이 나의 책 『Fighting for mental health』를 한국어로 번역하겠다고 제안한 것보다 더 감동적이었던 것은 없었습니다. 책을 번역한다는 것은 전문가로서 그리고 개인적으로 이미 많은 업무를 담당하고 있는 참가자들이 상당한 부담을 떠안는 것을 의미하기에 그들의 결정은 나에게 매우 관대한 호의를 베푸는 것입니다. 그러한 제안은 나에게 큰 칭찬이기도 하지만, 단순히 듣기 좋은 칭찬을 넘어 언어와 배경 그리고 나이 차이에도 불구하고 오랫동안 나에게 큰 의미를 던져 준 생각들에 열정적으로 호응하는 (혹은 그렇게 될 수 있는) 능력 있는 동료들이 있다는 사실에 대해 강력하고 고무적인 확신을 주는 것이기도 합니다.

이제 이 책이 한국어로 읽힐 수 있게 됨으로써 여기에 담긴 몇 가지 견해들이 한국의 정신과 의사들과 그 밖의 많은 사람들에게 정신의학에 대한 이해를 높이고 정신질환을 가지고 있는 사람들을 돕는 데 도움이 될 수 있기를 바랍니다.

그리고 나에게는 두 가지 소망이 더 있습니다. 무엇보다도 이번 번역출간에 참여한 번역자들과 그들을 도운 사람들이 여실히 보여 준 것처럼, 사상(思想)과 이상(理想)에 대해 관대하고 매우 열정적일 수 있는 능력이 앞으로 그들의 사회적 삶과 전문가로서의 삶을 결정짓는 데까지 지속되기를 소망합니다. 이러한 두 가지 능력은 인류 사회의 발전에 필수적인 요소로 다른 어떤 영역에서보다 정신질환을 가진 사람들을 돌보는 데 필요합니다. 그리고 다른 소망은 이 책의 번역자들이 지난 2년 동안 함께한 힘든 작업이 그들을 강한 연대로 묶어 주고 그렇게 이루어진 우정의 연대가 앞으로 한국 국민의 정신건강을 위해서, 그리고 그들 자신의 고유(固有)한 투쟁을 해 나갈 때 부딪치게 될 많은 고난들을 극복하는 데 도움이 되기를 바랍니다.

2006년 9월

노만 사토리우스

들어가기에 앞서

내 친구들은 내가 어떤 문제에 대해 논의할 때마다 그 문제를 세 부분으로 나누어 설명하는 바람에 토의가 세 배나 길어진다며 놀리곤 한다. 이런 습관에는 여러 가지 이유가 있다. 철학자나 종교학자도 이런 방식을 종종 사용한다. 피타고라스는 3(三)이란 숫자가 시작, 중간, 끝을 표현하는 완벽한 숫자이기 때문에 신성(神聖)을 상징한다고 하였다. 고대 신화에는 세 명의 미의 여신(Three Graces), 세 명의 운명의 여신(Three Fates), 세 명의 복수의 여신(Three Furies)이 있고 주신(主神)도 세 명이 있으니, 천상을 담당하는 주피터, 바다를 담당하는 넵튠, 지옥을 담당하는 플루토가 그들이다. 인간은 육체(body), 마음(mind), 영혼(spirit)의 세 부분으로 이루어졌다고 여겨진다. 유럽뿐 아니라 이집트나 힌두교의 신화에서도 신들이 세 그룹으로 분류된다. 고대 마야의 신인 후라칸은 세 겹으로 된 우주의 심장(Triple Heart of the Universe)이었다. 게다가 의자도 세 발 달린 것이 다리가 더 많은 것보다도 더 안정적이다. 예를 들고자 한다면 얼마든지 더 들 수 있을 것이다.

그렇기 때문에 이 책의 구성도 세 부분으로 이루어진 것이 그리 놀랄 것은 아니다. 첫 부분은 보건의료와 의학의 콘텍스트를 다루고, 두 번째 부분에서는 의학과 정신보건의 관계를, 셋째 부분에서는 정신의학과 정신보건에 대해 논의할 것이다. 하지만 이런 분류가 비단 여타의 것들을 세 부분으로 나누는 나의 습관 때문만은 아니다. 내가 정신의학을 이해하고, 그것과 관련하여 수행한 나의 임무가 세 단계로 구분된다는 것과 일맥상통한다고 하겠다.

나는 수십 년 전에 의사가 되기로 결심했었다. 이 결정은 아주 합리적인 것으로 보였다. 우리 집안의 여러 세대에 걸쳐서 적어도 한 명의 자녀는 의사라는 직업을 선택해 왔다. 한 세대에 의사가 한 명이었던 적은 있었지만 단 한 명도 없었던 적은 없었다. 의학은 사람들에게 쓸모가 있으면서 전반적으로 만족도가 높은 삶을 보장해 주는 기회로 보였다. 게다가 나의 사춘기가 끝나 가던 무렵의 정치적 문제를 비롯한 여러 상황들은 어떤 일이든 어느 나라에서도 할 수 있는 일을 나의 직업으로 삼는 것이 현명한 일이라고 느끼게 하였다. 하지만 반면에 이런 나의 선택에는 불확실한 면도 없지 않았는데, 망설였던 첫 번째 이유는 내가 원래 소아과 의사를 하고 싶었다는 것이다. 왜냐하면 내 어머니는 성공한 유명한 소아과 의사로 내가 태어나 자란 나라의 사회 소아의학을 창시한 인물인데, 내가 아무리 열심히 노력하더라도 나의 개인적인 능력보다는 누구누구의 아들로서 유명해질 가능성이 더 많다는 것을 알았기 때문이다. 친구에게 조언을 구하고 싱클레어의 『Matrin Arrowsmith』, 폴 크루이프의 『Microbe Chasers』 등의 여러 책을 읽으면서 의학에는 매력적인 여러 가지 다른 분야가 있음을 알게 되었고, 의대 입학시험을 치르고 졸업까지 하게 되었다.

내가 의사 자격증을 받을 무렵엔 나의 관심 분야에서는 사람을 거의 뽑지 않았다. 정신과도 그중 하나였다. 하지만 당시에는 지원자가 무급으로 일하는 데 동의하면 정신과에서 일하면서 대학원 과정을 시작할 수 있었기 때문에 나는 이 방법을 택하였다. 집에서 받고도 모자란 학비와 생활비는 관광 가이드를 하면서 충당할 수 있었다. 관광 가이드로 일했던 경험은 이후 나의 인생에 아주 큰 도움을 주었는데, 종종 내가 설명하는 것들에 별로 관심이 없는 사람들을 매혹시키고 감동시켜서 이해하게 만드는 데 큰 도움을 주었다.

정신과(그리고 신경과)에서의 훈련이 절반 정도 지나갔을 무렵, 나는 문득 내가 정상 심리학이나 연구 기법 등에 대해 충분히 배우고 있지 못하고 있음을 깨달았다. 나는 심리학 공부를 하였고 정신분열병의 사고과정 변화에 대한 연구로 박사학위를 취득하였다. 그 과정에서 다양한 기술적 문제들을 많이 배울 수 있었다. 하지만 가장 중요한 교훈은 정신의학이라는 학문이 임상의로서 의업을 잘 수행하는 데 있어 필요한 모든 지식과 통찰을 포함하고 있지는 않다는 것이었다. 나는 이런 부분을 역학과 후에 일반 보건학 분야를 공부하면서 보충해 나갔다. 그리고 이런 부분이 전반적인 사회 · 경제적인 발전 및 변화와 밀접하게 연결되어 있음을 나중에 알게 되었다.

이 책에 실린 에세이들은 지난 몇 년 사이에 쓰인 것들인데, 이것들은 내가 정신의학과 그것의 사회적 역할에 대해 이해했던 세 단계에 속해 있다. 처음에 나는 정신의학이 흥미진진하고 기이한 마음을 다루고 혼동의 의미를 밝혀내며, 내면의 감정적 혼란과 고통을 겪고 있는 사람들을 위로해 주는 자급 자족할 수 있는 학문이라고 생각했었다. 하지만 점차 정신의학은 의학의 한 분야이고 정신과 의사는 사람들을 돕는 많은 전문가들 중 하나라는 것을 알게 되었다. 정신의학은 고통뿐 아니라 질병 자체에 대해서도 그 역할을 해야 하며, 환자들의 기괴한 사고는 그들의 개인적, 사회적 기능을 저해하는 부적응의 한 증상이라는 것을 이해하기 시작했다. 그 후 정신의학과 의학이 단독으로는 존재할 수 없으며 질병을 앓고 있는 환자와 그들을 도우려는 의사를 둘러싼 사회적, 물질적 문제들을 항상 포함하여 연구하고 시술해야 한다는 것을 이해하게 되었다. 의학이란 사회 구성원들의 삶을 개선하기 위해 필요한 도구의 한 부분이라는 점에서, 과학적인 방법

이외에도 정치적인 방법을 사용할 필요도 있다. 정신의학은 퍼즐과도 같은 인격구조와 사고과정의 퇴행 등을 다루는 학문적 영역이라는 그 자체의 정의만으로는 충분하지도 바람직하지도 않다.

정신의학도 의학의 다른 분야와 마찬가지로 그 기능을 제대로 발휘하려면 세 가지 기능을 동시에 수행하여야 한다. 정신의학은 정신장애 및 다양한 수준의 치료법 및 예방법 등에 대한 확고한 근거와 경험을 기반으로 하여야 한다. 정신의학은 의학의 한 분야여야 하며 다른 분야와 서로 도움을 주고받을 수 있는 관계를 발전시켜야 한다. 또한 정신의학은 전반적인 사회 · 경제적인 발전과 함께 조화롭게 발전해서 인간을 위한다는 측면에서 적절하게 성장하여야 한다. 그러므로 나는 전문가로서의 사회에 대한 공헌이나 임무도 이런 정신의학의 세 가지 역할과 일치하여야 한다고 본다. 의사로서의 생활을 가장 효율적으로 만들기 위해서 나는 내 자신을 정신의학 분야에서 과학적 측면과 윤리적 측면 모두에 정통한 전문가로서 훈련시키고자 노력했다. 정신의학이 의학에 좀 더 가까워지는 것이 서로에게 도움이 되는 것이라 생각하여 그럴 수 있는 길을 찾으려 노력했고, 정치적인 방법들이 정신보건 영역의 교육, 연구 및 수련과정과 정신보건 프로그램을 개발하는 데 어떻게 이용될 수 있는지를 알려고 노력했다.

많은 정신과 의사들이 정신장애들의 인식과 치료에 전념하리라는 것은 분명한 사실이다. 그들은 정신과라고 낙인찍히지 않고 필요에 따라 방해받지 않고 질병들을 치료할 수 있는 독립적인 체계를 원할 것이다. 그들은 환자를 돕기를 원하고 환자들의 삶의 질이 개선되기를 바라는 쌍둥이 엔진에 의해 움직여진다. 그들이 공중보건에 대해 가지는 관심은 아주 적다. 그들은 정신의학이 전반적인 발전과 어떤 관계를 가지는지를 알려는 지속적 노력을 하지 않을 것이고, 그런 분석에 기초하여 어떻게 행동해야 하는지 알려는 노력은 더욱 하지 않을 것이다. 전 세계 15만 명의 정신과 의사 중 대다수가 그럴 것이다. 의사로서 환자의 행복을 위해 기여하는 것은 중요한 일이며, 따라서 정신과 의사들은 이런 기여를 하는 것이 그들 직업의 존재 이유라고 느낄 것이다.

일부 정신과 의사들은 지속적으로, 그리고 때로는 마음 시리도록 그들이 하는 일들이 정신질환을 가진 사람들이 가진 문제의 극히 일부만을 다루고 있다는 것을 느끼고 있다. 정신장애가 있으면서도 정신과 전문의를 한 번도 만나지 못한 이들이 대단히 많다는 것은 가장 보수적인 통계에서도 드러나는 사실이다. 이들의 대부분은 일반의나 정신과 이외의 전문의들에게 치료를 받으러 오는데, 이들의 정신적 질병이 드러나기도 하지만 그렇지 못한 경우도 많다. 고도로 발전된 나라에서조차 정신장애로 의사를 찾은 사람들의 약 절반은 다른 장애로 진단을 받거나 혹은 아예 진단을 전혀 받지 못하기도 한다. 진단이 내려진 사람 중에서도 일부가 치료를 받는데, 종종 용량이 부적절하거나 너무 늦게 치료를 시작하기도 한다. 이들 두 번째 정신과 의사 그룹은 공중보건 체계가 어떻게든 바뀌어야 한다고 주장하곤 한다. 정신과 전문의가 아닌 의사들도 어느 정도 추가적인 훈련을 받는다면, 그들에게 오는 환자들에게 적절한 치료를 제공할 수 있다. 이런 측면에서는 일반의학과 정신의학 간의 유기적이고 기능적인 연결이 중요한 요소로 작용한다. 정신장애를 가진 사람들 중 많은 수가 신체장애를 함께 가지고 있고, 이 두 가지 장애에 대한 더 좋은 치료결과를 얻기 위해서는 동시에 치료가 진행되어야 한다는 점에서 둘 사이의 연결은 더욱 중요하게 부각된다.

하지만 정신의학과 일반의학 사이의 기능적 연결이 완벽하고, 일반 보건서비스를 찾아오는 정신과적 문제를 가진 모든 환자들이 치료를 받을 수 있게 된다 하더라고 아직 할 일은 많이 남아 있다. 개발도상국에서는 인구의 대부분이 정신의학적 또는 일반 보건서비스를 받지 못한다. 선진국에서

조차 많은 사람들이 가난하거나 다른 여러 가지 이유 때문에 적절한 의료 혜택을 받지 못한 실정이다. 거의 모든 나라의 보편적인 상황에서 정신질환을 가지거나 그에 대한 치료를 받은 사람들은 적절한 수준의 사후 관리를 받지 못하고 있다. 정신질환 혹은 뇌 손상 등의 이유로 정신장해를 가진 사람들에 대한 재활치료는 전 세계 대부분의 나라에서 제대로 이루어지지 않고 있다. 정신질환에 대한 낙인과 이로 인한 사회적 편견들은 질환 중 혹은 치료 후에 환자 그 가족들을 돕는 다양한 방법들을 어렵게 하고 있다.

그러므로 전 세계 5억 명이 넘는 정신질환을 가진 사람들(그리고 그들의 가족들)의 삶을 개선시키는 것은 정신건강 및 신체건강을 아우르는 정신보건정책이 있어야 함은 물론이고, 담당 정부 부서와 지역 사회 구성원들의 도움이 있어야 가능한 일일 것이다. 정신보건 프로그램은 정신질환 예방과 재활서비스의 조직화, 그리고 전반적 사회경제 개발에서 심리사회적 이슈에 관한 지식을 이용할 수 있도록 하는 활동을 다루는 요소들을 포함하고 있어야만 한다. 이런 일들은 서로 다른 사회 영역에서 일하는 사람들에 의해 수행되어야 하며, 정신의학을 포함한 다양한 부분의 지식과 기술이 결합되어야 하는 것이다. 하나의 직종이나 정부 부서 단독으로 정신보건 사업을 계획, 실행하거나 평가할 수 없다. 이것은 여러 조각으로 이루어져서 함께 모여야만 그림이 완성되는 모자이크 같은 것이다.

이 책의 처음 일곱 개 글은 정신보건 프로그램에 대한 주제를 다루고 있다. 이 주제에 포함되는 요소들은 정신보건 프로그램에 대단히 중요한 기본적 사회원칙들을 포함한다. 형평성, 연대감 그리고 정신질환을 가진 이들을 포함한 사회구성원의 의무와 권리들이 그것이다. 이러한 기본적 사회원칙들은 정신의학에 직접적으로 영향을 주는 것들이다. 하지만 또한 이것들은 여러 나라의 사회 · 경제적 발전을 규정하기도 하여 현재에는 독단이나 논리적인 오류에 의해 잘못 이해되기도 한다. 게다가 정신보건 프로그램의 역할이나 가치에 대한 논의에 사용되는 어휘들이 의미론적으로 중복되기 때문에 상황은 더 복잡해지곤 한다. 두 개의 에세이에서는 현재 진행 중인 연구들이 발전을 가져올 것이라는 가능성과 개발도상국들이 다른 나라들의 예를 통하거나 경험자의 조언을 받아들여 많은 것을 배울 것이라는 희망에 대해 비관적인 이유를 논의할 것이다. 나머지 두 개 글에서는 도시화가 정신보건에 주는 영향과 정신보건 정책의 우선권이 뒤처지는 현상 등에 대해서 이야기하고자 한다.

두 번째 부분은 의학과 정신보건의 경계에 대한 이야기들이다. 여기서는 윤리적 문제와 일차 보건의료 영역 속으로 정신보건을 포함시키는 과정에서 빚어지는 딜레마를 다루고 정신보건과 일반 보건 서비스를 해석하는 과정에서 나타나는 제한점을 정리할 것이다. 여기에는 두 개의 사례연구가 제시될 것이다. 하나는 WHO 정신보건 프로그램의 예를 들어 전통적으로 정신보건을 포함하지 않았던 공중보건 정책의 틀 안에 정신보건을 집어넣는 것이 얼마나 어려운가를 말할 것이다. 다른 사례에서는 늘어 가는 노인 정신보건 프로그램의 문제점에 대한 분석에 근거하여 새로운 프로그램을 만드는 것의 어려움을 이야기할 것이다. 이어지는 짧은 에세이에서는 우리가 의학과 정신의학의 영역에서 흔히 사용하는 용어를 몇 개 다룸으로써 행동에 큰 영향을 미치는데도 불구하고 얼마나 그 용어의 기본전제들에 대해 무지한가를 보여 주고자 한다.

이 책의 세 번째 부분에서는 정신의학에 더욱 집중하고 있다. 우선 정신보건 서비스 개발의 전제조건인 정신보건의 요구도에 대한 평가방법에 대한 것으로 시작할 것이다. 다음 에세이에서는 왜 정신장애나 신경장애에 대한 일차 예방을 위한 프로그램이 거의 없는지를 설명할 것인데, 그것은 정신장애들의 일차 예방을 위한 조치들의 많은 부분이 보건의 영역이 아니거나 혹은 보건의 영역이라 하더라도 정신의학 영역이 아니기 때문이라는 것을 논의할 것이다. 이어지는 두 개의 글에서는 다른 의학 부문에 비해 정신의학이 뒤처지는 이유와 정신의학이 전체 국민건강을 향상시킬 수 있는 잠재력에도 불구하고 왜 이용되지 못하는가를 설명할 것이다. 그 다음에는 정신보건을 위한 다른 형태의 조직과 정신질환을 가진 사람들의 재활을 위한 다른 형태의 프로그램을 제안하고자 한다. 개발도상국의 정신의학을 다루는 에세이가 이 책의 마지막이 될 것이다.

다가오는 미래에는 정신의학이 어떻게 변할까? 수십 년 전에 수없는 논쟁과 논의 끝에 선택된 발전방향이 고수할 가치가 있는 것일까? 정부 정책 내에서 정신의학이 차지하는 위치를 높이기 위한 노력이 아직도 필요할까? 공중보건의료의 영역 속에 정신보건이 포함되어야 한다는 연설이 계속되고 있을까? 대형 정신병원은 사라지고 정신질환을 가진 사람들을 지역사회 내에서 보살피도록 해야 하는가? 정부의 다양한 부문의 공무원들과 가족협회, 정신장애인협회 등의 대표들과 함께 정신보건 프로그램을 마련하게 될까? 전반적인 개발프로그램 내에 심리사회적 관심이 포함되도록 노력하고 있을까? 아니면 이런 목표를 버리고 그냥 정신의학을 의학 속에 자리 잡도록 노력하고 다른 것들은 그냥 정신보건이라는 이름 아래 다른 사람들이 하도록 놔두어야 하는 것일까? 어차피 국가차원의 외과 정책은 없지만 외과 의사들은 잘해 나가고 있지 않은가? 우리가 과거에 했던 많은 노력이 필요 없었던 것이라고 할 수도 있을 것이다. 우리들이 진단과 치료법에 있어서 의학의 다른 분야가 이룬 수준에 도달하게 되면—거의 그 수준에 도달했지만—다들 제자리를 잡을 것이다. 이렇게 되면 공중보건 담당자들은 정신의학 영역 속에서의 활동을 오늘날 피부과, 정형외과, 내과나 그 밖의 다른 과목에 대한 계획들과 마찬가지로 다루게 될 것이다.

내 의견은 이렇다. 정답이 무엇이냐 하면 우리에게는 선택권이 없다는 것이다. 우리는 이전에 행해진 일련의 정신보건 프로그램들을 포기할 수 없다. 윤리적 측면에서나 실제적 측면에서도 그렇다. 우선 세상에는 수백만의 정신장애로 고통받는 사람들이 있고 이제는 효과적인 치료가 가능해졌다. 정신장애를 가진 대부분의 사람들은 일반 의료기관에서 치료를 받을 수 있을 것이다. 일부 사람들에 대해서는 특수한 치료시설을 마련하는 것이 필요할 수도 있다. 보건서비스가 잘 미치지 않는 곳에서는 마을 원로 등의 사람들을 교육할 수 있을 것이다. 직접 환자를 돌봐야 하는 가족들도 그런 교육의 대상이 될 수 있다.

정신질환 치료에 드는 비용에는 입원치료, 환자 의뢰체계 마련, 약물의 규칙적 공급, 재활 프로그램 마련, 보건 인력 교육, 교육과정의 변경 등에 드는 비용이 모두 포함된다. 하지만 정신보건의 우선순위가 정부나 지역사회 내에서 매우 낮기 때문에 이 비용이 많다는 평가를 받게 마련이다. 따라서 정신보건 프로그램을 위한 강조점이 변화되어야 한다. 무엇보다도 중요하게 다루어져야 하며, 첫 번째 목적이 되어야 하는 것은 개인, 지역사회, 정부의 가치평가 체계에서 정신건강의 위치를 올리는 작업이다. 이전에는 정신건강의 증진 자체는 그리 중요하게 생각되지 않았다. 이전에는 정신의학 부문에 효과적 치료방법이라는 것이 거의 없었기 때문에 보건사업을 위한 지원금이 더 많다고 해서 특별히 더 해 줄 수 있는 것이 없었던 것이다. 이런 측면에 있어서 오늘날엔 달라졌다.

둘째, 세상에는 만성 정신질환을 가진 사람들이 수없이 많이 있는데, 이들은 감히 병원이라고 이름 붙일 수 없는 치료시설에서 간신히 목숨을 이어가고 있다. 만성 정신질환과 장해를 가진 사람들이 놀림받고 학대당하고 때때로 거칠은 상황에 놓이더라도 차라리 노숙자로 사는 것이 더 나은 경우도 있을 것이다. 이렇게 적절한 치료를 받지 못한 채 병원에서 지내는 것이나 아무 도움도 받지 못하고 거리에서 지내는 것 모두 용납될 수 없는 것으로 인식되어야만 한다. 전 세계의 정신보건 프로그램과 정신보건 종사자들은 이런 실태가 감추어지거나 잊히지 않게 목소리를 드높여야 한다.

셋째, 정신장애와 병존하는 소위 신체질환의 치료는 보통 덜 효과적인 경우가 많은데, 정신장애와 고려되지 않거나 치료되지 않을 때 더 많은 비용이 든다. 또한 일반의료 서비스 분야에서 심리사회적 요인을 잘 발견해 내지 못하기 때문에 효과적이고 만족할 수 있는 치료가 어려운 경우가 많다. 보건영역에서 심리사회적 요인을 무시하게 되면 감정적인 소진(burn-out)을 일으킬 가능성을 높이는데, 이것은 의사가 고귀한 직업이라는 윤리적 본분을 무시하고 관리의 효율성이나 경제성만을 생각할 때 나타날 수 있는 가장 비싼 부작용이라 하겠다.

넷째, 심리사회적 요인을 무시한 채 사회 · 경제적 발전을 추구하게 되면 더 나은 세상이라는 꿈은 모두가 염려하는 '부유한 악몽' 으로 뒤바뀌게 되고, 이런 발전의 궁극적 목적이라 할 수 있는 시민사회의 성장을 어렵게 할 것이다.

훗날 과학의 발전으로 모든 정신장애들의 효과적 치료방법을 발견해 낸다 하더라도 위에서 말한 것들은 여전히 유효하며 중요한 사안으로 남을 것이다. 정신질환을 가진 사람들과 그 가족들을 위한 과학의 책임은 대단히 막중하고 반드시 이루어져야 한다. 그렇기 때문에 개개의 환자를 돕는 임상가로서 남는 것이 훨씬 쉽다 하더라도 정신과 의사들은 정신질환에 걸린 사람들의 운명을 개선하기 위한 사회적, 정치적 투쟁을 해야만 한다. 정신의학과 관련 분야뿐 아니라 과학이라는 것이 사회에 유용할 수 있도록 그의 윤리적 의무에 부합할 수 있도록 만들어 나가야 할 것이다.

차 례

PART III 정신의학과 정신보건 프로그램
Psychiatry and mental health programmes

The context of health and mental health programmes

PART I

보건의료와 정신보건 프로그램의 콘텍스트

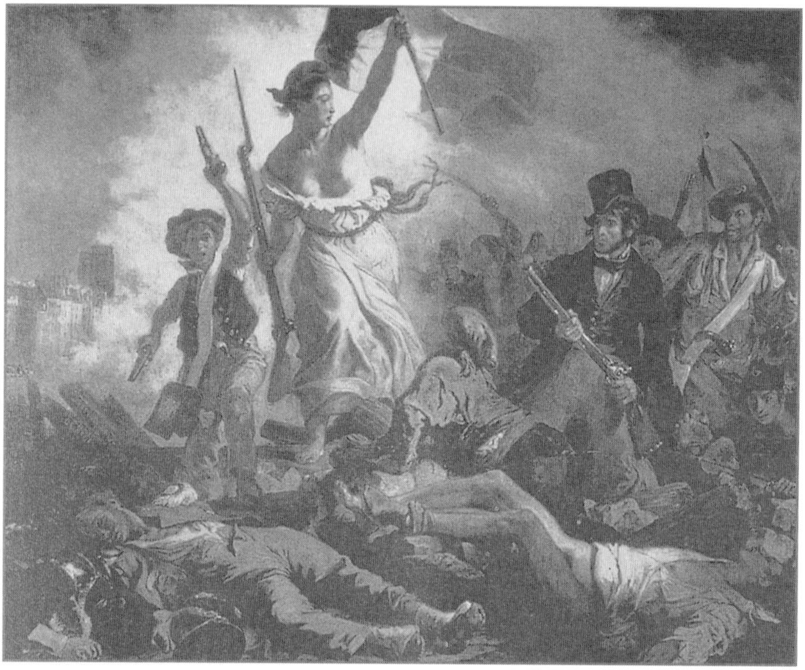

Eugene Delacroix(1798~1863). 민중을 이끄는 자유(La Liberte guidant le peuple, 1830년 7월 28일).

Peter Willi, The Louvre, Paris, and Bridgeman Art Library, London의 양해를 구함.

Chapter

01 업데이트 1789

프랑스 혁명의 기치인 '박애, 자유 그리고 평등'은 그때 당시에는 충분한 목표설정으로 보였다. 오늘날 최소한 정신건강 문제와 관련하여 법 앞에서의 평등은 자원의 분배에 있어서의 공정함으로, 박애는 도움을 필요로 하는 사람들과의 결속으로 이해될 필요가 있으며, 그리고 자유는 사회의 구성원인 시민으로서 우리 모두가 받아들여야 하는 의무와 책임이라는 면에서 해석되어야만 하는 것이 명백하다.

마르크스주의자는 위대한 지도자를 역사라는 몸 안에서 성숙되어 나오게 되는 진보적 사고들의 탄생을 돕는 산파와 같다고 믿는다. 프랑스 혁명의 가치인 평등, 박애, 자유는 요컨대 성숙되어 태어났고 나폴레옹 전쟁을 통해 유럽으로 퍼져 가게 되었다.

오늘날의 정신의학도 거의 같은 시기에 탄생하였다. 계몽시대는 인간이 의식적인 행동을 통해 사회, 환경 그리고 생활을 향상시킬 수 있다는 놀라운 관념을 일으켰다. 그리고 18세기에 유행하게 된 비슷한 사상들과 협력하여 군중으로부터 광인을 보호하였던(그리고 가족들과 공동체들을 정신질환이 있는 사람들이 만들어 낼 수 있는 성가심으로부터 보호하였던) 시설들이 광기를 적절히 치료하여 진정시킬 수 있는 장소로 여겨지기 시작했다. 1758년 Battie(잉글랜드에 있는 두 정신병 수용소의 소유주며, 잠시 동안 의과대학 학장이었던)는 광기에 대한 보고서에서 정신병 수용소들은 수용자들의 정신건강을 향상시키는 데 도움을 줄 수 있다고 주장하였다. 30년 후 Chiarugi는 그의 책 『광기에 관해서(*On insanity*)』에서 어떻게 이 새로운 사상이 진행되는지 설명하였다. Chiarugi는 San Bonifacio 병원에 있었던 사람들의 쇠사슬을 풀었고, (몇 년 후) 스위스에서 Joly가, 파리에서 Pinel이 청원을 통해 수용소에 있는 사람들의 쇠사슬을 풀어 주며 정신병원은 사람들을 치료하는 병원이 되어야 한다고 설교하였다.

프랑스의 왕인 루이 16세가 당시 서명했던 인권 선언뿐만 아니라 프랑스 혁명의 가치 또한 몇 년 후 유럽의 도덕적, 법률적 조항들의 조직화에 중요한 역할을 하였다. 대부분의 사상들처럼 프랑스 혁명의 목표는 도달하기 위해서 시간이 필요하고, 그 길은 매우 길고 험난하다는 것이 곧 분명해졌기 때문에 멀리에서도 지표로 삼을 수 있도록 장대한 것이 유용했다.

그러나 이 가치의 역사적 의미에 대해서는 의심의 여지가 없더라도 정신질환을 가진 사람들이나 어떤 인구집단에서는 이 목표들을 달성하는 데 집중하는 것은 위험할 수도 있는 것처럼 보인다. 예를 들어, 평등은 같은 양의 노동에 같은 양의 보상을 얻는 것을 가정한다. 만약 그만큼 얻지 못한다면 그것을 요구할 권리를 가질 수 있다: 그러나 그것을 요구하는 능력은 사람마다 상당히 다를 수 있다. 보건 의료에 대한 법적인 조항들은 많은 나라들에서 완벽에 가깝다. 그러나 대다수 국민들의 보건의료는 종종 기준 이하인 반면, 소수의 사람들만이 법률이 규제하는 것을 얻을 수 있는 힘과 노하우를 가질 수 있을 것이다.[1] 정당하게 권리를 주장하고 얻는 능력의 차이에 덧붙여, 요구들 또한 사람들마다 다르다: 평등의 원칙을 적용하려면 나이, 성, 재산과 건강의 상태, 문화, 기존의 경험과 기대치에 관한 사람들의 차이를 무시해야 된다고 해석될 수 있다.

부가하여 권리의 해석 또한 다르다: 예를 들어, 일할 권리는 1970년대에 (유럽의 사회주의 국가에서) 모든 시민에게 일을 제공하는 국가의 책임으로 해석되었지만 캐나다와 다른 국가에서는 이것을 각자의 능력과 자격에 따라 일을 얻을 수 있는 권리로 해석되었다. 권리의 해석이 어떤 경우에는 잘 규정되었지만 다른 곳에서는 불분명하거나 또는 전혀 규정되지 않고 있다. 도덕적, 법률적 권리는 국가에 따라 그리고 시대에 따라 상당한 차이가 있다.

그러므로 평등(equality)을 요구하는 것은 충분하지 않으며 사회적 공평, 공정을 물어보는 것을 혁명의 세 가지 기치 중 첫 번째로 해야 한다. 공정(公正, equity)은 사람들과 그들의 필요 사이에 차이가 있음을 받아들인다. 공정하게 적용하여도 폐해를 막지는 못하지만 좀 더 쉽게 폐해를 확인하고 싸울 수 있게 해 준다. 공정과 사회 정의의 원칙을 적용하게 되면 마침내 사람의 차이를 존중하면서 사람들을 더욱 평등하게 대우할 수 있다.

정신보건 분야에서의 공정은 요구에 대한 서비스와 지지를 제공한다는

1) 물론, 이것은 고충을 소송의 법적인 절차로 해결할 수 있거나 정부에 담당 행정 부처가 갖추어진 몇몇 나라들에서만 적용할 수 있다.

의미와 동등하다.[2] 정신장애를 가진 사람들은, 예를 들어 치료와 장애 연금에 대한 그들의 권리를 실현시킬 수 있도록 지지받아야 할 것이다. 정신질환으로 받는 낙인과 편견에 대항하여 싸우는 것은 정신보건 프로그램의 핵심적 부분으로 있어야 하며, 이 사람들 대부분이 적절한 부가적 자원들을 받아야만 한다. 몇몇 형태의 정신질환을 앓고 있는 사람들의 가족들은 다른 장기 질병들의 가족들보다 더 많이 (그리고 다르게) 지지를 받아야 한다.

박애가 정신질환을 가진 사람들에게 사용될 때도 평등에 비교하여 상황이 더 낫지는 않다. 어떤 공식적인 관계에 의해 맺어진 사람들은, 예를 들어 한 가족의 구성원들은 서로 그들의 시간, 에너지 그리고 자산들을 공유하는 의무를 받아들일 것이다. 형제는 자유롭게 동의하여 형제가 될 것을 선택하는 것이 아니다: 그들은 같은 부모에게서 태어났기에 형제가 되는 것이다. 그들은 일부의 유전자를 공유하며 그리고 때때로 신체적으로 닮아 있다. 그렇다고 그들이 반드시 서로 좋아하는 것은 아니고 항상 우애를 드러내기 위해 노력하지도 않는다. 또한 그들은 서로 싸우며 때때로 철천지 원수가 되기도 한다.

그러므로 사회집단들이 어떤 외부적으로 강요된 규칙에 의해 연결된 그룹이나 관계망에 의해 살아남을 것으로 기대하기보다는 연대에 의해 존재한다는 생각을 할 필요가 있다. 사회집단들은 그들의 인적, 경제적 자산뿐 아니라 사회적 자산을 증대해야 살아서 번성할 수 있다.[3] 사회적 자산(social capital)의 정의는 사회에서 상호 지지적인 관계의 총합에서 얻어진 공적인 재산이다. 한 사회를 기술할 때 사회적 요소들을 간단하게 기술하는 것이 유용하지만 사회적 자산이란 개념으로 사람 간의 관계에 대한 가

2) 많은 국가들에서 정신 장애자들에 대한 서비스들은 다른 질병들을 앓고 있는 사람들이 받는 정도의 자원들(예, 입원 기간에 대한 보상)을 제공하지 못하고 있다.

3) 경제적 자산은 사회의 물질적 재산의 총계를 일컫는다. 그리고 인적 자산은 그 사회에서 경제적으로 생산 활동을 하는 구성원들의 숫자를 일컫는다.

치를 시장에서의 다른 상품들의 가치, 즉 커피, 컴퓨터, 설탕, 광석, 화학비료처럼 평가하는 것은 위험하다. 만약 이렇게 된다면 너무 비싸게 여겨지는 어떤 관계는 버려야 하고 값싼 것을 받아들여야 하는 것이 논리적으로 맞게 될 것이다. 이와 같은 위험은 사회적 자산을 공공의 상품으로, 즉 어느 한 사람이 아닌 사회 구성원 모두에게 속하는 상품으로 정의를 내리면 줄어들 수 있다. 그러나 또한 사회적 관계가 화폐의 가치로 전환할 수 없는 성분을 가지고 있다는 것을 항상 인식하는 것이 필요하다. 사회적 자산은 사회적 활동을 하는 구성원의 참여, 상호 작용하는 유용한 활동의 규범 수용, 그룹의 다른 구성원에 대한 신뢰 정도가 반영된다. 사회적 자산은 그것의 구조—상호 이익적인 관계로 이끌어 가는 어떤 규칙과 절차를 관리하는 네트워크—와 인지적 내용—사회 구성원들이 공유하는 가치—을 가지고 있다. 사람들의 관계들은 종종 수평적(예, 친구 간) 그리고 수직적(예, 세대 간) 연결 등으로 나눌 수 있다. 수평적 연결은 그 사회의 구성원으로 제한시키는 것과 규정된 그룹 너머의 외부인에게도 영향을 미치는 것에 따라 다시 정립될 수 있다. 인접한 그룹에 있는 외부인에 대한 연결이 약할 때, 그룹 사이에 직면하는 위험이 커져 가고 다른 그룹과 연결이 없는 그룹에 사는 사람의 손해는 엄청나게 커진다.

사회적 자산의 양은 그것의 사용에 달려 있다. 관계의 사용이 강렬해질수록 그 사회의 사회적 자산은 점점 증가할 것이지만, 사용을 하지 않을수록 점점 고갈될 것이다. 또한 중요한 것은 사회적 자산의 증가는 보통 인적 자산의 증가를 함께 만들어 내고, 이것을 통하여 사회의 경제적 자산 또한 증가될 수 있다는 것이다: 그 반대가 반드시 일어나는 것은 아니다.

사회적 자산의 구조로 의미 되는 연대(連帶, Solidarity)는 경제적, 정치적 영역에서 상당한 이익을 만들어 내고 시민의 삶의 질을 향상시킨다. 상호호혜와 신뢰의 규율을 고수하는 시민연합은 지역사회의 힘없는 구성원에게, 예를 들어 어린이, 장애인, 노약자에게 필수적인 진료와 보호를 제공하여 도와줄 수 있다. 구조가 잘 이루어진 사회에서 범죄 비율은 줄어든다. 유대관계(예, 가족 내부)가 긍정적인 교량적 연결(예, 다른 사회와의 연결)과 함께 존재하면 사회의 문화적 유산을 보존하면서 갈등과 폭력을 피하는 데 도움을 줄 수 있다. 강력한 사회적 네트워크는 질병의 결과와 경과에 긍정적 영향을 보여 주었다. 사회적 자산이란 면에서, 사회의 모든 구성원은 가치가 있다. 생존을 위해 다른 사람들에게 전적으로 의존해야 하는 사람들도 그들을 위한 보살핌이 도덕적 소득을 나타내고 사회가 받아들인 가치를 증명하는 것이기에 가치가 있다.

시민 사회들은 풍부한 사회적 자산을 특징으로 한다. 그 같은 사회에서는 도덕적 기준 너머 윤리적 규정을 우위로 받아들이기에, 지역사회의 구성원이 연약한 구성원(질병 또는 다른 이유로 장해를 입은 사람)을 보살필 수 있다. 또한 붕괴나 소진 그리고 그로 인한 문제들을 경험하지 않고 위기를 통과할 수 있다. 참으로, 문명의 수준은— 시민 사회와 비슷함— 사회가 가장 약하고 목소리를 내지 않는 구성원에게 관심과 보살핌을 주는 정도로 측정될 수 있다. 사회적 자산의 성장과 잘 구성된 정신보건 프로그램 사이에는 명백한 관계가 있다. 정신질환을 가진 사람들을 위한 케어는 그들이 살고 있는 사회에서 사회적 관계를 중요하게 여기는 정도에 달려 있다. 정신질환을 가진 사람들에 대한 부정적 태도는 치료에 대한 접근을 감소시킬 것이다. 만약 사회의 구성원들이 곤궁에 빠져 있는 사람들에게 관심을 갖지 않는다면, 정신질환을 가진 사람들에게도 관심을 갖지 않을 것이다. 이것은 그 같은 질환을 앓고 있는 사람들에게 특별한 고통과 손상을 준다. 정신질환을 가진 사람들은 그들이 다른 사람과는 다르다는 특성을 받아들이려 하는 지지적 네트워크가 있는 장소를 발견할 수 있어야 한다. 이것은 그 사회의 사회적 자산이 그 같은 지지적 네트워크를 유지할 수 있도록 충분히 발달되었을 때만 일어날 수 있다.

정신보건 프로그램은 또한 사회적 자산의 성장에 기여할 수 있다. 이 프로그램은 정신장애를 갖고 있는 개인에게 진료를 제공하여 그들이 파괴적 행동을 쉽게 통제하도록 도와줄 수 있다. 가족 구성원, 환자, 보건 종사자를 포함하는 상호 지지적 관계를 촉진시킬 수 있다. 시기적절한 진료를 제공하여 정신질환에 대한 간접비용을 줄일 수 있다. 구성이 잘 이루어진다면 정신보건 프로그램은 소진과 사회적 불안을 예방할 수 있는 방법을 제시할 수 있다.

정신보건 프로그램을 향상시키도록 도움을 주는 많은 측정들이 또한 사회적 자산의 성장에 기여할 수 있다. 사회적 결속과 가정의 건강을 지지하는 법령들은 정신건강 관리를 도와주고 사회적 자산을 증가시킨다. 차이와 비정상에 대한 인내를 강화시키는 것을 목표로 하는 학교와 어린 학생에 대한 프로그램은 좀 더 나은 인간관계를 만들고 정신건강 관리를 촉진시킨다. 만성 정신질환을 가진 사람들(예, 치매 환자)을 진료하는 사람들의 가치를 인정하여 그들의 업무와 생활을 도울 수 있다. 동시에 그 같은 인정은 사회를 위한 시민의 다른 형태의 기여를 증진시킨다. 서로 유용하게 상호작용하는 기준을 유지하고 사회적 연대를 창조하도록 강조하면 장애, 폭력 그리고 다른 정신 · 사회적 문제와 직면한 반응을 포함한 모든 측면에서 더 나은 기능을 하는 사회를 만드는 데 도움을 준다.

지역사회 구성원 간에 수평적 연결의 발달을 주장하는 것은 가족 같은 전통적 · 사회적 그룹에게 확립되어 있는 친밀한 관계의 유용성을 무시하는 것이 아니다. 이것을 보강하는 것이다. 또한 이것은 지역사회에서 관계있는 구성원과 관계가 있지 않은 구성원 사이에 수직적 관계를 마련하려는 방식이 아니다. 그러므로 프랑스 혁명의 박애라는 가치는 특히 사회가 곤궁에 빠진 사람들을 도울 필요에 직면했을 때 더욱 폭넓은 지역사회 구성원들의 연대라는 가치로 완성되어야 함이 합당하다.

프랑스 혁명의 세 번째 슬로건인 자유 또한 시민 사회에서 보강되어야 한다. 사회 구성원 어느 누구의 자유로운 행동도 지역사회의 다른 구성원에 대한 책임으로 제한되어야 한다. 사회 구성원 중 축복받지 못한, 예를 들어 장해가 있는 사람들의 요구에 반응을 보이면 구성원 모두의 자유가 증가한다. 시민이 되기 위해 노력하는 사회에서 책임감은 작은 사회 그룹의 구성원의 관계에, 예를 들어, 가족 또는 파벌에 국한되지 않는다: 그것은 사회 그리고 참으로 인류 모두에게 뻗어 나가야 한다.

자유와 책임의 균형은 항상 삶의 질을 향상시키지는 않는, 무한한 자유라는 상태를 받아들이지 않는다. 자유가 의무와 짝을 이루기 위해서는 훈련과 경험이 필요하다. 그렇지 않으면 자유를 부담으로 경험하게 된다. 예를 들어 동구 유럽 국가에서 정치적 변화는 몇 세대에 걸쳐 의무와 활동을 규제받았던 많은 사람들의 생활에 변화를 주었다. 활동과 생활의 방식이 좋다거나 나쁘다는 것보다는 그것을 스스로 결정한다는 사실이 더욱 중요하였다. 갑자기 받아 오던 규제, 의무가(그리고 그것을 통해 얻는 장점이) 사라져 버렸다. 사람들이 자기 스스로—그리고 가족들 스스로—어떻게 일을 처리하고 어떻게 생활할지를 결정해야 했다. 그들은 원하는 자유를 얻었지만 그 많은 자유에 대한 훈련이나 준비가 없었다. 경제적 불안정과 겹쳐 신성하다고 여기던 많은 사상이 파탄되었고, 신념은 군사력 같은 문제들로 부서졌다. 그들이 원하는 자유는 (예기치 않던 기근으로) 부담으로 경험되었다. 정신병원에서 지내던 사람들도 비슷한 경험을 하였다. 개발도상국에서의 구속적이고 온정적인 문화와 전통이 약해지면서 어떤 사람들은 새로운 자유를 환영하였지만 많은 사람에게는 고통스러운 시간으로 경험되었다; 부가하여 이것은 장애자와 노인을 포용하는 지역사회의 수용능력에도 영향을 주었다. 자유롭게 살아가는 방법을 배우는 것은 자유를 어떻게 즐기고 이 자유와 함께 사회적, 개인적 책임을 어떻게 받아들일 것인가를 배우기 위한 시간과 지지가 필요하다.

불운한 프랑스의 왕이 서명했던 (그리고 왕에게 많은 명예를 주지 못했던) 인권 선언은 2002년에 또 다시 업데이트될 필요가 있다. 인간의 권리는—자유와 같이—권리를 주장하는 사람과 그 주변의 사람들이 다른 사람들에 대한 의무를 얼마나 성실하게 충족시키느냐의 정도에 달려 있다. 자유로울 권리는 사회와 다른 구성원에게 기여하는 의무, 예를 들면 노동 또는 친절과 이해 같은 다른 수단들을 통해 연결되어 있다. 존경을 받을 권리는 다른 사람들을 존경하는 의무와 연결되어 있다. 질환과 노인에 대한 학대를 막으려는 권리는, 사회연합에 가입하고 사회집단들의 기능에 참여하면서 차이를 인내할 수 있는 권리와 의무시스템의 한 부분으로 있어야 한다.

그러므로 뒤늦게 깨달은 것이지만 평등의 문제는 공정함을 보충하는 것이 온당하다; 박애는 연대를 보충해야 한다; 자유에 대한 투쟁은 모두가 관심을 갖는 책임을 받아들이는 것과 함께해야 한다; 그리고 인간 권리를 실현하자고 주장하는 것은 시민으로서 다른 사람에 대한 의무를 충실히 수행해야 한다는 것을 깨달아야 온전해진다.

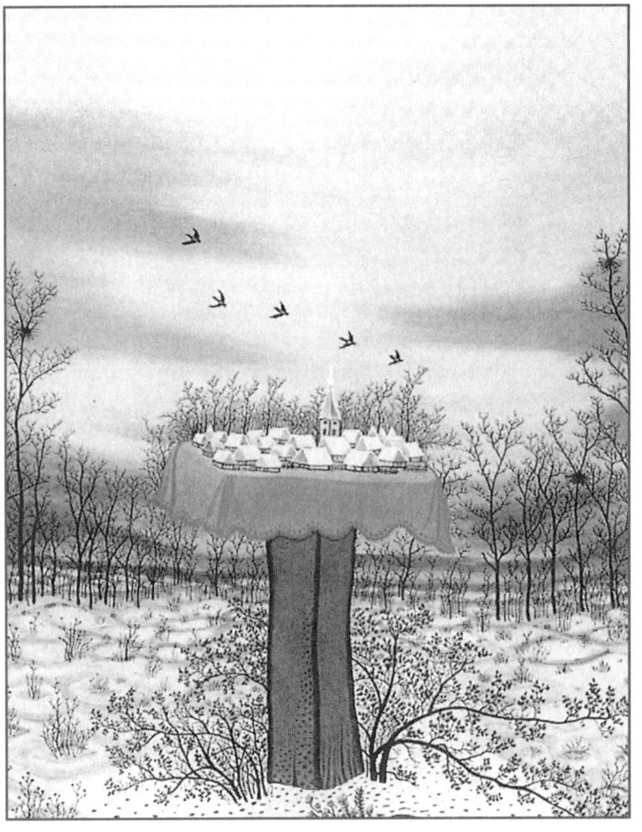

Ivan Lackovic Croata(b.1932). '제대(祭臺) 위의 마을'(1969).

Ivan Lackovic Croata의 양해를 구함.

Chapter

02 발전에 관한 세 가지 도그마에 대한 의심

한 국가의 발전을 위해 보건과 교육 분야에 투자하는 자원을 늘리는 것, 인구의 성장을 억제하는 것, (합리적인 보건의료의 발달을 위한) 보건의료 서비스 연구의 시행은 발전에 관한 도그마에 해당한다. 그러나 좀 더 살펴보면 이러한 도그마들은 그다지 설득력이 없어 보이고 가치를 유지하려면 충족시켜야 할 많은 조건이 있다는 것이 명백하다.

많은 사람들이 자주 반복하였던, 진실임이 자명한 듯한 말들이 있다. 이런 말들 중 대부분이 절반은 진실이고 나머지 절반은 우리가 믿고 싶은 것을 표현한 것이다. 특히 건강 증진에 대해 널리 퍼져 있는 도그마 중 세 가지가 다음에 논의될 것이며, 사회 · 경제적 개발에 대한 많은 잘못된 생각에 대해서는 예를 들어 설명할 것이다.

개발도상국에서 보건과 교육에 대한 비교적 적당한 재정적 지원은 의미 있는 결과를 가져올 것이다.

많은 개발도상국의 보건 환경이 열악하고 교육의 필요성이 높다는 것은 명백한 사실이다. 전염성 질병이 여전히 만연하고 비전염성 질병의 수와 종류가 늘어나고 있다. 최근에는 이미 조절되었다고 여겨졌던 전염성 질병 중 일부가 다시 중요해졌고, 공중보건의 문제로 다시 나타나고 있다. 이런 경향의 가장 대표적인 예가 말라리아와 결핵이다. 이 외에도 라임병(Lyme disease)[역자 주: 진드기가 매개하는 세균성 감염증], 한타 바이러스 폐 증후군(Hanta virus pulmonary syndrome) [역자 주: 동물쥐가 매개하는 고열에 이어 단백뇨나 전신성 출혈 경향 등을 보이는 바이러스성 전염병], 재향군인병(Legionnaires' disease)[역자 주: 에어콘에 서식하는 레지오넬라 병원균에 의한 설사, 폐렴, 혼수상태에 이르는 전염병], 독성 쇼크증후군(toxic shock syndrome) [역자 주: 월경을 하는 여성이 탐폰을 사용했을 때 발생하는 포도상구균에 의한 고열, 설사, 복통 등의 증후군], 후천성 면역 결핍증(AIDS)과 에이를리히병(erlichiosis)[역자 주: 진드기가 매개하는 에이를리히(erlichia)균에 의한 감염증]과 같은 새로운 전염성 질병이 나타나고 있다(Harvard Working Group, 1995).

개발도상국의 전체 인구 중 많은 사람들이 문맹이다. 교육기관이 황폐화되어 있고, 초등학교와 중학교뿐 아니라 대학의 교육 방법 역시 시대에 뒤떨어진 것이다. 교육 자료도 없다. 교사에게서 정서적 소진 상태가 자주 발견된다. 부패, 학위판매 그리고 학교의 정치적 남용이 있다.

따라서 보건과 교육 프로그램을 위하여 더 많은 자원을 투자하는 것이 합리적일 것으로 보이다. 그렇지만 실상은 그렇지 않다. 많은 나라에서 보건 예산을 늘려도 우리가 바뀌기를 바라는 의미의 변화를 가져오지는 못할 것이다. 실제로 보건의료에 주어진 재정의 대부분이 수도권에 위치한 현대적인 진단과 치료 기구를 갖춘 최고급 시설을 개발하는 데 사용된다. 수련을 위해 해외로 보낼 학자의 숫자가 늘어날 것이다. 증가된 예산을 따내려는 항목에 현대적이고 효과적인 약제의 구입이 등록될 것이다. 어떤 때에는 아주 특별한 사람이나 그 친지들이 검사나 치료를 받으러 정기적으로 해외로 보내질 것이다.

이런 식으로 추가 경비를 사용하는 것이 잘못된 것은 아니다. 개발도상국 또한 양질의 시설을 개발하여 최첨단 치료 기술을 이용하고 새로운 치료법을 개발하려는 것은 자연스럽고 중요하다. 해외에서 수련을 받은 의사들이 돌아와 그동안 배운 것들을 사용할 수 있는 예외적인 시설들이 필요하다. 그럴 수 없으면 해외에서 수련을 받은 후 본국으로 돌아가지 않을 것이기 때문이다. 우수한 시설은 젊은 졸업생들의 수련을 위해서도 사용될 수 있다. 그러면 그들은 최신 의학을 수련받기 위해 해외로 나갈 필요가 없을 것이다. 의학은 매우 빠른 속도로 발전하고 있으므로 개발도상국에서 기술의 개선을 따라가는 것은 매우 중요하다. 명석한 젊은 의사들을 해외로 보내 새로운 기술을 배워 오도록 하는 것 또한 잘못된 것이 아니다.

조국과 인류를 위해 많은 일을 한 사람의 경우 세계 최고의 센터에 보내서 그들의 고통에 대해 최선의 치료를 받도록 하는 것이 틀린 일일까?[1)]

1) 비록 그들 중 일부는 그럴 만한 권리가 있다 하더라도 이런 특권이 그들의 친구에게도 적용될 수 있는지는 의문이다.

이렇게 현재의 추가적인 재정은 한 국가 전체의 보건의료 환경을 개선시키는 것이 아니라 이러한 가치를 목적으로 소모될 수 있다. 한 국가에 현대적이고 우수한 새로운 약제가 도입되고 정부가 지불하여 일정 비율의 환자에게 제공된다는 사실은 국가 전체적으로 같은 질병의 치료를 개선하는 것과는 관계가 없다. 제대로 수련을 받은 젊은 졸업생들이 해외에서 수련을 마치고 돌아와 고국에서 일할 가능성이 높아지더라도 훌륭한 업적에 대한 보상이나 대가 없이 여러 해 동안 낮은 봉급을 받으며 변두리 지역에서 수고한 보건의료 종사자들의 소진을 막아 주지는 못할 것이다. 치료를 위해 특별한 사람을 해외로 보내는 것은 국내 병원이 특별히 좋지 않다는 내국인들의 믿음을 더욱 굳히게 될 것이다.

비슷한 상황이 교육 분야에서도 나타나고 있다. 졸업과 졸업 후 수련 시설의 수를 늘리기 위하여 추가적인 투자가 사용되었다. 몇몇 수련 기관에서는 특수 교육 장비가 갖추어져 있다. 학생 수가 늘어나면 졸업생도 많아진다. 외국어에 대한 성취를 졸업의 조건으로 하거나 외국어에 대한 2차 교육도 이루어져 졸업 후 수련과 다른 과학자나 교육 전문가와의 의사소통을 촉진시킨다. 때로는 교육 개혁을 준비하면서 전체 시스템이 전반적으로 평가를 받는다.

그러나 잘 살펴보면 이러한 칭찬받을 만한 변화에는 어두운 면이 있다. 일부 개발도상국가에서는 대학원 교육의 기회를 늘리는 데 막대한 재정을 투자하였다. 예를 들면 몇 년 전까지만 해도 콜롬비아에서는 28개의 의과대학에서 많은 수의 의대 졸업생을 배출하였었다. 다른 나라 역시 대학원 수가 빠르게 증가하고 있는데, 이는 졸업생에게 알맞은 고용을 제공할 수 있는 국가의 능력을 넘어서는 속도다. 이에 뒤따르는 어려움은 재훈련을 담당하는 노동부 같은 부서에 떠넘겨진다. 가끔 두뇌유출이 문제를 해결하기도 하는데, 이것은 다른 나라에서 일하게 될 사람들을 훈련시키는 것이기에 막대한 투자손실을 입는 것이며 직업 창출의 압력을 감소시킨다. 때로는 정부 차원에서 정치적인 봉사로 다른 국가에 젊은 졸업생을 내보내기도 한다. 한동안 많은 쿠바 의사들이 아프리카의 외딴 지역에서 일하기도 했다. 가끔은 졸업생들이 전공과 상관없는 다른 직업을 구하기도 한다.

외국어 교육의 결과로 대학 졸업생이 외국으로 이민을 갈 가능성이 높아졌다. 대부분 교육 시스템의 전반적인 개혁은 곧바로 실패로 끝났다. 무모한 개혁에 직면한 교육기관의 사람들은 자신의 직업에 대한 재교육을 받아들이는 경우는 거의 없고, 단지 자신들의 교수법에 새로운 이름만 붙이고 전과 동일하게 가르친다. 가끔 개혁이 빠르게 진행되는데 때로는 시스템의 일부에서만 개혁이 일어나서 같은 직함을 가진 사람 사이에서도 자격의 차이가 생기게 된다.

추가적인 투자로 이러한 모든 변화와 혁신을 가져왔지만, 지방 학교의 문제점은 남아 있고 전체 인구의 문맹률을 개선시키지 못한다. 초등학교 교사들은 소진되고 교육의 질적 저하는 계속된다. 각 학교와 교육 시설의 물리적 환경도 점점 더 나빠진다.

그렇다면 해결책은 무엇인가? 개발도상국에서 보건과 교육 분야에 지원을 해야 한다는 절반의 진리의 다른 면은 그들이 훨씬 더 많은 지원을 필요로 한다는 것이다. 적당한 증가가 실제적인 차이를 가져올 것 같지는 않다. 낭비만 될 것이다. 돈의 일부분은 그릇된 관리, 부패, 실수로 사라질 것이다. 예를 들면 에스페란토(세계 공용어)로 교과서를 번역하는 일과 같이 비합리적인 투자가 계속될 것이다. 그러나 범람의 기전에 따르면, 만일 수도권에 최고 시설의 병원을 세운 후에도 재정적 여유가 있다면 지방의 보건서비스가 관심을 끌 것이고 지방에서의 약제의 분포도 균형이 잡힐 것이다. 많은 수련생에게 지원할 충분한 자금이 있다면 지방의 의사와 간호사도 교육을 받을 기회가 생길 것이다. 이렇게 해서 한 국가의 병원 수준이 훌륭하다는 명성을 얻으면 특별한 사람들이 해외에서 치료를 받기보다는 국내 병원에서 치료를 받는 것을 받아들일 것이다.

하지만 그런 만나(manna)[역자 주: 옛날 이스라엘 사람이 광야를 헤맬 때 신이 내려준 음식. 출애굽기 XVI: 14-36)]의 가능성은 매우 적다. 가끔 정치적 격변으로 보건이나 교육 분야에 막대한 자원이 투입된다. 그러나 그런 일은 매우 드물고, 정치적 공약이나 외국의 원조가 단지 말로만 끝나기도 한다. 향후 수년간 보건과 교육 분야에 대한 재정적인 지원은 거의 없거나 항상 부족하다는 점을 인정해야 한다. 외국에서 도움을 받게 되더라도 일회성이거나 예측 불가능한 단기간의 원조일 것이다. 혹시 전략적으로 중요한 활동에 대해 지원을 받는 경우가 있을 수 있다: 그러나 장기간 유용하게 사용될지, 그리고 지속될지는 두고 봐야 한다.

따라서 외부의 도움을 기대하기보다는 지금의 부족한 자원을 잘 사용하는 방법을 생각하는 것이 합리적이고 더욱 중요하다. 이를 위해서는 다년간 상당한 인내심과 참을성을 필요로 한다. 또한 보건과 교육 영역의 발전은 다른 분야의 발전과 병행한다는 사실을 받아들여야 한다. 예를 들어, 강력한 사법부가 있다면 정기 또는 특별 재정 사용에 대한 동의를 얻어 내거나 관계 법령을 이행하는 데 도움을 줄 수 있을 것이다. 따라서 단시간의 추가적인 지원이 있더라도 보건 같은 정부 활동의 한 분야에서만 빠른 발전을 할 가능성은 전반적으로 매우 낮다.

인구 성장은 개발을 지연시키는 주요 원인이므로 조절이 필요하다.

또 다른 절반의 진실은 인구 증가가 위험하다는 것이다. 사회·경제 개발의 지원 활동에 관여되는 많은 정부기관, 그리고 민간단체의 기관에서 이러한 주장을 하고 있다. 인구가 증가하면 한 명의 아이의 건강 지원에 대한 자원의 양이 줄어들고, 따라서 그들이 건강하게 성장할 가능성이 감소된다는 것이다. 또한 전 세계적으로, 특히 대부분 개발도상국에서는 인구가 증가하는 만큼의 식량 생산 증가를 유지할 수 없으므로 국가와 세계의 생태학적인 균형에 해를 끼친다고 예상한다. 여성의 복지에 관여하는 보건기구와 기관들은 여성이 너무 많은 아이들을 낳고 키우느라 지쳐서 국가발전에 전념하지 못한다는 사실을 제안한다. 일부 국수주의적 정치가는 급격한 인구증가가 특징인 여러 나라에서 이민 온 사람들의 엄청난 숫자를 언급함으로써 유권자의 표를 얻기도 한다. 보건 경제학자들은 아이의 성장과 가족의 발전을 위해 더 나은 환경을 제공하는 비용보다 인구 증가를 억제하는 비용이 적게 든다는 것을 보여 준다. 교육전문가들은 아이가 많아지면 한 교실에 수용해야 하는 학생 수가 많아지므로 적절한 교육을 제공할 수 없다고 주장한다.

그러나 일부 주장들에 대한 확실한 근거가 부족하기 때문에 이러한 모든 주장이 사실이라는 것은 받아들일 수 없다. 예를 들면 인구증가로 인해 해외 이민이 늘어나는지 혹은 한 학급 당 학생 수가 많은 것이 교육의 질을 떨어뜨리는지 확실치 않다. 따라서 이러한 평가를 하기 위해 필요한 몇 가지 전제조건들이 안정적이고 불변이라고 가정하지 않고서는 빠른 인구증가가 성장의 주요한 장애가 된다는 결론은 받아들일 수 없다.

예를 들면 현재보다 어린이의 숫자가 늘어나게 되면 더 이상 적정 수준의 의료 서비스를 제공할 수 없을 것이라는 주장을 뒷받침하는 근거는 없다. 최근의 논란은 산업 투자의 생산성 향상이 커져 기존의 정부 사업이나 공업 분야에 대한 투자를 줄이지 않고도 국민 총생산액(GNP)의 상당 부분을 보건과 공공 서비스 분야에 투자할 수 있다는 것을 지적한다. 무기나 전쟁 준비의 소비를 줄여서 보건의료의 발전에 사용하자는 자주 인용되는 주장이 본질적으로 불가능한 것이 아니며 정치가의 지혜가 윤리적, 사회적인 성숙에 다가가면 실현될 수도 있다.

인구 증가로 인해 지구의 자원이 고갈될 것이라는 주장은 여러 해 전부터 제기되었다. 그 후 이 말은 여러 번 계속되었다. 의심할 여지없이 지구의 자원은 분명히 제한되어 있고 지속 가능한 개발(sustainable development) [역자 주: 미래세대가 그들의 필요를 충족시킬 수 있는 가능성을 손상시키지 않는 범위에서 현재 세대의 필요를 충족시키는 개발, 1972년 '로마클럽'의 제1차 보고서인 『성장의 한계』에서 환경과 개발에 관한 강한 우려를 표명하면서 '지속가능한 발전'이란 용어를 사용한다.]의 일반적인 전략은 많은 장점이 있다. 하지만 이것은 곧 개발도상국의 자원 고갈이 일차적으로 인구 증가 때문이라는 것은 아니다. 자원을 보존하기 위해서라면 인구 증가보다는 다른 문제, 즉 부패, 부정, 잘못된 관리, 무지 그리고 비현실적인 계획 같은 것이 해결할 더 나은 목표들이다. 현재 선진국의 인구밀도는 대부분의 개발도상국보다 높다. 사하라 사막 이남의 거대한 아프리카 대륙은 토지의 대부분이 경작에 적합하다. 라틴 아메리카에는 인간의 손길이 닿지 않은 광활한 지역이 남아 있으므로 경작지를 만들기 위해 열대 숲을 파괴할 필요가 없다. 아시아의 몇몇 개발도상국가에도 개발 가능한 땅이 여전히 남아 있다. 이러하듯이 오늘날 문제가 되고 있는 점은 땅이 아니라 정치적 실현가능성의 여부다. 선진국의 자본이 개발도상국으로 투자되면 농업 생산성은 몇 배나 늘어날 수 있다. 지구의 자원이 정당하게 분배된다면 앞으로 오랜 기간 인구증가는 사소한 문제가 될 것이다. 물론 조만간 인구 증가는 감소될 것이다: 선진국에서는 이미 인구가 줄어들고 있다. 이는 경제발전 이전이 아니라 경제발전과 함께 인구가 감소하는 것이다.

여성이 아이를 너무 많이 낳으면 지칠 수 있다. 하지만 모든 환경이 여성의 지위에 부정적 영향을 미치는 것이 계속 남아 있을 때만 그러할 것이다. 그러나 이것은 변화될 수 있고, 출산 조절에 대한 주장과 동시에 또는 그 이전에 변해야 한다. 여성은 정당한 의료 혜택을 받아야 하고, 출산을 포함한 모든 문제에 있어서 필요할 때 즉시 적절한 충고와 도움을 받을 수 있어야 한다. 인생을 꾸려 가고 아이를 기르는 방법을 배울 수 있도록 여성에게는 교육의 기회가 더 쉽게 더 많이 제공되어야 한다. 사회는 현대 사회의 구성원을 키워 내는 중대한 임무를 수행하는 어머니들에게 공치사가 아닌 적절한 대가를 지급함으로써 여성들이 사회에 지대한 공헌을 하고 있다는 것을 인식할 수 있어야 한다. 유아 유병률과 사망률의 감소 역시 아픈 아이를 잃을 위험성을 감소시킨다; 이것은 출산의 결정에 중요한 영향을 준다. 정부는 가족을 지원하고 양육을 위해 관대하고 유연한 정책을 가져야 한다. 예를 들어 아이를 키우기 위해 어머니 또는 아버지에게 충분한 휴직 기간을 주는 것이다. 이러한 요구 이행은 여성이 가족, 자신, 사회에 알맞게 아이의 나이 터울을 떼어 놓으라는 권유는 아니다. 그것들은 부작용의 가능성들이 있는 난관 결찰, 정관 수술, 장기간 호르몬 제제 또는 다른 피임 방법들의 빠른 교정과 최소한 동등하게 취급받아야 하기 때문이다. 일부 국제적 또는 국가의 단체에서는 조금씩 변화된 입장을 보이고 있다. 피임과 가족계획을 장려하는 데서 이제는 피임을 포함한 적절한 자녀와 가족 관리를 지원하는 것이다: 그러나 이러한 변화를 수용하면서도 실제적이지 않고 말뿐인 경우가 많다. 변화를 위해서는 많은 노력과 비용, 투자가 필요하므로 정부 차원에서는 조금도 반갑지 않은 일이기 때문이다.

가난한 주변 국가의 인구 성장을 조절하려는 노력을 지원하는 방법으로 이민을 줄인다는 논란은 어리석고 비윤리적이다. 이민을 결정할 때는 많은 이유가 있으며 실제로는 인구의 수와는 별 상관이 없는 많은 장애들이 있다. 만일 인구의 증가와 이민의 증가 사이에 연관성이 있더라도 그 나라의 인구수를 줄이려 한다는 것은 역시 비윤리적이다. 왜냐하면 일부 사람들은 다른 곳에서 살기를 원하기 때문이다.

경제학자의 주장에 대해서도 역시 쉽게 반박할 수 있다. 아이와 가족의 성장을 위한 복지 조건을 향상시키는 것보다 인구 증가를 늦추는 것이 비용이 적게 든다는 것이 사실일 수 있다. 이는 당장에 있어 사실일 수 있다: 그러나 인구 증가로 인해 사회 기여도가 높아지고 생산성이 늘어나는 한편 생활 조건이 향상되어 이로 인한 보건의료 비용의 감소에서 얻는 이익은 인구성장을 억제하여 발생한 초기의 이익을 쉽게 능가할 수 있을 것이다.

인구 성장은 개발에 있어서 중요한 요소며 이를 잘 활용하기 위해 필요한 여러 방법들이 있다. 특정 상황에서는 속도의 조절이 바람직할 수도 있다. 그러나 이 두 가지의 쟁점을 제시할 때는 인구 성장의 감소를 개발 노력의 주요 목표로 삼기 전에 고려해야 하는 사회 경제적 요인의 복잡한 조직(complex tissue)을 기억해야만 한다.

개발도상국에서 보건의료 서비스의 연구는 의료 서비스의 발전에 기여할 것이다.

얼마 전까지 보건의료 서비스에 대한 연구는 보건의료 서비스의 발전에 중요한 잠재적 공헌을 하는 것으로 여겨져 환영받았다.

잘 시행된 보건의료 서비스 연구는 부적절하게 사용된 자원을 알아낼 수 있다는 주장이 있었다; 그런 연구 결과는 보건정책 입안자가 어려운 임무를 수행하는 데 안내 역할을 할 수 있다; 그런 연구에 참여함으로써 의료 문제에 대해 합리적으로 생각하는 습관을 익히는 것을 도와줄 수 있다. 과학적으로 완벽한 방법으로 시행한 측정과 관찰에 근거하여 형성된 조언은 다른 조언보다 훨씬 나을 것이다. 개발도상국이나 선진국 등 많은 나라의 정부는 보건 연구에 투자를 했다. 어떤 경우는 연구소나 정부 부서를 만들어 의료서비스 기능에 대한 연구를 시행하고, 보건의료의 투자에 대한·조언을 고안해 내게 한다. 어떻게 보건의료 서비스 연구를 시행하는가와 그 결과를 어떻게 사용하는가에 대한 이해를 촉진시키는 서적과 다른 자료들이 쏟아져 나왔다. 이 분야에 종사하는 개인과 기관들을 연결해 주는 국제적인 네트워크도 나타났다. 그러나 실제적으로 보건의료 서비스 입안자는 이를 악용할 수도 있다. 표면적인 연구 결과를 근거로 삼아 보건의료 서비스의 개발에 관한 그들의 예측과 권고가 과학적인 근거가 있으며 변화와 조정으로부터 보호받아야 한다고 선언할 수도 있는 것이다. 보건의료 서비스 연구의 결과물이 보건 프로그램의 발전에 중요한 영향을 미치거나 그 결과가 보건 정책과 후속 조치의 변화를 가져온다는 명백한 증거들이 없음에도 보건의료 서비스 연구가 의료서비스의 발전에 유용하다고 선언되었다.

의료서비스 연구 결과가 그것들의 발전에 영향을 주지 못하는 이유를 몇 가지로 설명할 수 있다. 우선, 연구와 서비스의 변화 리듬이 거의 일치하지 못한다는 점이다. 정부는 연구 결과에 의해서가 아니라 정치적인 이유로 필요할 때 변화를 시도한다. 때로는 인기 없는 결정을 미루려는 목적으로 보건의료 서비스 연구를 지원하면서 그 결과를 기다리는 척하기도 한다. 그러나 때로는 정부기관에서도 연구 결과를 결정하는 데 이용하려고 한다: 하지만 관련된 연구는 시간이 많이 걸리거나 (또는 추가 연구에 의해 보충되어야만 하기 때문에) 어떤 정책 결정을 내리려 할 때에는 이미 오래된 결과가 되어 버린다.

그러나 역시 보건의료 같은 사회 분야 서비스에 대한 연구 결과를 유용하게 사용하는 데에 있어 진정한 어려움은 따로 있다. 그 이유 중 한 가지는 연구 대상군의 동질성이 확보되지 못하기 때문이다. 연구자들은 종종 변수의 복잡성 때문에 결과에 영향을 주지 않는다는 가정하에 지름길을 택하거나 의도적인 생략을 해야만 한다. 도시, 외국인 후손, 20～50세처럼 그룹을 나누는 경우는 결과의 해석에 심각한 영향을 줄 수 있는 차이의 영역을 은폐하는 것이다. 가끔 사회적 연구의 표본은 이러한 타협의 오차를 피하는 데 도움이 된다. 그러나 변수의 그룹화로 인한 영향에 대해서는 충분한 증거가 없다. 그래서 연구자들은 '당분간은' 함수 변수를 마치 그것들이 집단을 설명하는 데 적당한 것처럼 사용한다. 서비스 연구 영역에서 늘 따라다니는 방법론적 어려움에는 아직까지 진정한 또는 쉬운 답이 없다. 그리고 이 중 어떤 것은 영영 해결될 가망이 없어 보이기도 한다.

따라서 의료서비스 연구가 보건의료 서비스의 발전을 위해 유용하다는 결론을 내리기 위해서는 그것을 유용하게 할 수 있는 다음과 같은 조건들의 목록이 동반되어야 한다. (1) 정부나 보건의료 서비스 제공자가 연구 결과를 이용할 가능성이 높지 않을 때에는 보건의료 서비스 연구를 시행하지 말아야 한다. (2) 정책 입안자들이 제시한 기간 내에 반드시 연구를 끝낼 수 있어야 한다; 만약 불가능하다면 연구기관은 연구를 시행하지 말아야 한다. (3) 보건의료 서비스 연구는 의료 시스템 전반을 조사할 것이 아니라 서비스 기능의 특수화된 측면에 초점을 맞추어야 한다. 그러나 한 부분에 초점을 맞춘 단기간의 연구의 결과의 해석에 있어서는 넓은 안목을 갖고 이들 문제에서 중요하다고 알려진 다양한 요인을 다루어야 한다. (4) 보건의료 서비스 연구의 결과물이 실행 권고안의 주요한 요소로 다루어져서는 안 된다; 연구한 결과 외에도 관련성이 있는 모든 다른 요인을 고려하여 권고안이 만들어져야 하기 때문이다. (5) 서비스 연구를 시행함에 있어서는 실제적인 사용자가 반드시 참여해야 한다.

발전에 관한 세 가지 도그마에 대한 의심은 광범위하게 퍼진 믿음이 피상적으로 들여다보기만 해도 간단히 흔들릴 수 있다는 것을 보여 주는 증례에 지나지 않는다. 학술의 형태로 요약해서 복잡한 문제를 단순화시키는 것이 자금을 모으고 사람들을 움직이게 하는 데 유용하다. 그러나 이것이 정책의 입안이나 실행을 다루도록 허용되었을 때는 덜 유용하고 해로울 때도 많다. 왜 그렇게 많은 발전 계획들이 실패했는지 이해하기 위해서 많은 발전에 관한 도그마들 역시 비판적으로 조사해 봐야 할 시기가 온 것 같다. 이는 결과적으로 발전에 대한 새로운 패러다임을 가져올 것이다. 그 변화란 많은 노력과 자원을 절약하고, 발전을 가능하게 하며, 항상 그 중심에 있어야 하는 사람들의 복리를 위해 유용한 것이어야 한다고 나는 믿는다.

참고문헌

Harvard Working Group (1995). New and resurgent diseases. *The Ecologist*, *25*, 21-26.

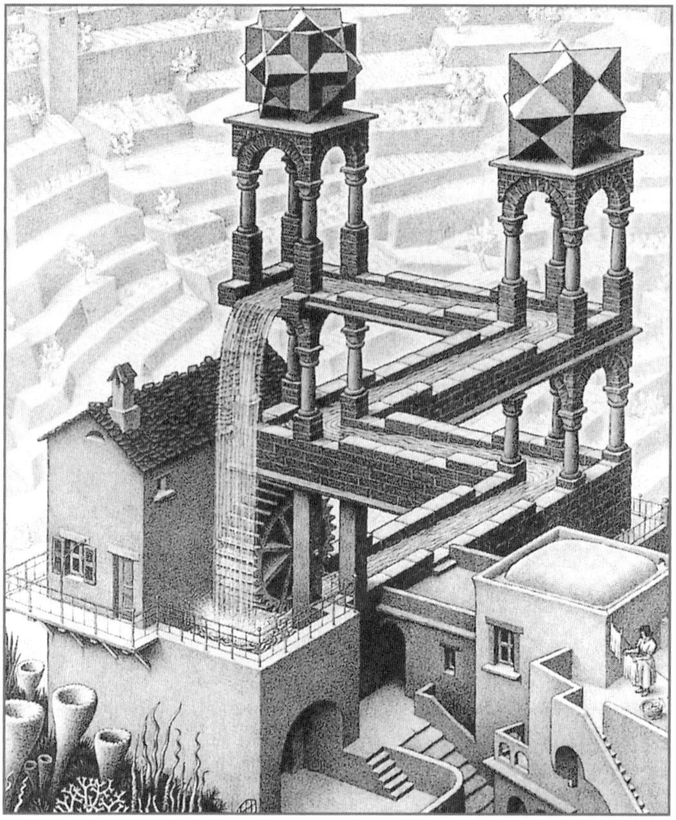

Maurits Cornelis Escher(1898~1972). 폭포(2002).

Cordon Art B. V., Baarn, Holland. (all rights reserved)

Chapter

03 개념의 중복과 혼란

기본 개념의 모호함은 정신의학과 정신보건 프로그램 발전의 주요한 장애물이다. 사회적인 행동에 대한 윤리적, 도덕적, 법적 규정과 그것의 서열에 대해서도 혼란이 있다. 정신건강에 대한 정의는 다양해서 정신병이 없는 정도부터 환희와 행복한 삶에 이르기까지 범위가 다양하다. 이러한 상황에서 어떤 프로그램을 성공시키기 위해 여러 사람이 힘을 모아 단결하고 확실한 행동을 취하도록 하는 것은 어렵다.

아래 네 가지 경우에서 보이는 용어 중첩은 정신보건 분야에서 해로운 혼란을 야기하고 있다. 정신적 결함에 대한 관심이 높아지면서 관련 용어의 정의에 대한 중요성과 필요성이 높아졌다. 각각의 용어는 특수한 개념을 묘사하므로 명확히 정의되어야 한다. 그러나 아직까지 각 용어는 중복되거나 틀리게 사용되고 있다. 이로 인한 의미의 혼동은 정신보건 프로그램의 발전에 있어서 주요한 장애물로 작용하고 있다.

첫 번째. 미친, 나쁜 그리고 정신질환

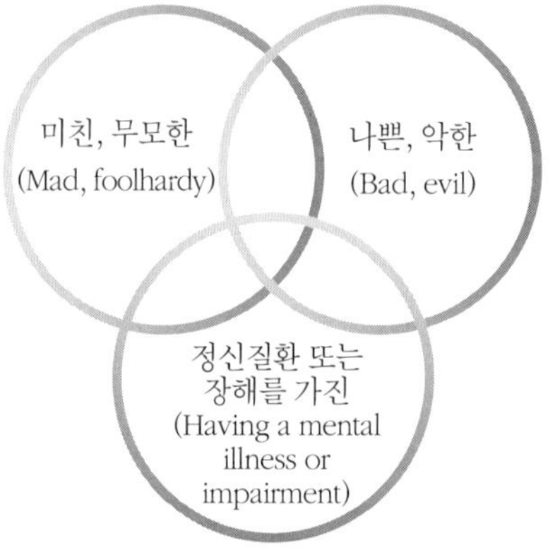

가장 기본적인 윤리 의식이나 몸에 깊숙이 배어 있는 도덕규범을 어기는 살인이나 약탈 같은 행동도 특정한 상황에서는 죄가 되지 않는다. 나라를 지키는 군인이나 특수한 경우에는 살인이 허락된다. 사유 재산을 인정하지 않는 혁명가에게는 재산의 압수가 정당한 일이다.

그런 상황이 납득되지 않는다면 이러한 행동들은 범죄로 낙인찍힌다. 그러나 범죄를 저지르는 사람들은 대개 정신장애를 보이지 않는다. 인지능력도 잘 보존되어 있다. 그들은 그 사회의 윤리적, 도덕적, 법적 약속을 지키지 않지만, 그렇다고 해서 주위 사람들과 달라 보이지도 않는다. 정신질환으로 고통을 받는 사람도 살인이나 도둑질, 타인을 위협하는 등의 행위를 할 수 있다.

그리고 상식에서 벗어나는 일을 하는 사람들이 있는데, 아주 위험한 스포츠를 즐기다가 부상을 당하거나 사망하여 무책임하게 가족을 내버려 두기도 하고, 평생 동안 장애인으로 살아가는 경우도 있다.

도덕 또는 윤리 규칙을 어기는—나쁜—사람이 정신질환을 앓기도 한다. 가끔 무모한 사람들이 범죄를 저지르기도 한다. 때로는 정신질환이 있는 사람이 매우 용감할 수도 있고 병을 앓는 동안 자신의 생명을 위태롭게 할 수도 있다. 그러나 유별나고, 위험하고, 용납되지 않는, 세 가지 행동들의 유형의 원인과 정신질환 사이의 연관성은 비교적 드물고 아무런 인과관계가 없다. 유별난 행동을 평가하고 그 원인을 따져 볼 때는 아래의 세 가지 중 어느 것에 기인하는지 알아보는 것이 유용한다.

위와 같은 행동을 조절하기 위해서는 원인을 제공하는 근거를 파악해야 한다. 범죄 행위를 막기 위해서는 해당 관청을 이용해야 한다. 왜냐하면 각 단체는 개인의 반사회적인 행동에 대처하고 다수의 이익을 보호하기 위한 방법을 가지고 있기 때문이다. 각 사회마다 정상적인 것과 미쳤다는 것에 대한 정의는 차이가 있다. 위험한 행동을 어느 수준까지 용납할 것인지는 그 사회의 관습에 따르게 된다. 사회적으로 필요하다고 판단되는 경우 특정 산에 오르거나, 특정 강에서 수영하거나 뱃놀이를 금지하거나, 권투 시합 시 헬멧과 큰 글러브를 의무화할 수 있다. 마찬가지로 정신 기능의 장해를 줄이거나 없애기 위해 정신장애를 갖고 있는 사람에게 적절한 치료와 도움을 제공해야 한다.

정신질환을 앓고 있는 사람에 대한 낙인을 없애기 위해서는 우선 교육과 언론 그리고 법조계 등 사회의 모든 분야에서 바람직하지 못하거나 위험한 행동이 여러 수준과 각도에서 설명되어야 한다는 것을 명확히 해야 한다.

그래야 사회적으로 용납되지 않는 행동을 예방하는 조치가 성공할 가능성이 높아진다. 지금처럼 비정상의 원인에 대한 혼동은 혼란을 일으키고 해악을 끼치는 개입을 가져온다. 정신질환을 가진 사람도 감옥으로 보내진다. 범죄자가 처벌을 피하기 위해 정신질환을 가장할 수도 있다. 때로는 범죄 행위가 무모한 행동처럼 여겨져 가볍게 용서받기도 하고 그리고 그 반대인 경우도 있다.

두 번째. 도덕적, 법률적 그리고 윤리적 문제

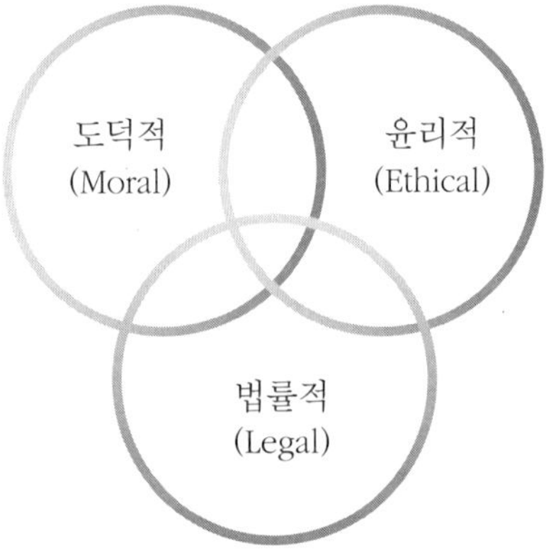

윤리학이란 선과 악 그리고 그것을 구별하는 양상을 연구하는 학문이다. 도덕은 어느 한 시기에 특정 사회에서 통용되는 바른 기준을 기술한 것이다. 윤리적이란 선과 악, 옳고 그름과 같이 일반적이고 이상적인 기준(standards)과 이에 따른 행동을 말한다. 도덕적이란 어느 시기의 그 사회에서 통용되는 기준에 따른 행동이 부합되는 것을 말한다.[1] 마지막으로 법률

1) 이러한 차이점에 대한 더 자세한 내용은 Okasha, A. J., Arboleda Florez, J. and N. Sartorius (2000): *Ethics, Culture and Society*, American Psychiatric Press, Washington and London, pp. 3-13 참조.

적이란 것은 그 사회에서 주어진 법률(laws)에 따르는 행동이 부합되는 것을 말한다.

윤리학 연구에서 중심이 되는 주제는 어떤 것이 선이고 어떤 것이 악인지를 아는 것이다. 선과 악을 정의하는 방식에는 최소한 네 가지가 있다. 첫 번째는 신(神)적인 존재에 의해 선악의 정의가 내려지고 인간이 이를 따르지 않으면 벌을 받는 방식으로 이루어진다. 두 번째는 진화론적인 관점에서 어떤 규칙을 받아들이는 것이 종(種)을 위해 이익인지 아닌지가 기준이 된다. 세 번째는 비슷한 규칙이 다른 문화와 종교 사회에서도 반복되어 나타나고 불변한다는 역사적인 분석에 의한 것이다. 네 번째는 정의롭고 현명한 사람들의 합의에 의해 결정되는 것이다. 이들은 시대적인 제약에도 불구하고 영원불변의 진리를 보거나 파악할 수 있는 사람들이다.

목적이나 의도가 다르더라도 윤리적 원칙은 변하지 않는다. 드물지만 만약 변화가 일어나게 된다면 과학적 인식체계의 변화와 비슷한 방식으로 이루어질 것이다.

대부분의 사회나 시대에서 윤리적, 도덕적 요구와 규범 사이에는 중첩되는 부분이 많다. 그러나 도덕적 규칙(rules)은 더욱 빠르게 변화한다. 도덕적 규칙은 한 시대의 특정 집단의 사람들에 의해 만들어질 수 있다. 다수가 소수에게, 때로는 그 반대로 소수가 다수에게 도덕적 규칙을 강요하기도 한다. 가끔 강한 국가가 약한 국가에게 그들의 도덕적 규칙을 강요할 때도 있다. 종종 윤리적이라는 거짓된 가식 하에서 도덕적 규칙이 강요되기도 한다.

일반적으로 법률적 규칙은 한 사회에서 도덕 규칙과 조화를 이루고 있지만 때로는 그 사회 내에서 진부해진 구시대적 규칙을 적용하기도 한다. 법 역시 윤리적 요구와 직접적으로 혹은 간접적으로라도 연관성을 가진다. 대부분의 사회에서 법 규정은 강제성을 가지며 이를 어길 경우에는 처벌이 따르게 된다. 법 규정이 도덕적 규칙과 조화를 이루게 되면, 그 사회 구성원, 특히 중산층은 법적 규칙을 따르지 않는 사람들에게 사회적 기준을 강요하며 스스로 법 규정을 지키려고 노력한다.

불행하게도 정신과 영역에서는 윤리적, 도덕적, 법률적이라는 세 가지 개념의 중첩과 차이점에 인식이 부족하다. 도덕적 규칙이 윤리적 규정으로 오해받고 있다. 법은 윤리적 기준보다는 도덕적 원칙에 가깝게 만들어졌다. 윤리적이라는 용어는 그 당시 사회 통념에 영향을 받은 행동을 합리화하기 위해 사용된다. 그리고 그것은 윤리적 규칙과 상반될 수도 있다. 의료체계와 정신과 의사의 행동 역시 도덕의 영향을 받는다: 윤리적으로 어긋나는 정신의학의 남용은 어떤 시기에는 도덕적, 법적으로 허용되지만 다른 시점에서는 어긋나는 것이 된다. 현재의 도덕으로는 정신과적 치료나 강제입원의 사안을 결정하는 데 과학적인 근거가 있어야 한다고 말한다. 과학이 우리에게 진실을 알려 주고 바른 방향을 제시해 줄 것으로 기대하고 있다: 그러나 과학적 근거란 불완전하다는 것을 알아야 하며 정신과 의사는 과학과 관련 없는 다른 사안들도 고려하여야 한다.

많은 국가에서 정신질환자에 대한 관한 법률적 규정은 시대에 뒤떨어져 있다. 어떤 경우는 정신질환을 앓고 있는 사람에 대한 법 규정 자체가 없는 국가도 있다. 대부분의 법들은 정해지자마자 (가끔은 이미 정해지기 전에) 시대에 뒤떨어지게 된다. 선악에 대한 총괄적인 이해와 지식을 반영할 필요가 생기면 언제든지 법은 변해야 한다. 도덕과 법 사이의 연관성에 대한 것은 더 많이 토의되고 재평가되어야 할 주제다. 법은 윤리적 규칙과 도덕 사이에서 조화를 이루어야 한다. 따라서 법 안에서는 윤리적 원칙과 도덕적 규칙이 위계질서를 확립하여야 한다. 법령은 한 나라의 현실적인 상황에 맞춰 제정되어야 한다. 예를 들어 강제입원 시 두 명의 정신과 전문의의 동의가 필요하다는 절차는 정신질환자의 권리를 보호하는 데 필요하다. 이는 윤리적으로도 필요한 조치다. 그러나 실제적으로 인증받은 의사가 부족한 나라에서는 전문의 두 명의 서명에 시간이 걸리고, 이로 인해 입원이 지연되면 환자를 보호할 수 없을 것이다. 따라서 법령은 현실적인 상황을 고려하여야 한다. 이러한 예외적인 경우를 제외하고는 법은 이러한 요구 사항을 반영해야 한다. 이러한 경우에 환자 자신과 타인의 안전을 보호하는 것이 한 사람의 자기 결정권을 보호하는 것보다 (윤리적으로) 우선시된다.

세 번째. 질병, 질환 그리고 아픔

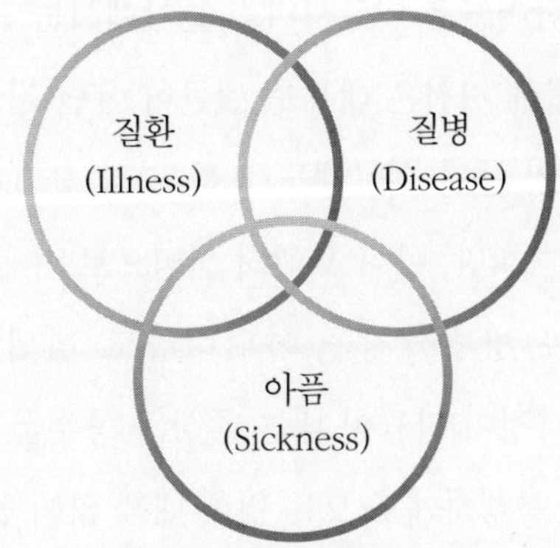

영어에는 병(病, malady)이라는 개념을 설명하는 데 적어도 세 가지의 다른 단어가 있을 만큼 표현이 다양하다: 질환(illness)이란 환자 개인의 경험을 지칭한다; 질병(disease)이란 의학적으로 진단이 내려진 상태로 분명한 병리 과정이 밝혀지고 적절한 치료로 병의 경과를 막거나 늦출 수 있는 상태를 말한다; 아픔(sickness)이란 개인의 건강 상태에 대한 사회적 인식의 측면을 말하는데, 예를 들면 아픔에 대한 비용지불로 이어지는 개인의 기능저하를 일컫는다.

심각한 신체적 질병을 제외하고 일반적으로 이 세 가지는 명백한 개념상의 차이가 있다. 의사는 신체 기능의 이상이나 조직의 변화에 이상을 발견하지 못해도 환자는 스스로 많이 아프다고 느낄 수 있다. 의사를 찾아가거나 다른 사람에게 도움을 청하게 되는 것은 질환 때문이다. 대부분의 문화나 언어권에서는 질환을 지칭하는 특별한 단어가 있다: 대체적으로 이러한 단어는 질병을 분류하기에는 적합하지 않다. 최근 의사가 사용하는 의학 용어가 일반인 사이에서도 쓰이게 되면서 자신의 상태를 '우울증' 이라는 의학 용어로 묘사하고 있다. 이때 의사도 가끔 환자가 말하는 우울증을 정신과적 질환인 우울증과 같은 상태로 생각할 수도 있다: 그러나 실제로 이런 경우는 드물다.

질환을 묘사하는 단어들은 의료서비스 분야에서는 환영할 만한 것이 못된다. 의료 행위에 대한 지침은 대부분 질환이 아닌 질병의 치료를 대상으로 한다. 지난 한 세기 동안 의료계는 모든 병적 상태가 질병의 분류체계 안에 포함될 것이라는 희망, 아니 오히려 신념으로 가득 차 있었다. 질병이라고 부르려면 치료 방법까지는 아니더라도 병의 원인이나 발병학(pathogenesis), 병리과정이 만들어 내는 증상과 증후군 그리고 진행과정을 알아야 한다. 그러나 불행하게도 모든 병에 대해 많이 알게 될 것이라는 기대가 낙관적이지 못하다는 것이 증명되었다: 최근 대부분의 비전염성 상태들에 대한 우리의 지식이 그것들은 질병이라고 부를 수 없다는 사실을 받아들여야만 했다. 오랫동안 사람들이 질환에 대해 표현해 왔던 용어들을 폐기처분한 것은 성급했다: 지난 세기 동안 환자가 말한 것을 그대로 적어두었던 의사의 기록이나 문화인류학자의 노트를 다시 뒤져 보는 것이 가치가 있을 것이다.

'아픔' 이라는 단어는 또 다른 사실을 상기시켜 준다. 의학은 고통을 겪고 있는 사람을 도와주는 예술(art)이라는 역할을 의식하고 있어야 한다. 사회는 도움을 주고 연금을 지급하고 치료를 제공하거나 강요할 때 어떤 것을 충분한 장애 상태로 인정해야 할지 결정해야 한다. 의학 용어와 의료 전문가를 사용하여 방해가 되는 (또는 남다르게 행동하거나 또는 불쾌한 질문을 하는) 사람들을 공공장소에서 제거하기 위한 손쉬운 구실로 삼은 것은 정치적 목적으로 정신과가 남용되었던 슬픈 사례였고 지금도 계속되고 있다. 정치적인 목적으로 의학을 남용하는 것은 비단 정신과만이 아니다. 예를 들면 미국에서는 거의 완전한 실명이 실명의 한 부분으로 받아들여져 왔음에도 지불해야 하는 연금액의 정도에 따라 실명의 정의가 달라지는 것이다. 의사들은 환자의 상태가 휴직을 해야 할 정도로 심한지 아닌지, 아픔의 정도를 선언할 수 있는 특권을 받아들였다. 이러한 과정에서 질병의 상태에 따른 질환의 정도는 별로 중요하게 여겨지지 않는다. 그럼에도 보통 환자의 행동을 결정하는 것은 질환의 심각도다. 환자가 도움을 구하러 병원에 갈 것인지, 처방 치료를 받을 것인지, 그리고 생활 습관을 교정하라는 의사의 충고를 따를 것인지의 여부는 환자의 질환 상태가 결정한다.

네 번째. 개인, 가족, 지역사회의 요구

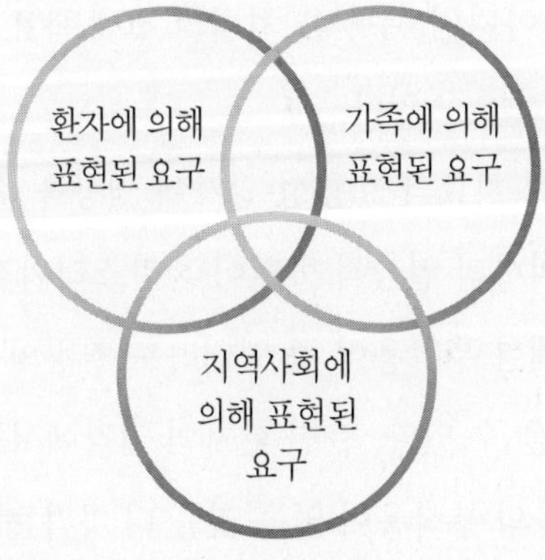

정신과 치료에 대한 요구(needs)를 측정해 온 기존의 방식은 소용이 없는

것으로 드러났다. 특정 질환을 갖고 있는 사람 수를 세거나 이들에게 필요한 치료가 무엇인지 측정하는 것은 어려울 뿐만 아니라 유용성도 떨어진다.

여기에는 몇 가지 이유가 있다. 첫 번째로 환자와 지역사회, 가족의 요구가 중첩되지만 똑같지는 않다. 예를 들어 정부의 관심사는 치료비용의 감소이기 때문에 비슷한 치료법 중 가능한 값싼 치료를 선택할 것이다. 환자는 증상의 호전뿐 아니라 삶의 질에 영향을 끼치는 부작용도 없기를 주장할 것이다. 가족의 입장에서는 일차 진료를 거절하고 최고 수준의 전문의에게 진료받기를 원할 수 있다. 따라서 의료 서비스를 계획할 때 다음과 같은 질문을 던져야 한다: 누구의 요구가 가장 중요한가? 환자들이 정부가 결정한 치료나 다른 서비스에 대해 만족하지 않을 것을 알지만 때때로 의사는 정부가 제공하는 제한과 제약을 수용하도록 강요당할 것이다.

첫 번째와 비슷한 또 다른 의문점도 있다: 의료 서비스가 질환, 질병, 아픔 중 어느 것에 응해야 하는가? 의료 전문가로서 의사는 질병에 따라 치료계획을 세우게 된다. 그러나 환자의 입장에서는 질환을 다룰 치료를 원한다. 또한 정신과 의사는 사회의 대리인으로서 그들이 치료하는 환자의 아픔 정도를 결정한다. 병(malady)의 세 가지 측면인 질환, 질병, 아픔 간의 중첩이 항상 큰 것은 아니며, 무엇을 처치의 첫째 목표로 삼느냐에 따라 치료 개입에는 차이가 있을 수 있다.

요구들의 중첩 역시 치료의 효용성 평가에 영향을 준다. 어떤 요구를 우선시하는가에 따라 의사의 일상적인 일이 혼란스러워질 수도 있다. 의사의 입장에서는 비록 불쾌한 부작용이 좀 있더라도 질병의 증상이 완전히 없어지는 것을 목표로 삼을 수 있다. 반면 환자의 입장에서는 차라리 증상이 조절되지 않더라도 약물의 부작용이 없는 것을 더 바라는 것이다.

이상 위에서 언급된 네 가지 영역에서의 중첩되는 사항은 사회나 개인, 의료전문가 등이 여러 입장에서 정신보건 프로그램을 발달시키고 개발하는 데 직접적으로 연관이 있다. 이들 용어의 정의를 일관적으로 사용하는 것은 관련된 모든 사람들에게 축복이 될 것이다. 현재 횡행하는 혼란은 모든 사람에게 해악을 끼치고 있다.

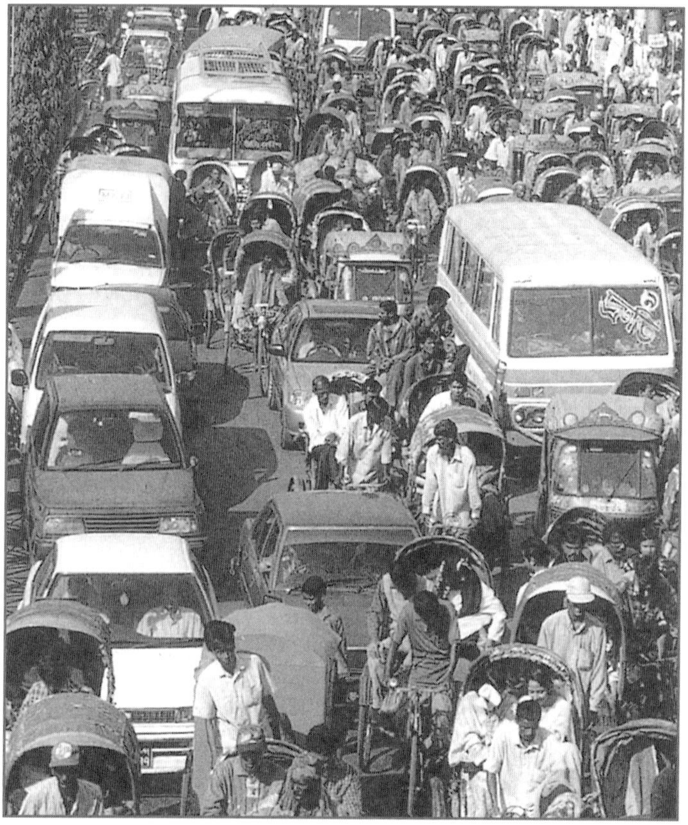

Rafiqur Rahman의 사진. 방글라데시 다카시의 거리를 가득 메우고 있는 페달 인력거와 자동차들.

Reuters and Popperfoto의 양해를 구함.

Chapter

04 거의 망각된 사실: 도시화된 세계에서의 정신보건의 필요성

2020년이 되면 세계 인구의 대부분(거의 80%)은 도시에서 살게 될 것이다. 전 세계 대부분의 도시에서 보건의료는 양적인 면에서나 질적인 면에서 부족한 실정이다. 정치적 · 사회적 합의에 의해 일차 보건의료를 우선적으로 발전시켜 온 것은 유용한 정책이었지만 서비스 제공의 중점이 주로 농촌 환경에 있었다. 지금까지 도시 지역에서의 보건 그리고 정신보건의료를 보장하는 정책에 대한 합의나 국제적인 정치적 뒷받침이 없다. 이제 도시지역 보건의료를 위한 전략에 대해 합의를 이루는 것이 긴급한 사안이 되었다.

도시화의 광풍을 직면하고 있는 세계 각국의 정부들이 도시 지역에서의 보건의료 제공을 위한 정책을 개발하지 않고 있다는 사실은 놀라운 일이다. 앞으로 30년 이내에 전 세계 인구의 5분의 4는 (선진국과 개발도상국의) 도시에서 살게 될 것이다. 이것은 선진국의 지속적인 성장과 다른 대부분 국가에서의 혁명적인 변화를 의미한다. 이러한 변화가 새로운 건강 문제를 가져오거나 현재 직면하고 있는 보건의료의 문제를 예측 불가능한 방향으로 증폭시킬 것이라고 예상하는 것은 어렵지 않다: 또한 이러한 문제에 대처하기 위한 잘 짜인 실행 계획이 있다면 더욱 쉽게 그것들을 풀어 갈 수 있으리라는 것도 쉽게 예상할 수 있다.

이러한 예상은 다음의 세 가지 사실을 염두에 두고 고려되어야 한다. 첫 번째는 미래 도시들의 규모에 대한 것이다: 미래의 도시는 현 시대의 가장 큰 도시보다 훨씬 더 커질 가능성이 많다. 일부 개발도상국에서 보이는 경향으로 미루어 판단컨대 미래의 도시들은 전례 없는 크기인 2,000~3,000만 명이 모여 사는 덩치로 커질 것이다: 거대 도시들은 단순히 커져 버린 도시가 아니고 완전히 다른 개체인 것이다: 그것은 어른과 어린이가 생물학적으로는 같은 종에 속해 있지만 어른이 커져 버린 어린이가 아닌 것과 같은 이치다. 이러한 변화로—헤겔적 의미에서의 혁명—일반적인 도시들을 관리하기 위해 개발한 지식이나 행정적인 기술들을 거대도시에 적용하기에 한계가 있다; 그러므로 다른 사회복지사업과 마찬가지로 보건의료 분야 사업도 현재의 전략, 적용 방법 등이 향후의 변화에도 유용하게 적용될 수 있는지 체계적으로 검증받아야 할 것이다: 또한 이러한 규모의 변화는 도시에는 더 이상 화려한 시청이나 의례적인 시장이 존재하지 않을 것이라는 것을 의미한다: 대신 정치적인 행정 절차와 루마니아나 북유럽 국가들을 모두 합친 크기의 국가적 힘이 존재하게 될 것이다.

두 번째는 엄청나게 급격한 성장이 수반된다는 것이다. 이미 도시 지역의 성장은 선진국보다 개발도상국에서 훨씬 급격하게 진행되고 있다. 제3세계 국가의 도시에서 사는 삶은 그 모든 위험과 결점에도 불구하고 농촌 지역에 사는 삶보다 훨씬 낫다. 도시는 농촌 지역에 사는 사람들에게 저항할 수 없는 자석과 같은 작용을 한다. 많은 국가의 농촌 거주자들은 부패된 행정 서비스, 수확 감소, 가혹한 환경과 인구 증가와 함께 점점 더 심해져 가는 자연 재해와의 싸움에서 지칠 대로 지쳐 가고 있다. 게다가 내전과 멀리 떨어진 주식 시장에서의 투기에 의해 가중되는 경제적 어려움, 거대한 빌딩들에서 이루어지는 소비, (대부분 예방 가능함에도) 지속적으로 나타나는 전염병 등에 의한 어려움으로 인해 더욱더 생명력을 잃어 가고 있다. 초기 도시 이주자들의 일부에 의해 전해지는 편한 삶과 성공에 대한 이야기와 함께 원하는 모든 것들을 확실히 쉽게 구할 수 있다는 점이 농촌 거주자들로 하여금 더 강하게 도시로 이끌리도록 하고 있다.

도시를 향하는 농촌 거주자들의 이주는 더 이상 작은 규모로 느리게 진행되지 않는다: 대단위로 진행되고 있다. 그들은 도시로 옮기면서 그들의 문화와 습관, 삶의 방식들도 함께 가져가게 되는데, 이것은 제한된 지역에서 많은 사람들이 모여 사는 곳에서는 부적합한 것인 경우가 많다. 그들은 처음에는 눈에 보이는 많은 것에 경이로움을 느끼게 되지만, 곧 그러한 부유함이 자신들의 것이 될 수 없음을 알고 낙담하게 된다; 그래서 더 나은 삶을 얻기 위한 방법으로 위험하고 적은 보수의 일보다(보호 없이) 범죄와 폭력, 매춘 등을 선택하게 된다. 도시로 온 새로운 이주자들을 위한 보건의료는 그들이 원래 살던 마을에서도 적절하지 않았고 지금 살고 있는 도시에서도 더 이상 적절한 것이 아니다.

제3세계 도시는 선진국 도시보다 더 빨리 성장하고 있을 뿐 아니라 많은 면에서 다른 모습을 가지고 있다. 1995년에 카이로와 캘커타의 인구 밀도는 1만m^2당 375명과 220명이었던 것에 비해 런던과 뉴욕은 40명과 44명이었다. 개발도상국 도시의 소아·청소년 인구는 선진국보다 월등히 많아서 양자 간에 전반적으로 인구학적 구조상 큰 차이가 있음을 보여 준다. 보건의료의 틀을 짜는 데 자주 간과되는 다른 많은 차이가 있다; 예를 들면 가족 없이 버림받은 소아·청소년의 숫자 같은 것으로 일부 개발도상국(예, 라틴아메리카 국가들)의 경우에 선진국에 비해 엄청나게 많이 계속해서 빠른 속도로 늘어나고 있다.

세 번째는 도시 인구의 주요 공급원이었던 농촌 지역에서 생기는 인구학적 조성과 기능의 극적인 변화와 관련된 사항이다. 젊고 건강한 신체를 가진 사람들이 먼저 집을 떠나는 경향이 있고 그 결과 농촌지역에는 장애인이나 노인 혹은 집을 떠나기에 너무 어린 아동의 비율이 증가하게 된다. 때로는 도시에서 성공하지 못했거나 일하다 장애를 갖게 된 사람들이 고향으로 돌아오게 되고, 농촌에는 자립할 수 있는 사람들이 더욱 감소하게 된다.

도시에 가까운 농촌 지역은 도시에서 생기는 수요에 의존하게 된다. 근대적인 농업 생산 방식은 농촌 지역의 고용 기회를 줄이고 빈농과 계절적 농촌 이주 인구를 늘리게 되는데, 미국과 같은 경우에는 그 숫자가 엄청난 규모에 이르렀다. 농촌의 경작 방식의 변화는 귀향의 희망 없이 도시로 이주하게 되는 원인을 제공하는 데 기여하고 있는 것이다.

도시에서의 정신장애들

도시 지역의 정신장애 유병률은 농촌 지역과 다르다. 예를 들어 중국에서 정신분열병은 도시 지역에서 유병률이 더 높고 학습 장애는 농촌지역에서 더 많다(Cooper & Sartorius, 1996); 영국에서는 1995년 조사에 따르면 도시 지역에서의 우울증과 범불안장애, 공포장애가 농촌 지역보다 많았다(Meltzer, et al., 1995). 도시 지역에는 외롭게 지내는 만성 정신질환자가 농촌보다 많다. 산업화된 국가들의 도시지역에서 노숙하는 정신질환자들(homeless mentally ill)은 개발도상국에서 말하는 방랑하는 정신병자들(vagrant psychotics)에 해당한다. 그러나 이 두 집단의 사망률이 동일한 지는 분명하지 않다. 출생 초기 뇌 손상과 관련된 정신장애는 보건의료에 접근하기 힘들고 적절한 영양 공급이 부족하기 쉬운 도시 빈민가나 외떨어진 농촌 지역에서 더 많을 것이 분명하다: 불행하게도 이런 지역은 정신 질환이나 장해의 이환율에 대한 통계 (혹은 연구 결과)가 신뢰하기 어렵고 그나마 그런 자료조차 없을 가능성이 많다.

알코올과 약물 의존은 도시 지역의 정신보건 문제로 인식되어 왔다. 그러나 제3세계의 많은 곳(예, 파키스탄, 태국 등)에서 농촌 지역도 도시 지역 못지않게 약물 의존의 문제를 안고 있으며, 많은 국가의 농촌 지역에서 알코올 남용과 의존의 폐해가 심각하다는 것은 의심의 여지가 없는 사실이다.

정신분열병에 대한 연구에 따르면 선진국과 개발도상국 간의 정신장애들에 의한 경과와 결과에는 차이가 있다. 그러나 정신분열병의 경과와 결과에 대한 선진국과 개발도상국의 농촌과 도시 지역에서의 체계적인 비교연구는 부족하고, 가까운 장래에 그러한 자료를 가질 수 있을 것 같지도 않다. 정신분열병과 같은 주요 정신장애들의 경우가 그렇다면 다른 정신장애들이나 신경학적 질환도 마찬가지일 것이다. 도시 지역과 농촌 지역의 정신장애들은 서로 유병률이 다르다는 것이 알려져 있다: 이러한 차이가 생기는 이유는 적어도 부분적으로는 질병의 경과와 결과의 변동성에 의한 것이라고 생각되지만 완전히 합의된 결론에 이르지는 못하고 있다.

도시 지역과 농촌 지역의 정신장애들의 유병률에 차이가 있다는 것에 대해서는 어느 정도 자료가 있지만 도시들 간의 정신사회적 문제의 심각성의 차이에 대한 자료는 전반적으로 부족하다. 여러 가지 형태의 반사회적 행동(예, 폭력)뿐만 아니라 외로움, 혼돈, 스트레스 관련 질환들(예, 고혈압)이 도시의 특징적인 모습으로 여겨지고 있다: 선진국의 도시에서 보이는 상황들이 개발도상국에서도 존재하는지 그리고 이런 것들이 질적으로 얼마나 서로 다른지는 알기가 어렵다. 일부 나라에서는 도시 지역과 농촌 지역 모두에서 폭력이 간헐적인 그리고 고질적인 문제로 존재해 왔는데(예, 멕시코, 콜롬비아), 그래서 이들 나라에서는 폭력이 특징적으로 도시 지역의 문제라고 말하기가 어렵다.

장래에는 도시와 농촌 지역에서의 정신 및 신체장애들의 유병률 차이가 감소할 것이다. 예를 들어 개발도상국에서 어떤 만성질병으로 고통받는 사람은 그런 상태에 대해 도움을 받을 수 있는 도시 지역으로 이주해서 머물게 되어 그러한 만성질병들의 유병률을 높일 것이다. 병원 주변에 정신장애를 앓는 환자를 가진 가족들이 많이 모여 살게 된다는 것은 오래 전부터 미국에서 증명되었다: 비슷한 현상이 나이지리아의 아베오쿠타에 있는 Aro 정신병원 주변에 새롭게 생기고 있는 정착촌에서도 발견되고 있다. 그러나 도시와 주변 지역 간의 도로나 값싼 이동수단과 같은 교통의 발달과 함께 이러한 형태의 특정 인구 집단의 이주는 감소할 것이고 따라서 도시와 농촌 지역의 차이가 감소할 것이다.

최근의 보고(신종 혹은 다시 유행하는 질병들에 대한 하버드 연구 모임, 1995)에서는 미래에도 감염성 질병들이 전 세계의 사망 원인 중 수위를 차지할 것이라는 것과 이미 완전히 조절되고 있다고 여겨지던 많은 질병들이 다시 사망 원인으로 창궐하게 될 것이라는 우울한 예고를 하고 있다. 디프테리아가 구소련에 속했던 (Community of Independent States의) 국가에서 성인의 주요 사망 원인으로 등장하고 있다(러시아에서만도 1985년에서 1992년이 되는 동안 사망자가 두 배가 되었다). 말라리아와 결핵은 많은 나라에서 심각한 문제를 일으키고 있다. 페스트는 인도에서 다시 발생하고 있고 콜레라는 남미에서 나타나고 있다. 잘 알려지지 않은 질병, 예를 들어 라임병, 한타 바이러스

증후군, 독성쇼크증후군, AIDS, 에이를리히병뿐만 아니라 뎅기열(Dengue fever), 유행성 출혈열(hemorrhagic fever)과 황열병(yellow fever) 등도 공중보건 당국의 긴급 사항의 목록에 나타나고 있다. 생태계의 변화와 수자원관리, 대형 개발 계획, 오염, 일부 생물의 과도한 포획(예, 어류) 등의 문제가 다른 과도한 사회경제적 발전과 함께 인류의 질병에 대한 취약성의 증가와 합쳐지면서 전염성 질병들이 지속적으로 늘어나고 심각한 공중보건 문제를 야기할 것이라는 것은 분명해 보인다. 이전과의 중요한 차이는 그러한 질병이 더 이상 농촌 지역이나 도시 지역에 제한되지 않고 특히 두 지역의 가난한 사람들을 동일한 위력으로 강타하게 될 것이라는 점이다.

도시 지역에서 보건의료의 개입 기회

현재까지 도시 지역은 농촌 지역에서 갖기 어려운 보건의료의 개입 기회들을 제공하고 있다. 도시 사람들은 보건 관련 홍보를 쉽게 접할 수 있다. 보건의료 인력은 도심에 집중되고 머물러 있는 경향이 있다. 특히 개발도상국에서 빈민가 거주자들은 보건의료 활동에 있어서 풍부한 자원을 가지고 있고, 거기에 참여해서 도움을 받도록 격려받는다. 도시에서는 보건의료를 위한 재원을 발견하기가 쉽고, 보건과 다른 복지 서비스를 위한 자체 훈련 프로그램을 기획하기도 쉽다. 보건의료 기관의 질적 관리도 덜 복잡하다. 보건의료를 위한 물품의 제공도 쉽고 검사시설도 더욱 효율적으로 운영될 수 있다. 정치가들이나 다른 보건 분야의 고위 인사에게 보건 서비스의 어려움을 보여 주고 그것의 개선에 관여하게 하는 것도 쉽다. 학문적인 것과 실제적인 면의 차이가 쉽게 감소할 수 있고, 각기 다른 분야의 보건의료 인력을 양성하는 일도 인구의 대다수를 담당하고 있는 보건 기관에서 쉽게 수행할 수 있다.

도시에서 보건의료의 제공이나 개선을 위한 이러한 많은 기회들이 충분히 활용되지는 못하고 있다; 그러나 도시 지역에서 보건 정책을 결정하거나 도시 지역의 보건의료를 활성화시키기 위해 필요한 투자액을 계산할 때는 이러한 것들을 반드시 기억할 필요가 있을 것이다.

활동 가능한 영역

유용하고 실제적인 정책을 입안하기 위해서는 정책의 조성에 사용되는 개념들과 용어 정의에 대한 합의가 필수불가결하다. 도시 지역의 보건의료를 위한 정책의 경우에, 관련된 많은 개념이 최근 몇 년간 바뀌어 왔다. 도시(city), 촌락(village), 도심(township 또는 town) 등에 대해 일반적으로 받아들여지는 정의가 존재하지 않는다. 촌락은 이전에는 주변의 땅을 일구며 사는 농부들이 거주하는 지역이었으나 이제는 중산층 이상의 부유한 사람들이 도시에서 이주해서 별장을 세우는 곳이 되었고, 그래서 낭만적이고 매력적이며 색다르고 문화적으로 보수적인 곳으로 묘사되고 있다. 도심(townships)은 그 이전에 가지고 있었던 의미를 영원히 잃어버렸다. 지금은 짐바브웨와 남아프리카의 인종격리정책 동안 조립한 밀집된 캠프 같은 구조물의 집합체라는 의미로 쓰이고 있다. 개발도상국의 도시는 빠르게 성장해 왔다. 그리고 종종 도시의 형태로 과거 100년이나 그 이전에 지어진 지방이나 나라의 행정적 중심을 이루었던 도심(towns) 대부분의 주택지들이 황폐해지고 대신 주변에 자리 잡았던 이주민의 거대한 야영지 모습으로 갖추어지는 경우가 있었다. 거주지역의 가장자리에는 도시에 가장 최근에 이주한 사람들이 주로 살게 되었다; 그러나 이러한 도시가 커지고, 사람들이 무리지어 도시의 구역을 차지하여 분산되는 데는 여러 가지 방식이 있다. 어떤 경우에는 기존의 부족이나 마을이 새로운 거주 지역으로 옮기기도 하고 다른 경우에는 사회 계급 구조가 중요한 요인으로 작용하였다; 부자들은 부자들끼리 살고 가난한 사람들은 가난한 사람들끼리 살게 되기도 한다. 선진국 도시도 과거 수십 년 동안 작가들이나 사회학자, 인문학자가 묘사해 온 모습과는 다른 형태를 가지게 되었다. 도심의 빈민가는 값비싼 건물이나 세련되고 호화로운 집으로 바뀌었다; 그리고 수천 명의 사람들이 거주하는 거대한 건물들 혹은 건물군들이 성채로 바뀌는 일이 드물지 않았으며, 그것들은 과학자들이 그 구조나 기능에 대해 쓰기보다는 예술가들이 영화나 소설에 묘사하는 것이 어울릴 거대한 복합체였다. 최근에 과학 분야들의 원칙들 간에 거리가 점점 더 멀어지고 있어 이러한 것들에 대해 더 많이 배우는 것이 어렵다. 새로운 도시 계획에 대해 뛰어난 설명을 하는 지리학자는 의사들에게 흥미 있는 방식으로는 설명하지 않는다; 설사 그렇게 하더라도 공중보건의 정책 결정자들이나 정신과 의사들이 이런 방식을 따를 것 같지는 않다.

심지어 거리나 공원에 대한 개념도 서로 다른 관점에서는 다른 의미를 갖는다. 주택의 숫자가 1만여 채가 넘는 거리는 대부분의 유럽 도시의 거리라는 개념과는 다른 의미를 내포하는데, 유럽의 도시들은 거리당 주택 수가 거의 200~300여 채를 넘지 않고, 거주자들이 서로를 모두 알고 있을 가능성이 높았다. 서로 다른 시대에 생겨난 도시는 건축학적으로나 기능적으로 서로 구별되는 시대의 특성을 지니게 되고, 그 차이는 시민의 삶과 그들을 위한 보건의료를 근본적으로 다른 방식으로 조직할 필요가 있을 정도다. 도시에서 일하기 위해 요구되는 기본적인 의학적 기술들은 비슷할지 모르지만, 노인 혹은 아이들이 선호하는 등의 다양한 특성들로 인해 서로 지역이 다르면 나름대로의 특별한 혹은 더 많은 기술을 필요로 하게 된다.

도시를 기술하는 용어만 의미가 바뀐 것이 아니다. 흔히 사용되는 다른 관념이나 개념들, 예를 들면 지역사회(commuity)라는 개념도 의미가 바뀌었다. 지역사회는 이전에는 어떤 한정된 지리적 지역을 차지하고 서로 돕는 관계를 가진 소집단의 사람들을 의미했다. 지금은 같은 지역에 산다는 기준은 거의 유용하지 않다. 서로 돕는 관계를 갖는 것은 아직 중요하기는 하지만 이웃 간에 당연하게 존재하는 것은 아니다. 근대 도시에서 동일한 지리적 지역에 사는 사람들은 대개 서로를 모르고 있고 주소 이외에는 서로 공통점이 거의 없다: 서로 돕는 관계는 다른 방식으로, 가족이라는 연분이나 생계를 위한 사업이나 소수 인종이나 동일 언어를 사용하는 집단 등에 의해 설정된다. 행정부의 고위관리들은 아직도 지역사회에 대한 정의가 이런 식으로 변했다는 것을 인식하지 못하고 있다. 그래서 예를 들면 지역사회 보건센터를 전체 인구 중에 작은 소집단에게만 이용되도록 설립함으로써 자원이 낭비되도록 하고 있다.

도시가 얼마나 효율적으로 기능하고 있는가에 대해서나 보건의료 개입의 성공 여부를 어떻게 평가할 것인가에 대해서는 일치된 견해가 없다. 변화에 대한 지표는 각각의 환경에 따라 다르고 그에 대한 정의도 약간씩이지만 의미 있게 다르기 때문에 서로 다른 시대의, 서로 다른 도시에서의 서비스들을 비교한다는 것은 어려운 일이다.

현재까지는 발전의 지표에 대해, 기준의 정의에 대해, 개입 지역(예, 지역사회)에 대한 정의의 방법에 대해, 우선권의 정도를 평가하기 위한 기준에 대해 일치된 견해를 구하는 것은 매우 바람직한 일이기는 하지만 아직 성급한 일일 것이다. 현재 당장의 목표는 연구의 결과들이나 서비스 개입에 대한 평가를 이해하고 합리적으로 해석할 수 있도록 용어들을 정의 내리는 작업을 하는 것이어야 할 것이다.

다음으로 도시들에는 그들 각자 개성이 있고 모든 경우에 적용되는 엄격한 교리와 같은 것은 없다는 것을 인정해야 할 것이다. 단지 보건의료 활동을 위한 틀로 작용할 수 있는 어떤 원칙들에 대한 의견일치를 기대하는 정도가 최선일 것이다. 이러한 원칙들이 설정되고 선언되어서 일반 대중을 교육하고 새로운 보건 인력들을 양성하는 데 사용되어야 할 것이다. 이러한 원칙들의 핵심은 이미 알려져 있다. 이제 해야 할 일은 그것들을 모든 사람들이 이해하고 사용할 수 있도록 충분히 명확하게 형식화하는 것이다.

그러한 것 중에 한 원칙은 도시의 보건의료는 보건의료 분야 단독으로만 계획되거나 실행되어서는 안 된다는 것이다. 이러한 다방면의 개입에 대한 원칙은 알마아타 선언에서 제기되었다: 이 원칙은 많은 경우에서 적용되었지만 실제로는 적용을 주저하는 경우가 자주 있었고, 보통 제한적으로만 적용되었다. 성공적인 서비스가 이미 개발된 일부 나라에서는 보건 서비스와 사회 복지 서비스가 어떻게 통합될 수 있는지, 자원봉사 영역이 어떻게 정신보건 서비스에 포함될 수 있는지, 그리고 이용자 자신들이 어떻게 전반적 서비스에 기여할 수 있는지를 보여 주었다. 여러 영역들의 협조를 위한 정치적인 뒷받침을 뒤늦게 찾아나서는 방식이 되어서는 안 된다. 도리어 고위직 정치인이나 지도자가 이러한 보건 문제를 자신들의 우선순위에 두고 시민들의 더욱 나은 삶의 질을 위해 행정가가 다양한 영역의 협조가 가능한 행정적 구조와 기능 방식을 찾도록 압력을 행사하게끔 만들어야 하며, 그렇게 하지 못하면 도시 보건의 발전은 기대할 수 없다는 적극적인 태도를 갖는 것이 중요하다. 도시 보건의 발전을 위한 자신들의 노력이 중요한 기여를 할 수 있다는 것을 증명한 사람들이 그런 일을 할 수 있는 기회를 부여받을 수 있다.

사회가 급변하는 상황에서 그리고 경제적인 급성장기에 장기적 계획을 세우는 것이 현실적이지 못하다는 것은 분명하다. 보건 혜택을 평등하게 분배해야 한다든가 정신과 신체 질환에 대해 동등하게 서비스를 제공해야 한다는 등의 보건 사업의 일반적인 원칙이 반드시 선언되어야만 하고 특정한 단기 계획을 위한 기초적인 뼈대로서 채택되고 사용되어야 함과 동시에 원대하고 장기적인 계획과 프로그램 짜기는 반드시 병행되어야 한다: 이것을 현실가능하게 만들기 위해서는 보건의료서비스 방향의 변화나 보건 활동들의 재설정이 재빨리 가능하도록 보건 서비스의 자원들이 구조화되어야 한다.

이러한 유연성의 원칙과 함께 강조되어야 하는 것은 투자와 소비의 책임성과 투명성이다. 만약 대중이 보건 정책 결정권자에게 협조하고자 하면, 그들은 존중받아야만 하고 그들에게 보건 문제와 관련해서 무엇이 진행되고 있으며 그들이 어떻게 기여할 수 있을지를 확인할 수 있는 기회가 제공되어야만 한다. 그러려면 맨 처음 다른 형태의 건강 교육에 주요한 투자가 이루어져야 하는데, 즉 보건 프로그램을 어떻게 계획하고 시행하고 평가할 것인가에 대한 교육이다. 이전에 장려되었던 형태의 건강 교육, 예를 들면 질병을 매개하는 동물의 생식 주기 등에 관한 교육도 계속되어야 하지만 보건의 목적 달성을 위해 그것으로 충분하다고 생각되어서는 안 된다.

보건 정책을 계획하고 시행하는 데 있어 대중을 동등한 파트너로 받아들이기 위해서는 보건 전문가에 대한 정의와 그들의 생활 방식에 중대한 변화를 필요로 한다. 그러나 이것은 보건 분야에 새로운 패러다임을 도입하기 위해서 치러야 할 대가다. 이러한 원칙들의 당연한 결과로 개인과 지역사회라는 수준에서 건강과 정신건강을 증진시킬 수 있는 활동들에 대해 투자가 이루어져야 한다. 일단 대중이 건강을 매우 가치 있는 것으로 받아들인다면 질병을 예방하고 치료를 위해 제도를 정비하는 노력에도 적극적으로 참여할 것이다(Sartorius, 1998).

도시에서의 정신보건을 향상시키는 데 도움이 될 수 있는 또 다른 원칙은, 발전이 다른 사람들을 통해 배우고, 자신들의 경험을 다른 사람들과 나눔으로써 성취되어야 한다는 것이다. 진보에 있어서 이러한 시민의식(commonality)은 정보 교환의 네트워크를 만들어 내고 한 개인 또는 국가가 성취한 것에 대해 겸손한 태도를 가져야 한다는 것을 포함해야 한다.

종결과 초대

30년 전, 세계보건기구 회원국의 보건 장관들이 함께 모인 세계보건회의에서는 알마아타 선언에 대한 공감을 표시하고 이것을 일차 보건 현장에서 시행하기 위해 필요한 여러 가지 방책들을 만장일치로 채택하였다. 알마아타 선언문과 그 부속 문서들은 세계의 보건 문제에 대한 새로운 전략들을 규정짓고 있다. 그것은 보건 시스템을 새로운 운영 방식으로 방향 전환하도록 하는 원칙과 지침을 도입했다. 그것은 대부분의 보건과업들을 상대적으로 단순한 훈련을 받은 요원들에게 위임하는 것에 대한 요구와 함께 보건 지출의 합리화에 대한 거부할 수 없는 필요, 보건 문제에 대한 피할 수 없는 우선순위의 설정, 모든 보건 활동에 있어서 다른 사회 영역과의 새로운 연대의 필요성 그리고 경과 과정과 성취에 대한 모니터링의 유용성 등에 대해 강조하고 있다. 일차 보건의료는 20세기 말에 사회를 지배하고 있던 보건의료에 있어서의 윤리적 원칙을 나타내는 전략이었다(8장 참조). 그것은 다음 30년 동안 많은 사람들의 에너지, 지식, 호의를 보건의료를 위한 공동의 틀로 엮어 내었다.

일차 보건의료 전략은 그것이 형성되었던 시기에는 유용했지만, 일차적으로 개발도상국, 그중에서도 농촌 지역에 적용될 수 있도록 처방되었다는 점에서 부족했다. 그것은 도시화에 따른 변화에 대비하지 못했을 뿐만 아니라 제때에 평가하고 개정할 수 있는 고유의 생존 메커니즘도 예견하지 못했다. 그것은 1970년대의 보건 문제의 규모에 지나치게 압도되었고 당시의 정치적 긴장에 사로잡혔다.

이러한 결점의 결과는 다양한 형태로 나타나고 있다. 단일 전략으로서 그리고 보건의료 시스템의 유일한 투자처로서의 일차 보건의료는 많은 나라에서 대부분의 공중보건과 다른 정책 결정자들에게 주목받지 못했다. 도시 지역의 보건 문제와 농촌 지역의 변화와 직면해서 보건 및 사회복지 담당 부처들은 여러 가지 정책들을 채택하는데, 그것들은 비록 서로 다른 시점이기는 하지만 한 나라 안에서 혹은 같은 도시 내에서 시행되었음에도 자주 부분적 혹은 전체적으로 서로 상반된다. 보건 계획은 쓸데없는 보건학적 관념에 기초하고 있고 선견지명이 부족하다. 보건 분야의 투자는 지속적이지 못하고 대개 또 다른 위기를 다루어야 할 필요성으로 억제되곤 한다. 공중보건을 위해 기초적인 자료들은 정기적으로 모아지지 않거나 여러 가지 (대개 정치적이거나 행정적인) 이유로 신뢰성을 상실한다. 경제적 절박성 때문에 윤리적 측면에서 거의 한계 수준에 근접하는 결정들이 정당화되곤 한다. 많은 관련 당사자가 있고 아직도 개발의 여지가 많은, 서로 다른 근원을 가진 전문 기술들을 필요로 하는 복잡한 정신보건 체계는 모든 문제들에 대한 유일한 해결책을 일차 의료 서비스에만 단순히 기대할 수 없다.

오늘날 도시의 정신보건 문제들은 오늘보다 내일 더 많고 심각해진다. 그것들은 다른 보건 문제들과 결합되고 악화되어 도시와 농촌 지역 주민의 생존과 삶의 질을 위협한다. 그것들은 인류의 대다수가 가치 있는 미래의 삶을 영위하기 위해 반드시 부딪쳐서 극복해야 하는 문제들이다. 미래의 도시에서 정신 및 다른 보건 문제들을 극복하기 위한 전략은 귀납적인 방법으로 진행되어야 할 것인데, 모든 형태의 자원이 심각하게 부족하고 없어진 상황에서 이룩되었던 성공의 예들에 기초해야 할 것이다. 또한 도시 지역에서 정신보건과 다른 서비스의 발전을 뒷받침하는 힘이 될 수 있음을 증명했던 동기부여와 창조적 힘에서부터 원동력을 찾아야 할 것이다. 그리고 보건의료의 발전과 인도주의적 노력의 많은 다른 영역에서 얻은 경험을 사용해야만 할 것이다.

내일의 도시에 적절한 보건의료를 제공할 수 있는 전략과 서비스를 개발하는 것은 문제들로 가득 찬 미지의 영역에서의 생존을 건 모험이지만, 물질적인 그리고 정신적인 의미에서 발전을 약속하는 것이기도 하다. 이 게임에서 성공은 이전보다 더 많은 사람들의 협력과 함께 국내적으로 또 국제적으로 수많은 대중과 환자, 보건 서비스의 이용자, 과학자, 보건 전문가, 보건 영역과 정신보건과 다른 산업에서의 정책 결정자 사이에서의 생산적인 동맹을 이루어 내는 것에 달려 있을 것이다. 모든 관련된 사람들이 협력해서 짜고 또 그들에 의해서 이용되는 전략을 만들어 내는 것이 새로운 세기로 들어가는 시점에서 우리 모두가 해내야 할 필수적인 과제다. 이 시대에는 사람들이 단순히 도시에 사는 것으로 끝나지 않고 도시를 살만한 곳으로 만들어 나가도록 하는 결정에 동참할 것인데, 거기서 그들은 하나가 되어 가고 자신들과 자신들에 이어 그곳에서 살게 될 사람들의 삶의 질을 지속적으로 향상시켜 나갈 수 있을 것이다.

참고문헌

Cooper, J. E., & Sartorius, N. (eds.) (1996). *Mental Disorders in China. Results of the National Epidemiological Survey in 12 Areas*. London: Gaskell.

Harvard Working Group on New and Resurgent Diseases (1995). New and resurgent diseases: The failure of attempted eradication. *The Ecologist, 25*, 21-26.

Meltzer, H., Gill, B., Petticrew, M., & Hinds, K. (1995). *The Prevalence of Psychiatric Morbidity Among Adults Living In Private Households*. London: HMSO.

Sartorius, N. (1998). Universal strategies for the prevention of mental illness and the promotion of mental health. In *Preventing Mental Illness-Mental Health Promotion in Primary Care*, ed. R. Jenkins & T. B. Üstün. Chichester, UK: John Wiley.

Reproduced with kind permission of Taylor and Francis Books Ltd.

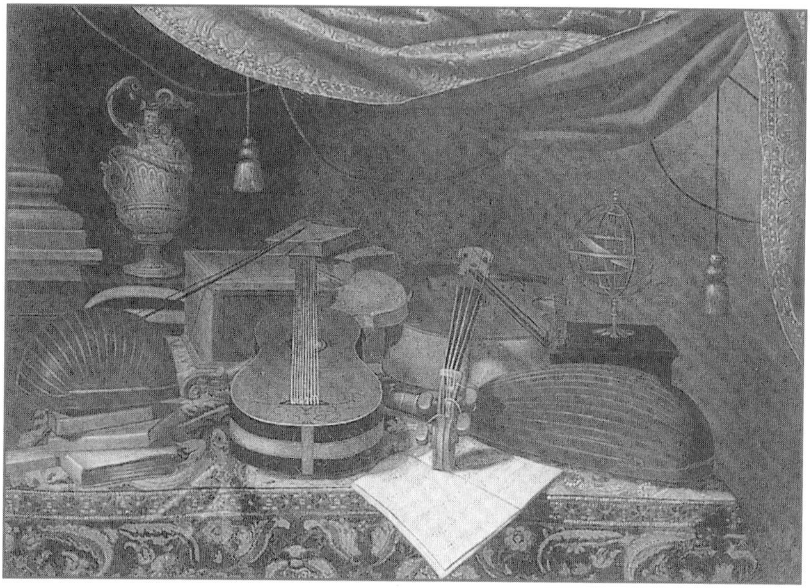

Evaristo Baschenis(1607~1677). 기타, 첼로, 보표(譜表), 책들 그리고 혼천의(渾天儀).
Bridgeman Art Library, London의 양해를 구함.

Chapter

05 모차르트 효과 그리고 케샨병

특정한 작품의 음악을 들으면 잠시 동안 정신능력이 증진되고 다른 방법으로는 조절이 되지 않는 간질의 경련 횟수를 줄일 수도 있다는 뜻밖의 발견인 '모차르트 효과'는, 이를 입증하는 유용한 결과들을 보여 주면서 연구방법의 새로운 길을 열 수도 있었지만 연구 작업들을 끌어들이는 데 실패했다. 케샨병은 음식물을 통한 셀레늄 섭취가 부족하여 생기는 증후군이다. 이 질병은 처음 보고 된 후 채 20년도 지나지 않아 병에 대한 이해와 더불어 예방과 치료가 가능하다는 사실이 밝혀졌다. 그러나 이러한 발견을 한 과학자에 대해서는 아직까지 별로 알려진 바가 없다. 정신보건 문제들의 심각성과 공공보건의 중요성에 관한 정보 역시 다년간 활용가능한 상태로 있었지만 대부분의 나라에서 이러한 정보들이 정신보건과 공공보건의 문제를 잘 처리하는 데 필요한 왕성한 활동들을 자극하지는 못하고 있다.

위 사례들에서 보이는 공통점은 연구 작업을 자극할 수도 있었고 개발도상국에서 행해진 연구에 더 큰 신빙성을 부여할 수도 있었거나 공공 보건 중재의 향상에 기여할 수도 있었을 그 각각의 정보들이 그러한 실행(혹은 명성)으로 이어지지 못했다는 것이다. 이와 같은 현상에 대한 원인은 다양한데, 그 원인을 통해 오늘날 전 세계적으로 정신보건 프로그램을 개발하는 데 도움이 되는 중요한 교훈을 배울 수 있다.

치료에 반응이 불량한 중증의 간질성 질환으로 고통받고 있는 사람들이 모차르트의 '두 대의 피아노를 위한 소나타(K448)' 를 들으면 간질성 경련의 횟수가 감소한다. 이 음악은 또한 공간 추론 능력도 증가시킨다(Jenkins, 2001). 이 음악은 아마 정신능력의 다른 부분까지도 영향을 끼칠지 모른다. 그러나 이에 관한 증거는 별로 없다.

케샨병은 심장근육에 여러 개의 괴사성 병변이 특징적으로 발생하는 심장 질환이다. 심한 경우에는 사망할 수도 있지만 심하지 않은 경우에는 심장비대가 유일한 증상일 수도 있다.

모차르트 효과는 중요한 발견일 수 있다. 이 특별한 작품—혹은 전체적으로 음악—의 효과에 관한 연구는 뇌기능의 연구를 위한 새로운 길을 하나 더 열어 줄 수도 있다. 이것은 우리에게 어떻게 하면 인지적 수행능력을 특별하게 향상시킬 수 있는지 알려 줄 수도 있다. 또한 모차르트 효과는 간질이나 다른 발작성 질환들의 치료에 혁명적 변화를 유도할 수도 있다. 현재 적어도 4,000만 명 정도의 간질 환자가 치료를 받지 않고 있다. 주된 이유는 다음과 같다. (1) 치료약을 처방해 줄 의료인을 만나 본 적이 없기 때문에; (2) 효과가 있는 약제를 발견하지 못하였거나 혹은 그 약을 살 만한 돈이 없기 때문에; (3) 경련의 발생 빈도가 줄어들어서 약을 규칙적으로 복용하지 않거나 혹은 완전히 끊어버렸기 때문에; (4) 복용하는 것을 잊어버리기 때문에; (5) 잘 지내더라도 약을 계속해서 복용해야만 한다는 사실을 설명해 준 사람이 아무도 없었기 때문에; (6) 약의 부작용이 너무나 불쾌하여 간헐적으로 발생하는 경련을 겪는 편이 차라리 낫기 때문이다.

만약 특별한 유형의 음악을 청취함으로써 간질을 조절할 수 있다는 사실이 증명된다면 이것을 치료 프로그램 중의 하나로 사용하는 것을 고려할 수 있을 것이다. 특히 산업화된 나라보다 간질의 빈도가 열 배나 더 높은 개발도상국에서 그리고 이러한 개발도상국들이 산업화된 나라에서 수입하는 물건 중에서 가장 값싼 품목 중의 하나가 음악이다. 음악의 청취는 간질 치료약을 오랫동안 복용하는 것에 비해 확연하게 부작용이 적을 것이며 간질의 치료로 시도해 볼 수 있는 그 어떤 것보다도 훨씬 더 저렴한 방법이 될 것이다.

또 만약 음악이 특정 유형의 뇌기능에 영향을 미친다면 모종의 정신질환의 치료에도 도움이 될 수도 있다. 음악에 대한 취향에 있어서 정신지체자와 정신분열병 환자 사이에 차이가 난다는 사실이 몇 년 전에 알려진 바 있다. 이러한 소견 역시 모차르트 효과와 마찬가지로 모종의 뇌구조와의 연관성을 시사하는 것일까? 음악에 반응을 보이는 다른 질병들은 또 어떤 것들이 있을까? 뇌에 동일한 영향을 미치는 다른 음악은 또 어떤 것이 있을까? 혹은 다른 신체 조직의 기능에 영향을 미치는 음악은 어떤 것이 있을까? 그러나 모차르트 효과 현상과 이의 치료적 가능성이 신경과 의사, 정신과 의사, 간질전문가 모두에게 별다른 흥분을 주지는 못하였다.

이와는 다르지만 한편 비슷한 식으로 케샨병의 원인에 대한 발견 역시 과학적인 문헌에서 그리 큰 반향을 일으키지 못하였다. 이 병은 겨우 65년 전에 케샨 산의 구릉지대에 살고 있는 사람들에게서 처음 발견된 진기한 질병이다. 그 이후 중국의 거의 모든 다른 지방들—길림, 리아오잉, 샨시, 칸수, 산둥 그리고 여섯 군데의 또 다른 지역들—에서 발견되어 왔다. 이 병은 구릉이 많은 시골 지역에 사는 사람들의 심장에 병변을 일으키며 도시 지역이나 해변 가에 사는 사람들에게는 발생하지 않는다. 이 병의 발생률은 계절에 따른 변화를 보인다. 중국의 북부 지역에서는 한겨울에 더 많이 발생하는 데 비해 남서부 지역에서는 무더운 여름에 더 많이 발생한다. 발병률은 또한 연령별 차이를 보이기도 한다. 북부 지역에서는 가임기의 여성들에게 가장 많이 발생하는 데 비하여 남서부 지역에서는 2~7세 사이의 어린이에게서 가장 흔히 발견된다(Rotschild, 1981). 이 풍토병이 발생하는 동안 가족 구성원 중 여러 명이 함께 걸리기도 한다. 이 병이 발견되고 기술될 당시에는 치료법이 없었다. 그러나 비교적 빨리 병인(病因)이 규명되었는데 셀레늄 결핍이 이 질병의 원인으로 밝혀졌다. 따라서 셀레늄 공급이 이 질병을 치유하고 예방할 수 있을 것이다.

전 세계에서 오직 한 곳 혹은 두 곳 정도에서만 발생하는 질병은 더 있다. 그러나 전염성 병원균에 의한 것이 아니라 계절, 기후, 주거 환경과 특이하게 관련이 있는 질병들은 드물다. 또 명백한 유전적 근거를 가지지 않고서 오직 하나의 민족 집단에서만 나타나는 질병도 드물다. 그리고 그러한 질병의 발병원인이 성공적으로 규명되어 치유뿐만 아니라 예방 방법까지도 발견되고 치료약이 공공보건 분야에 활용할 수 있는 경우는 더욱더 드물다.

모차르트 효과와 케샨병은 한 가지 공통점을 가지고 있다. 특정한 음악이 뇌에 특별한 효과를 끼친다는 사실의 발견이 의학계에서 그리 대단한 관심을 불러일으키지는 못했다.[1] 케샨병—얼마 안 되는 지난 수십 년 사이에 발병원인, 치료법 그리고 예방법까지 확실하게 정립된 비전염성이면서 비유전적 질병—과 연관된 발견들은 아직도 모두에게 다 알려지지 못한 상태로 남아 있다. 이러한 발견들을 자랑할 만한 충분한 이유가 있음에도 불구하고 그들의 업적에 대해서 그들 스스로 자랑하지 않았다. 그들의 정부가 그들에게 상을 준 것 같지도 않다. 내가 알기로는 심장병학계나 다른 학계 역시 그들에게 어떠한 상도 준 적이 없다.

정신장애의 발생빈도와 심각성에 관한 역학적인 정보는 전 세계적으로 동일한 수수께끼를 던져 준다. 전 세계적으로 최소한 4억 명 이상의 사람들

1) 그것은 콤팩트디스크와 카세트를 제작하는 사람들에게는 영향을 주었다. 이들은 모차르트 음악을 듣는 것이 사람들의 뇌와 지능에 좋다는 광고와 함께 모차르트의 다양한 작품들을 음반으로 제작하였다.

이 신경 혹은 정신장애로 고통받고 있다는 추정을 약 30년 전부터 이미 해 왔음에도 불구하고 왜 이러한 장애들의 원인과 치료 방법의 연구를 위해서 혹은 정신보건 프로그램을 위해서 많은 기금이 투여되고 있지 않는 것일까? 이러한 장애 중 많은 것들은 치료가 가능하며 치료 비용도 그리 비싸지 않다. 그리고 이들 중 어떤 것들은 일차 예방을 통해서 발병을 막을 수도 있다.

이상의 세 가지 사례에서 정보의 효과가 나타나지 않고 있는 원인을 여러 가지 관점에서 생각해 볼 수 있겠다. 케샨병은 심혈관계 장애에 대한 대부분의 연구가 시행되어 온 미국과 유럽에서 아주 멀리 떨어져 있는 지역에서 발생한다. 이 병에 대한 기술은 널리 읽히지 않는 과학 잡지에 주로 기재되어 왔었다. 이 잡지들은 대부분 중국어로 쓰여 있다. 예를 들어 증례에 대한 가장 방대한 연작물은 Heilongjiang 풍토병 연구소의 간행물에 발표되었다. 그런데 이 증례 보고서에는 발표자의 서명이 없다. 소아의 경우를 기술한 이 병에 대한 또 다른 보고서는 Z. Lu라는 사람의 서명이 있긴 하지만 광저우 지역의 지방 학술지에 실렸다. 이 병과 연관된 몇 개의 다른 논문들이 유럽의 학술지에서 발견되지만 대부분 셀레늄과 그것의 여러 가지 효과에 관한 것이지 특별하게 케샨병을 다룬 논문은 없다. Harrison이 저술한 내과 교과서—명실상부하게 내과 영역에서 가장 중요한 책 중의 하나인—에서는 이 질병에 관하여 매우 간단하게 기술하고는 있지만 어떠한 참고 논문도 올려놓지 않았다. 주요 의학 사전 중에서 어떤 것은 이 병을 목록에서 아예 빼놓기도 한다.

그런데 개발도상국에서 행해진 다른 발견이나 발표도 대부분 다 이와 비슷한 경우를 보여 준다. 최근의 논문에서 Patel과 Sumathipala(2001)는 영어로 쓰인 6대 학술지(세 개는 미국에서 그리고 나머지 세 개는 유럽에서 발간됨)에 게재된 약 3,000편의 논문 중에 오직 6%만이 미국이나 유럽 이외의 나라에서 발표한 것이라고 보고하였다. 더 나아가 Patel과 Sumathipala는 이러한 불균형의 이유에 대해서도 몇 가지 가능성을 제시했다. 연구자들이 영어를 구사하는 데 어려움이 있었을 수도 있다. 논문의 수준이 낮았을 수도 있다. 지구촌의 변두리에서 쓰인 논문에 대한 편견이 존재할 수도 있다(실제로 몇몇 학술지에 있어서는 통계학적으로 별 문제가 없는 논문이 제출되었을 때 게재를 거부당하는 비율이 제3세계의 저자들이 제출한 논문들에서 더 높게 나타난다). 발표를 하기 위하여 제출하는 논문의 수도 적다. 개발도상국에 관한 정보 혹은 개발도상국에서 얻은 정보는 주로 유럽과 북미에 위치한 선진국 독자들의 관심을 끌지 못할 것이라고 편집자들이 느낄 수도 있다.

Patel과 Sumathipala가 제시한 이 가능성 중에서 가장 염려스러운—그리고 가장 확실해 보이는—것은 개발도상국에서 연구가 적게 시행되므로 제출되는 논문의 수가 적다는 사실이다. 연구를 위한 재원이 부족하다는 것은 이처럼 우울한 사실에 대한 부분적인 이유밖에 되지 못한다. 연구를 위한 전문가가 부족한 것 역시 이유가 되지만 이 또한 충분한 설명은 되지 못한다. 낮은 급여 때문에 과도한 임상적 업무에 시달리는 상황이 연구가 저조한 이유로서 자주 제기된다: 그러나 여러 선진국가에서도 임상 영역에서 많은 시간을 일하고 연구는 각자의 자유시간에 해 왔으며 지금도 그렇게 하고 있다. Patel과 Sumathipala의 논문에서 (뿐만 아니라 이 논의에서도) 언급하지 않은 또 다른 원인이 하나 더 있다. 개발도상국에서는 물론 전 세계적으로도 연구에 참여하려는 동기가 점점 감소하고 있다는 점이다.

임상가가 연구를 하도록 만드는 주된 이유들은 학문적인 인정과 출세, 동료들과 스승들로부터 받는 존중 그리고 임상적인 영역과는 또 다른 세계—자신의 나라뿐 아니라 국제적으로도—로 진입할 가능성 등이다. 인체의 기능이나 우주 혹은 기타 중요한 주제에 대하여 이해하고 싶은 호기심과 소망은 연구에 참여하는 혹자에게는 중요한 동기가 될 수도 있겠지만 그렇지 않은 사람들이 더 많다. 연구 작업이 활발하게 이루어지도록 하는 상기의 모든 이유들이 그 의미를 점점 잃어 가고 있는 것 같다. 많은 나라에서 학식과 과학적인 성취에 대한 존경이 감소하고 있다. 사라지고 있는 것은 이것만이 아니다. 지난 수세기 동안 사람들은 명성을 얻고 자기주장을 펴기 위해 다양한 방법들을 사용할 수 있었다. 귀족으로 태어나지 못한 사람들은 성직자, 장교, 학자, 정치가 그리고 부자가 되고자 했다. 오늘날에 와서는 이처럼 세인들로부터 인정을 받을 수 있는 출처들 중에서 많은 것들이 물질적인 부에다가 그 지위를 넘겨주면서 매력을 잃어버렸다. 학자로서 인정받는 것보다 돈을 많이 버는 것을 더 원하는 것 같다.

게다가 의과대학, 대학 연구소, 기타 학술단체들의 수가 너무나 많이 늘어나는 바람에 자국에서 그 분야의 권위자가 된다는 것이 더욱더 어렵게 되었다. 이 중에 어떤 학술단체들은 발표한 논문의 수와 과학적인 업적에 덧붙여(혹은 대신에) 다양한 방법들을 통해 전문가적인 등급을 획득할 수 있도록 하고 있다. 이 점만 아니라면 그렇지 않은 다른 학술단체들과 구별이 불가능하다. 연구 활동을 통하여 국제적인 교류를 수립하는 기회를 가질 수 있다는 점 역시 그 매력을 잃어버렸는데, 그 이유는 국제적 교류를 할 수 있는 다른 방법들이 점점 더 많아지고 있는데다 임상가가 명성이 있거나 경제적인 여건만 된다면 이 다른 방법들을 이용할 수 있기 때문이다.

연구 기술 역시 더욱 복잡하고 정교해졌다. 과거 수십 년 동안은 임상가가 생물학적인 연구에 참여하기를 원하는 경우에 대학원 과정이나 레지던트 과정을 마치고 난 후 그렇게 하면 가능했다. 지금은 그토록 늦게 연구 분야에 뛰어들었다가는 10년 이상 일찍 연구를 시작한 경력과 함께 연구 이외에는 다른 일을 별로 하지 않은 신경과학자와 경쟁해야만 한다. 역학적 연구와 사회과학적 연구들의 연구방법도 점점 복잡해져서 상당한 노력과 자금이 없이는 그러한 연구를 시작하기 어렵다. 따라서 임상적 연구는 임상가가 참여하기에 가장 좋은 영역이다. 그러나 임상적 연구는 실험실에서 행한 연구나 전체인구를 대상으로 한 연구에 비하여 학술지에 게재되기가 쉽지 않다. 대부분의 가난한 나라에서 행해지는 주된 연구 형태는 신약연구에 참여하는 것이다. 이러한 경우에 연구 프로토콜은 조사의 후원자에 의해 잘 개발되어 있다. 그리고 연구비가 충분하므로 연구자가 속한 부서의 지위를 향상시킬 수도 있고 돈을 좀 벌 수도 있다. 이러한 조사연구는 부가적인 이점들을 또 가지고 있는데 흔히 연구자들의 모임이나 학술대회 혹은 이 둘 모두에 참여할 수 있는 여행을 제공한다. 그리고 많은 사람들에게 특별히 매력적인 것인데 이러한 유형의 연구에서는 연구 자금을 마련하기 위하여 국내적으로나 국제적으로나 둘 다 복잡한 관료적 절차와 싸워야 할 필요가 없다. 이러한 연구 중에서 어떤 경우에는—물론 선진국에 있는 개인이나 단체의 후원을 받은 조사연구 중에서도 더러는—이용을 당하거나 혹은 손해를 입을 위험이 있다는 사실이 지금은 잘 알려져 있고 그래서 이러한 유형의 연구들이 점점 감소하고 있는 것 같다(Sartorius, 1988).

그러나 케샨병의 경우가 보여 주듯이 개발도상국에서 의미 있는 의학적 업적이 이루어지더라도 발견한 나라 이외의 국가에 살고 있는 과학자와 임상가에게는 알려지지 않는 상태로 남아 있을 것이다. 선진국가의 질병에 직접적인 영향을 주는 발견은 예외가 될 수 있다. 동유럽의 국가에서 행해진 연구와 발견도 비슷한 처지여서 어떤 경우라 할지라도 의심부터 하고 보는데 아마 부분적으로는 스탈린 시대에 있었던 몇 가지 '발견'의 전력에도 그 탓이 있을 것이다. 대체로 과학적인 정보의 흐름은 단일방향성을 지니고 있다: 북서유럽의 국가와 미국에서 개발도상국과 동유럽 국가로, 그리고 점점 더 미국에서 서유럽으로 진행되고 있다.

모차르트 효과의 경우에는 무엇이 문제인가? 이러한 발견에 대한 정보가 왜 간질전문가들과 신경과학자들을 전반적으로 흥분시키지 못했는가? 모차르트 효과에 대한 모든 연구들은 선진국에서 행해졌다. 난치성 간질은 선진국과 개발도상국 모두의 문제다. 아마도 선진국의 경우에 더욱 현저하게 문제시될 것이다. 왜냐하면 치료에 반응하는 유형의 간질을 앓고 있는 사람들은 대개가 치료를 받고 있으므로 난치성 간질이란 것이 의료 서비스상의 문제가 아니기 때문이다. 신경심리학과 인지적 검사들이 현재 유행하고 있다(*en Vogue*). 그 효과를 조사하여 (모차르트 효과의) 과학적이고 실제적인 중요성을 평가할 만한 잠재적 역량을 가진 훌륭한 기관들이 미국과 유럽에 수없이 많다.

나는 이러한 관심의 결여에 대해서 두 가지 설명이 가능하다고 본다: 먼저 음악이 뇌에 미치는 효과를 조사하는 것은 아무래도 인간의 영역에 속하는 일이 아닌 듯하다. 이것은 간질전문가의 연구 분야에서 일차적인 영역이 아니다. 신경심리학자들은 그들의 관심을 다른 영역들—인지에 관한 연구, 특수한 인지 기능과 연관된 뇌구조의 위치 파악 그리고 신경가소성(neuro plasticity)—로 돌렸다. 정신과 의사들은 모종의 질환이 환자들에게 어느 한 유형의 음악을 더 좋아하게 만드는 것 같다는 연구결과에 다다르지 못하였다. 의학연구협의회와 기타 단체기금에 의한 연구는 지원할 만한 가치가 있는 주제를 선택함에 있어 신중하지 못했다는 비난을 받지 않기 위해서, 위험성이 높은 (따라서 성과도 클 가능성이 있는) 영역에 대한 모험보다는 안정성이 확보된 연구 영역에 머무르는 것을 더 선호한다. 그들은 흔히 '승자를 후원하는(back the winner)' 전략—특별한 계열의 연구로 인해 미래에 발생할 잠재적인 이익에 관한 목록보다는 과거 업적들의 기록 쪽에 기금을 주기로 결정하는—을 선택한다.

모차르트 효과에 대하여 관심이 적은 것에 관한 두 번째 가능한 설명은 다음과 같다. 즉, 이 발견을 둘러싸고 논란이 많은 결과들이 있는 것으로 보아 모차르트 효과는 호기심을 끌 만한 인위적인 결과에 불과할 뿐 더 이상 아무것도 아닐 가능성이 높다고 잠재적인 연구자들이 믿게 된 것이다. 고위험 연구에 몇 년을 허비하는 것은 연구자들과 그들의 연구기관 모두에게 상당한 약점이 될 수 있다. 연구기금 수령기간을 연장시키거나 재단에서 추가 기금을 받기 위해서는 논문을 발표하고 결과를 얻어 내야만 하는 작금의 상황에서라면 힘들고 오랜 시간을 요하는 그 어떤 고위험 연구도 기금을 받기가 어려운 것은 말할 것도 없고 발견에서 얻게 될 잠재적인 이득에 상관없이 연구자들이 인내를 가지고 수행하기가 쉽지 않다.

이 두 가지 설명은 서로 밀착되어 있다. 기금수령의 기회가 적을수록 과학자들은 다른 곳으로 관심을 돌릴 것이다. 그래서 만약 연구가 이루어지지 않고 따라서 연구를 통한 어떤 현상의 이해에 더 이상 진전이 없으면 다른 과학자들과 기금을 주는 기관들이 그 연구를 하고 싶도록 만드는 매력은 더욱 감소할 것이다. 기금을 받은 연구를 수행하는 방식의 최근 변화 추세 역시 고위험/고이익 연구들을 소홀히 하는 데 대한 책임이 있다. 과거라면 고위험 연구가 아무런 어려움 없이 (그 부서 최고책임자의 '좋아' 라는 한마디로) 행해질 수 있을 것이다(실제로 자주 행해졌었다). 근자에는 연구 기금이 복잡한 방식으로 제공되게끔 바뀌었다. 기금 신청서들은 모험적인 것과는 거리가 먼 사고방식을 지닌 위원들이 대부분인 위원회에서 검토된다. 그러므로 고위험 연구가 행해질 기회가 줄어들었다. 따라서 과학을 위한 이익도 줄어들었다. 전자와 같은 형태의 기금수령 연구들의 인기가 점점 더 줄어드는 것은 애석한 일이다. 양자를 혼합하는 것이 과학의 계속적인 발전을 기약하는 비결일 것이다.

대부분의 정부들이 정신보건 영역에 관한 정책들을 시행할 때 역학적인 정보의 강력한 영향력을 활용하지 않는다는 것은 또 하나의 수수께끼며, 이로 인한 즉각적인 결과를 놓고 볼 때 전술한 두 가지 예들보다도 더 심각한 현상이다. 이 이례적인 현상에 대하여 적어도 네 가지 정도에서 설명이 가능할 것 같다. 첫째, 정신질환의 심각성에 대한 자료들이 이해하기 어려운 방식으로 제공되었다. 둘째, 자료들은 잘 제공되었지만 제공 시기가 좋지 못했다. 셋째, 자료들이 적절한 시기에 적절한 사람들에게 이해하기 쉽도록 잘 제공되었지만 의사결정권을 쥔 사람들이 그들의 편견 때문에 그 자료에 따라 의결하는 것을 원치 않았다. 넷째, 자료들이 적절한 사람들에게 잘 제공되었지만 오랜 시간의 잠복기 후에 활동을 시작하는 슬로우 바이러스와 비슷한 방식으로 상당한 시간을 지체한 후에 효과를 가질 것이다.

의사결정권자에게 제공되는 이해하기 어려운 자료란 두 가지 형태로 나누어 볼 수 있다: 자료가 산만하고 일관성이 없으며 혹은 글씨조차 읽기 어려운 형태거나 또는 자료가 역학전문가에게는 많은 공감을 유발하지만 의사결정권자들에게는 전혀 그렇지 못한 방식으로 제공된다. 의사결정권자들은 대개가 정신의학적 문제에 대해서는 문외한이며 관심도 거의 없다. 역학전문가들은 의사결정권자들이 자신과 같은 사람일 것이라고 흔히들 기대한다. 실제로는 그들 대부분이 그렇지 않다. Barbara Wooton은 1980년에 범죄부에 '등재되는 사람들' 과 범죄를 '재판하는 판사들' 사이의 차이점들에 관하여 썼다.

재판관들과 치안판사들은 그들 자신이 비슷한 상황에 처했을 경우를 가정하면서 범죄자들의 정신적 과정도 이와 비슷하리라 생각하는 것 같다. 그리고 그들은 피고석에 있는 사람과 그들 자신 모두가 비슷한 유혹 앞에서, 적어도 잠재적으로는 다 같이 취약하다고 여긴다. 범죄자의 심리를 파악하고자 할 때 판사들이 실제로는 단지 그들 자신의 마음속에 어떤 심리가 잠재해 있는지 알고자 하는 것 같다. 마찬가지로 형법의 초안을 만들 때 법률제정가도 똑같이 자기내면을 관찰하여 얻은 증거를 끌어들이는 경향이 있는 것 같다. 사형 옹호자들이 강도를 총으로 사형시키는 경우를 가정해 볼 때 만약 그렇게 한다면 자신의 생명도 위험에 처할 수 있을 것이기에 그러한 법 제정을 하지 못하는 것과 같다.

물론 어느 정도까지만 이러한 현상이 일어난다. 법원의 전통주의자의 심리가 여실히 무너지는 시점은 소위 '동기가 없는 범죄' 라고 일컬어지는 사건과 연관되어 있는데, 이것은 우리 자신이 범죄를 저지를 것이라는 상상을 할 수 없는 혹은 범죄에 대한 유혹조차 받지 못할 것 같은 사건들을 말한다.

정부의 당국자들에게 자료를 제출하기 위하여 오는 공공보건 종사자들은 대개가 마치 Woonton의 글에 나오는 동기가 없는 범죄가 치안판사에게 비쳐지는 것처럼 당국자들에게 비쳐진다. 예를 들어 경도(輕度) 정신지체자 수가 총 몇 명인지에 관한 발표를 도대체 왜 정부의 당국자가 들어야만 하는가? 누구도 그들에 대한 특별한 활동을 요청한 적이 없었던 것처럼 보인다. 그들의 친인척도 그리 심하게 불평하지 않고 생명에 지장을 주는 치명적인 장애도 아니고 그리고 어쨌든 이 세상은 온갖 종류의 사람들로 구성될 수밖에 없다. 설령 당국자가 그 발표를 청취하기 위해 시간을 낸다고 하더라도 그 자료를 가지고서 그가 무엇을 하겠는가? 윤택한 정신적 생활과 학습능력이 보건사업의 가장 바람직한 목표 중 하나라는 역학전문가의 신념이 내각의 당국자에게까지 공유될 필요는 없다. 이러한 상황에서 그 자료는 아무런 효과도 가지지 못할 것이다.

의사결정권자가 행동을 취할 필요성에 대하여 확신을 가지도록 하기 위해서는 역학적인 자료가 아마 다른 방식으로 제출되어야만 할 것 같다. 첫째, 자료가 정부의 준거기준에 부합하는 정보를 수반하여야 한다. 둘째, 의사결정권자, 예를 들면 장관에게 그 자료가 어떻게 사용될 수 있을지 알려주는 방식으로 제출되어야 한다. 장관은 재선출되는 것과 온갖 종류의 낭패로부터 정부와 자신을 지키는 것에 대하여 걱정한다. 그는 그가 책임져야 할 영역 내에서 압력 단체들에 대처해야 하며 의료인의 실망과 공격을 예방해야 한다. 그는 다른 부서의 왕성한 식욕에서 그의 책임 영역과 예산을 지켜야 한다. 그리고 그 역시 한 인간으로서 다양한 인생 문제들을 가지고 있다. 어떤 질병이 매년 14/100,000명의 비율로 발생한다는 사실을 그에게 알려 주는 것이 그가 대단한 행동을 취하도록 압박하지는 못할 것이다.

다음으로 그의 연구결과가 정부 활동의 근거로 사용되는 것을 보고 싶어 하는 역학전문가라면 정부시책의 우선순위 기준에 대해서 공부해야 한다. 그래서 그의 연구결과가 개인적으로 보나 공식적으로 보나 우선적으로 처리해야 하는 사안의 세트에 부합하는 것임을 의사결정권자에게 보여 줘야 한다. 아마도 현재 그 질병에 걸려 고통받고 있는 사람들의 전체 숫자를 말해 주는 것이 발병률을 계산한 수치를 제시하는 것보다 더 나을 것이다. 발표자는 그 자료를 몇 가지 또 다른 사실, 예를 들어 만약 중재들을 시행한다면 환자들이 구제될 가능성 그리고 양질의 치료시설 설립이 공공보건에 미치게 될 (그리고 선거에 미치게 될) 큰 영향과 연관시킬 수도 있을 것이다.

불행하게도 역학 분야의 대학원 수련과정에는 이러한 것을 어떻게 하는지에 관한 구체적인 수련이 거의 포함되어 있지 않다. 만약 과학적 보고서를 준비하는 과정에 시간도 빠듯하고 돈도 빠듯하며 스트레스에 시달리고 심리학적인 사안에 대해서는 어떠한 애정도 지니고 있지 않은 정치인들에게 자료를 제출하는 또 다른 과정(그들의 중요성을 보여 줄 수 있는 방식으로)이 동반된다면 그 결과는 훨씬 더 좋을 것이다.

당국의 실력자들이 자료의 내용을 알면서도 무시해 버리는 데 대한 두 번째 설명은 그것의 시기적절함을 가지고 논해야 한다. 연구 작업과 정책 생산, 각각의 속성으로 인한 여러 가지 이유 때문에 의사결정권자에게 소용이 되는 정책 옵션에 부합하는 자료를 바로 그 유효한 시기에 맞추어서 만들어 내는 것은 거의 불가능하다. 최고의 자료를 제출하고자 열성인 역학전문가는 그들의 자료를 새로 갱신하기 위하여 또는 연구를 완결하고 나서야 결과를 제출하기 위하여 때때로 연구 작업 기간을 연장시킨다. 두 전략 모두 그 어떤 자료(이제는 완벽한)도 활용되지 못할 것임을 의미한다. 정치적인 사안은 완벽한 확실성을 가지고 진행되는 것이 아니다. 그것은 최고의 견적서들을 활용하며 애매모호한 상황에서 결정을 내리고 무엇이 효과를 나타낼 것인지 추정한다.

자료를 누구에게 제출해야 할지 그 사람을 선택하는 것은 훨씬 더 어려운 문제다. 정신과 혹은 정신보건 영역에서 적절한 수련을 거친 의사결정권자는 거의 없다. 대부분 개발도상국가의 의사결정권자들은 지방에 있는 '정신질환자 요양소(lunatic asylum)'를 5일 정도 방문하는 것으로 정신과의 맛만 본다. 그곳에서 그들은 환자들의 기이한 행동을 보며 즐거워하고 위험한 사람들이 그렇게나 많은 곳에서 뱃심 좋게 일하고 있는 직원의 용기에 감탄한다. 정신과에서 좀 더 나은 수련을 경험해 본 사람들조차도 지난 수십 년 사이에 발전을 이룬 치료효과에 대해서는 모르는 경우가 많다. 정신질환에 붙어 다니는 낙인은 그것에 관련된 모든 것들—치료 기관, 정신과에서 일하는 사람, 정신과 치료, 환자의 가족—에 역시 영향을 미치고 있다. 정신보건 서비스를 개시하거나 사람들의 성숙을 돕는 것보다는 그럴듯하게 보이는 심장 수술 부서를 개설하는 것이 정치인의 인기를 높이는 데 더 도움이 될 것이다.

순진하게 있는 그대로 견적을 내어서 의사결정권자들에게 제출하는 것 역시 좋지 못하다. 정신보건 문제들을 적절하게 처리하는 데 필요한 투자 규모는 엄청나다. 일반보건 서비스를 이용하는 사람 중에서 상당히 많은 사람이 정신건강 문제를 가지고 있다는 사실은 모든 일반 보건의료인의 수련을 체계화하고 의과대학 및 기타 의료인력 교육기관의 의료수업 교과과정에 변화를 주는 것이 필요함을 의미한다. 정신질환을 가진 사람들이 살고 있는 비참한 상태의 시설들은 건물을 새로 짓고 요원을 재교육시키고 더 나은 음식과 약을 제공하기 위해서 상당한 투자를 요구한다. 의사결정권자들이 그 정도로 방대한 예산을 정신과로 돌릴 가능성은 대체적으로 거의 없다. 그럼에도 공공의 압력은 행동을 요구하므로 의사결정권자들은 행동을 취하는 데—매우 가난한 나라들조차도—흔하지도 않은 문제를 다루기 위해 사치스럽게 잘 만들어진 진료실을 한두 개 넣은 빌딩을 올리는데다가 흔히 역설적으로 투자를 한다.

그러나 전문적 지식을 갖고 있는 의사결정권자조차도 정신장애의 빈도에 관한 수치가 제시되었을 때 당장 정책에 반영하는 것을 내켜하지 않는다. 일반적으로 의사결정권자는 변동, 비상사태, 일촉즉발의 대참사 그리고 정치적 낭패 등에 의해서 갑자기 행동을 취하도록 강요받는다. 정신장애는 그 속성상 유행병처럼 번지지는 않는다. 어떤 형태로든 이것은 오랫동안 존재해 왔는데 그동안에 이 병이나 이 병의 유병률에 극적인 영향을 미쳤던 것은 거의 없었으며 행해진 것도 거의 없었다. 그러므로 당국자들은 정책화에 대한 조바심 없이 평온한 체념과 함께 역학적인 견적서를 접수한다.

문제에서의 거리 역시 중요한 역할을 한다. 특별한 문제, 예를 들면 환경오염으로 인해 사망률이 향후 20년 동안 증가할 것이라는 예측은 정부가 일반적으로 비축하고 있는 수많은 구실 중 하나에 의해 특징적으로 무시되거나 반박된다. 반면 단기간 내에—다음 선거를 위한 기간 내에—효과가 보장되는 것은 흔히들 경이로운 영향력을 발휘한다.

마지막으로 의사결정권자들과 정치인들에게 제출되는 자료들은 슬로우바이러스처럼 작용한다는 점을 들 수 있다. 일단 정치적인 시스템 속으로 들어가면 역학적 정보는 그가 가야 할 길 위에 놓인 장애물을 녹이면서 그의 길을 천천히 만들어 나간다. 항상 그런 것은 아니지만 가끔씩 그 과정이 진행 중인 징후가 보인다. 처음 제출될 때는 믿기 어렵게 들리던 그 정보가 시간이 지나면서 명확해지고 마침내 정책을 위한 기초로서 받아들여진다. 동일한 사람들에게 동일한 정보를 반복해서 제출하는 것과 그리고 상이한 출처에서 반복적으로 보고하는 것이 잠복기를 줄일 수 있다. 모순된 보고서들의 부재 역시 그 진행과정의 속도를 높이는 데 도움이 될 수 있으며 청소년기 아동의 약물사용에 관한 자료와 같이 의사결정권자들이 감정적으로 일체감을 느낄 수 있는 사람들의 집단에 관한 자료들을 극적인 방식으로 제출하는 것 또한 진행과정의 속도를 높이는 데 도움이 된다.

흡연은 잠복기 가설의 좋은 실례다. 1960년대 후반 무렵 흡연의 해로운 효과에 관한 자료가 세계보건기구의 이사회에 제출되었다. 그로부터 약 20년 후 이사회가 열리는 방에서 재떨이가 치워졌다. 전문가의 모집을 감안한 포스트를 만드는 데는 그 후 몇 년이 더 걸렸다.[2] 그리고 또 10년이 더 지나서야 흡연과의 싸움이 세계보건기구의 우선사업이 되었다. 전 세계적으로 건강상의 문제를 유발하는 주된 원인 중의 하나인 흡연의 해로운 효과에 관한 자료의 잠복기는 약 40년이었다.

정신건강 문제의 빈도와 심각성에 관한 그리고 그 문제를 처리할 수 있는 가능한 방법에 관한 자료의 잠복기도 당장에는 비슷한 기간이다. 세계보건기구가 정신질환에 대하여 투쟁을 처음 시작하며 보여 준 환대와 그 결과로서 정신건강 문제들의 중요함과 심각성에 관한 자료를 처음 제출한 지 약 40년 후인 오늘날 비로소 세계보건기구의 우선사업 중의 하나가 된 점 역시 잠복기 가설을 확인시켜 준다.

2) 그 포스트를 처음 맡았던 사람이 그 당시 국가 예산의 상당한 부분을 담배의 생산과 수출에 의존하고 있었던 쿠바에서 온 법률가였다는 사실을 떠올리니 웃음이 나온다.

참고문헌

Jenkins, J. S. (2001). The Mozart effect. *Journal of the Royal Society of Medicine, 94,* 170-172.

Patel, V., & Sumathipala, A. (2001). International representation in psychiatric literature. *British Journal of Psychiatry, 178*, 406-409.

Rotshild, H. (ed.) (1981). *Biocultural Aspects of Disease,* pp. 347-348. New York: Academic Press.

Sartorius, N. (1988). Crosscultural and international collaboration in mental health research and action. Experience from the mental health programme of the World Health Organization. *Acta Psychiatrica Scandinavica, 78* Suppl. 344, 71-74.

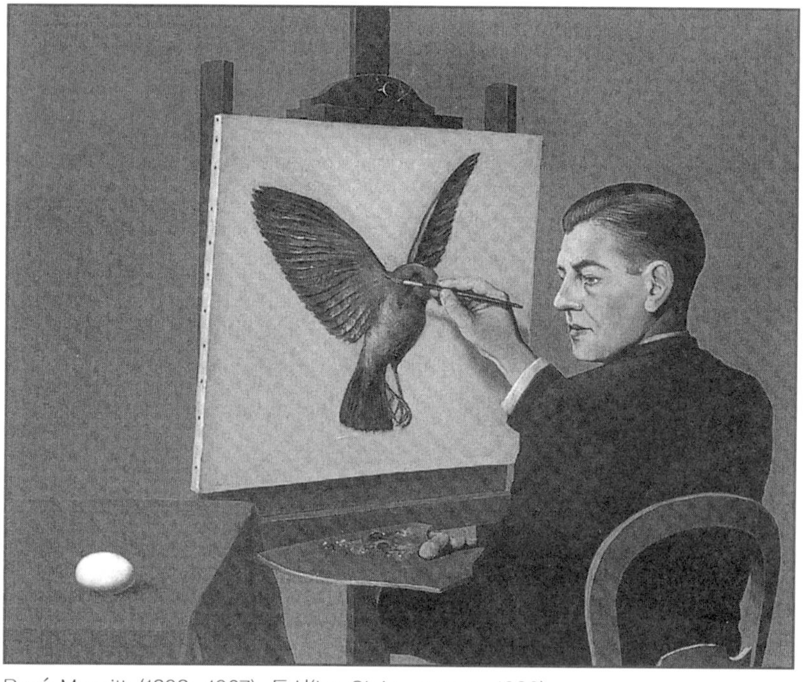

René Magritte(1898~1967). 투시(La Clairvoyance, 1936).

Galerie christine et lsy Brachot, Brussels의 양해를 구함.

Chapter

06 정신의학의 역설들

정신건강 과학의 종사자들은 비록 그들이 발전 프로젝트들의 계획 또는 실행에 거의 초대받지는 않지만, 전반적인 사회 · 경제적 발달에 도움을 줄 수 있는 지식과 기술들을 가지고 있다. 현대적 정신보건(mental health care)의 원리들에 관한 수많은 선언들과 출판물들이 있지만, 아직 이것의 적용을 촉진하기 위한 법제화와 절차들은 매우 느리게 또는 전혀 진행되지 않고 있다. 정신의학과 다른 의학 분야의 사이의 간격은 여전히 존재하고 어떤 점에서는 증가하기도 하지만 둘 사이에는 협조를 통해 많은 것들이 얻어지고 있다. 이러한 역설적 상황들에 대한 이유는 충분히 알려져 있지 않지만 이것들에 관해 논리적으로 적절한 추론을 만들어 내는 것은 가능하다.

세 가지 역설들로 인해 정신의학은 자신의 주요활동 영역 밖에서의 역할에 주목하게 되었다. 세 가지 역설들은 사회경제적 그리고 건강증진 프로그램들에서의 정신의학의 역할, 정신보건과 관련된 법제화 그리고 일반의학과 정신의학과의 관계와 관련이 있다. 이 세 가지 모두는 여러 가지 이유로 선진국에서 두드러져 보이지 않고 개발도상국에서 좀 더 분명하다. 보건정책 결정자와 공공분야의 보건 당국자는 이러한 역설을 차분히 받아들여야 할 것으로 보인다. 정신과 의사 또한 너무 관심을 보이지 않았다. 정신과 의사들은 임상적 진료, 연구 또는 교육에만 관심을 가졌고 이러한 역설의 하나 또는 그 이상을 해결하려는 공공의 논의를 거의 일으키지 않았다. 아래에 기술된 이러한 역설적인 상황들을 암묵적으로 받아들이게 되면 정신의학이 일반인들에게 유용하지 않게 되며 그리고 정신의학을 실행하는 그리고 그 실행을 배우려는 사람에게서도 매력이 떨어질 것이다.

사회 · 경제적 발달의 역설

정부는 그들의 목적이 시민들의 삶의 질을 높이는 것이라고 주장한다. 산업 발달과 경제적 지불능력이 이러한 목표를 달성하기 위한 중요한 요소들로 보인다. 향상된 삶의 질이라는 최종 목표는 어느 정도 애매하게 정의되지만 보통은 개개인들이 목표에 도달했을 때—또는 곧 도달할 것이라고 느낄 때—갖는 만족의 느낌을 일컫는다. 그들이 자신을 위해 설정한 목표들은 사회적 신분, 안전, 건강, 영적 확충, 자유 등의 용어로 표시될 수 있다. 삶의 질을 향상시키려는 사람들과 그들의 동기가 그 같은 발전에 있어서 중요한 역할을 하는 것은 분명하다. 또한 잘 발달된 인지적 능력과 감정의 균형은 이와 같은 노력을 하려는 시민의 참여를 촉진시키고 그들이 공헌하려는 가치를 강화시킬 수도 있다. 더욱이 한 국가에서 산업의 발달과 사회문화적 연결망의 급속한 변화는 전통적인 사회적 역량으로는 풀어 갈 수 없는 스트레스의 근원으로 나타난다는 것은 의심의 여지가 없다. 그러나 정신건강의 지표들이 이러한 발달과정의 계획 또는 감독에 거의 사용되지 않고 있다. 정부는 정신보건 프로그램에 투자하는 것을 그들의 발전 프로그램에 대한 잠재적 지지 자원으로 보고 있지 않다(Gonzales, 1990).[1)]

그들은 정신보건 프로그램이 사회적 변화에 대한 적응을 촉진시키거나 또는 지역사회 활동에 대한 참여를 강화시킬 수 있는 지식과 기술로 사용될 수 있다고 여기지 않는다. 나는 이러한 역설적 상황에 대해 다음의 세 가지를 이유로 보고 있다. 첫째, 정신건강 과학이 무엇을 제공하고 있으며 그 기술로 인해 무슨 효과가 있는지를 선명하게 설명하지 못하였다; 둘째, 사회경제적 발달의 주제와 관련된 정신보건 종사자들의 동기가 대체로 낮다; 셋째, 정신건강 과학들이 생산했던 많은 지식들이 비전문가들에 의해 쉽게 사용될 수 있도록 번역이 되지 않았기 때문이다. 예를 들어 정신보건 종사자들이 아이를 잘 키우기 위해서 어떤 지식이 필요하냐고 질문을 받는다고 생각해 보자. 아이가 부모님이 화목한 관계를 갖고 기본적인 욕구가 충족되는 가정에서 살게 된다면, 아이의 감정과 지적 발달이 더 좋아질 수 있다는 사실을 언급하는 것은 좋을 것 같지 않다. 정부 관리들은 이 같은 지식을 즉각적인 행동으로 취하기에는 진부하고 쓸모없는 것으로 (정확하게) 볼 것이다. 만약 다시 질문을 받는다면, 정신보건 전문가는 아이를 보

1) 이 같은 전통에 유명한 예외가 있다. 1980년 초기 베네수엘라 대통령은 시민의 지적 능력을 개발하는 투자를 결정하였다. 민주화 과정에 참여하는 사람들은 위험에 직면하여 잘 개발된 지능과 이해력이 필요하다고 그는 생각하였다. 시민은 왜 투표를 하고, 그 결과 무엇이 일어날지를 이해하는 능력이 있어야 했다. 그는 발전의 핵심적인 결정 인자로 작용하는 프로그램의 개발에 시민이 적극적으로 참여하는 것을 보면서 각 개인의 지적, 감정적, 사회적 자원들을 위원회에 참여시키고 실행하도록 하는 것은 시민의 건강과 지적 상태에 달려 있다고 느꼈다. 이 프로그램은 수많은 유용한 결과를 만들어 냈지만 정치적 변화로 오랜 기간 지속되지는 못하였다.

살펴 주는 책임감 있는 최소한 한 명의 어른과 신뢰를 형성하고 관계를 지속하면 아이들이 더 나아진다는 사실이 양육에 있어 가장 중요한 요소라는 입장을 표명해야 한다. 그리고 이것으로부터 정부 관리들은 병원이나 주간 보호시설에서 아이들이 자주 바뀌는 많은 사람들의 보호를 받는 경우보다 같은 간호사나 교육가들의 보호를 받으며 신뢰를 형성하는 것이 더 유용하다는 제안을 만들어 낼 때까지 계속 압박을 받아야만 할 것이다. 그런데 이런 형태의 제안은 정부에게는 유용할 것이지만 조화롭게 기능이 잘 이루어지고 있는 가정의 아이에게는 권유되지 않는다.

정신의학적 케어의 법제화에 대한 역설

1991년에 채택된 유엔 결의안(United Nations Resolution) 119에서는 학대로부터 보호받고, 정신질환에 대한 적절한 케어를 제공받는 것이 인간의 권리라고 선언하였다. 세계보건기구의 관료와 다른 대표자들은 몇 년에 걸쳐 정신질환을 앓고 있는 사람들에 대한 케어의 여러 형태들이 작동할 수 있도록 수많은 해결책들을 채용하였다. 지역사회 정신보건의 발달과 정신건강 요소들을 일차 진료에 도입해야 하는 필요성, 보건의료와 모든 분야의 발전에 있어 정신·사회적 측면에 주의를 기울이는 것의 중요성, 낙후된 정신병원의 크기와 숫자를 줄여서 얻는 유용성, 정신보건과 수많은 다른 주제들에 대한 훈련의 원칙이 이 문서에 기록되었다. 국가적, 국가 간, 정부 또는 비정부적 논의로 정신질환자를 위한 서비스를 조직, 운영할 수 있는 방식에 대한 안내지침과 권유가 계속 나오게 되었다.

그러나 45개 국가의 정신질환과 정신질환으로 고통받는 사람들을 위한 법제화에 대한 최근의 조사를 보면 정신질환자의 생활을 관리하는 법률과 그들을 도와주기 위한 서비스의 운영이 종종 구시대적이고, 케어를 제공하는 데 도움을 주기보다는 종종 방해물이 되기도 한다. 45개 국가 중 거의 3분의 2에서 지난 25년간 정신보건의 원칙과 그 가능성들에 있어 커다란 변화가 발생하였음에도 법률의 개정은 없었다. 변화가 없었던 대부분의 국가는 개발도상국들이다. 그런데 이들 중 많은 국가들은 정신보건과 관련된 법률을 가지고 있지 않거나 과거 식민지시대의 부적절한 법률을 가지고 있기에 변화가 더욱 필요하다. 조사국들 중 오직 4개 국에서 그들의 법률에 정신보건의 분권에 대한 필요를 반영하였다. 반 수 이상의 국가에서는 오직 비자발적 입원에 대한 개략적 원칙이 있었으나, 이들 중 거의 3분의 1에서는 비자발적 입원기간에 대해 특별한 제한을 두지 않았다. 그리고 3분의 1에 해당하는 국가에서는 어떠한 감독관이나 법률 재심의 과정도 구체화하지 않았다(Poitras & Bertolote, 2001).

이러한 상황은 정신보건 서비스들을 관리하는 과정에서도 비슷하다. 지난 수십 년간 정신보건에 대한 법률과 절차들의 정당한 변화의 중요성에 대한 적절한 관심이 전혀 없었다. 정신보건 서비스들에 있어 질적 보장 과정의 도입은—매우 환영받을 발전이지만—또한 매우 느리게 진행되고 있다. 많은 국가에서 정규적으로 서비스의 질을 조절하는 어떠한 기전도 아직 도입하지 않고 있으며, 도입이 된 나라에서도 모든 서비스에 반드시 적용하는 것은 아니었다.

정부가 정신보건 프로그램들의 변화의 필요성에 대해서는 자주 동의하였지만 정신의학의 실제적 변화를 법률적 변화로 이끌어 내지 못한 데는 몇몇 이유들이 있다. 아마도 정신보건에 대한 법률과 절차들이 입법가들이 정신보건법을 검토하고 변화시키는 데 있어 험난한 과정을 거쳐야 하기 때문일 수도 있다. 이것은 매우 불행한 일이다. 비록 모두에게서 관찰되는 것은 아니지만 잘 구조화된 법률은 환자에게 치료를 제공하고 권리를 보호하는 데 도움을 주는 것으로 보이기 때문이다. 또한 구성이 잘 된다면 정신질환에 대한 편견과 그로 인한 차별을 줄이게 할 것이다.

또 다른 설명으로 대의(大義)를 가진 투사(champion of the casuse)가 부족한 것이 있다. 정신과 의사들은 특히 덜 발전된 나라에서는 매우 바쁘고, 그들 중 누구도 새로운 국가적, 국제적 서류들의 복잡성을 배워 변화를 도입하려는 법제화를 위해 많은 시간을 쓰려고 하지 않는다. 그들 중 몇몇은 이런 노력을 하지만, 종종 개혁의 법률과 절차에 있어 도움이 되는 지령과 지침들을 갖기가 어렵다.

또한 특히 개발도상국들에서 생계에 대한 압박은 (다소간) 커서 법률을 바꾸고 정신병원과 다른 곳에서의 변화 절차들을 감독하는 데 필요한 자유로운 몇 시간, 며칠, 몇 달을 가진 사람들을 발견하기란 어렵다. 환자들과 그 가족들의 조직은 미약하거나 존재하지 않고 또는 금지되어 있다. 그들이 존재하더라도 자원들이 부족하고, 부정기적으로 지원을 받으며 인적 구성이 많은 과제를 처리하기에 거의 준비되지 못한 자원 봉사자들로 구성되어 있기 때문에 대부분 고생하게 된다. 다른 비정부조직들은, 예를 들어 정신의학회 등은 단순히 모임을 형성하고 가능한 시사 회보를 보내는 것 이상으로 지속적으로 근무하는 사람들이나 자금을 가질 수 없다. 정신보건을 다루고 있는 정부 관리는 이러한 일을 담당할 수 있는 필연적인 후보자다. 그러나 대부분의 국가에서 그들의 행정적인 능력과 자원들은 보잘것없다.

세 번째 이유는 변화가 오겠지만 변화의 긴급성 또는 지지 옹호하는 정도와는 관계없이 어느 정도 성숙되는 데 몇 십 년이 걸린다는 것이다. 불행하게도 변화의 가능성을 대비한 준비는 중요하지만 종종 불충분하거나 무시할 만한 정도다.

정신의학과 일반 의학과의 역설적 관계

일반 의학과 정신의학이 친밀하게 교류한다면 서로에게 도움되는 것이 있을 것이다. 정신건강 문제들을 갖고 있는 대부분의 사람들이 일반 의료서비스를 찾는데, 그들의 질병은 종종 인식되지 않고 혹시 인식되어 치료를 받는다 하더라도 치료가 항상 적절한 것은 아니다. 신체적 질환으로 고통을 받고 있는 사람들에서 나타나는 정신적인 건강 문제들도 보통 신체질환과 동시에 치료되지 않고 있다. 역으로 정신질환을 갖고 있으면서 신체질환이 있는 사람들도 종종 정신과적 서비스에서 신체질환의 치료가 적절히 다루어지지 않고 있다. 일반의학에 대한 정신과 의사들의 지식은 종종 진부하고, 새로운 치료 방법을 인식하는 것이 적정 수준 이하다.

일반 의료서비스 분야에서 일하는 사람들의 탈진이 점점 번져 가고 있다. 일반인들의 의학적 치료에 대한 만족이 줄어들고 있다. 의료진들은 대인관계기술을 발전시키는 것의 필요성을 무시하고 있으며 이것은 의학이 비인간적이라는 비평이 늘어나는 것과 상당한 관련이 있다.

그러므로 정신과 의사들과 다른 과목의 전문가들이 점점 가까워지고, 일반의학과 정신의학 그리고 행동과학들에 대한 서로의 지식을 나누고 사용한다면 일반의학과 정신의학의 서비스들의 질적 향상이 이루어질 것이다. 그러나 이런 현상은 거의 일어나지 않고 대부분에서 정신의학과 일반의학의 간격은 줄어들지 않았으며, 어떤 곳에서는 더욱 증가되었다. 그 간격의 대부분은 아마 오래 전부터 계속되어 왔을 것이다. 평상시 일하는 장소의 물리적 분리, 진단과 치료 기술의 차이, 법적 절차의 차이 그리고 많은 다른 이유들이 분리를 만들어 낸 주범으로 기술될 수 있다. 그러나 왜 간격이 계속 존재하는가?

아마도 그것은 정신의학에 있어 상당한 과학적 토대가 만들어졌음에도 불구하고, 정신의학적 서비스들의 이미지가 수용으로서 또한 정신과 의사들이 신체의학에 대해 무관심한 것처럼 비쳐졌기 때문이다. 정신분석의 인기와 정신과 의사들이 그것을 사회적, 정치적 (그리고 거의 모든 다른 영역에서) 현상들에 (지나치게) 사용하려는 경향은 의심할 바 없이 정신의학이 실제적 질환을 다루는 데 유용하지 않을 것이라는 의견을 내놓게 만들었다. 정신약물치료 분야에서 생물학적 방법을 지향하는 정신과 의사들과 그들의 기술이 아마도 정신의학은 과학적 근거도 없는 '이야기 가게(talk-shop)'라는 생각을 변화시키는 데 조금 도움을 주었을 것이다. 그러나 이들이 종종 정신의학 대부분을 실제로 대표하는 것으로 보이지 않고 정신의학이 '진짜 의학(true medicine)' 으로 가기 위한 그럴 듯한 변절의 모습으로만 비치기 때문에 정신의학에 대한 과거의 이미지 대부분은 계속되고 있다.

정신과 의사들이 현대 의학의 지식을 부담스러워하고 뒤처져 있기 때문에 그 간격은 지속된다. 또한 일반 의사들은 정신의학이 발전하였다고 하더라도 별것 없을 것이라는 생각을 하기 때문에 최신(最新) 정신의학에 종종 뒤처져 있고 자신의 정신의학적 지식을 향상시키려고 특별히 애쓰지 않는다. 그들은 정신적 증상을 다룰 때 신체적 증상을 치료하는 것과 비슷한 방식으로 약물을 처방한다. 만약 이것의 효과가 없으면 그들은 의뢰하거나 자문을 구한다. 이 두 가지 방법은 정신의학에 대해 배우는 것도 없고 실제적 기술을 발달시키지도 못한다. 일반의학에서 정신과로 보내는 의뢰는 정신의학적 진단과 치료를 얻으려는 바람보다는 일반 병동에서 성가심을 일으키는 정도에 종종 더 영향을 받아 이루어진다. 정신질환에 대한 낙인은 모든 정신과 환자들이 위험하고 다른 어떤 곳으로 보내져야만 한다는 생각을 수반한다. 일차 진료의사들도 그 같은 편견에 면역되어 있지 않다.

그러나 이러한 이유들은 일반의학과 정신의학 모두에 해로움을 끼치는 분리를 충분히 설명하지 못한다. 새로운 원칙들의 창조, 예를 들어 자문정신의학과 정신신체 의학 등은 몇몇 나라에서 간격을 극복하는 데 도움을 주고 있다. 한편 심리학적 의학(psychological medicine)을 시행하고 있는 이들은 자기 고유의 분야로서의 정체성을 모색한다. 그리고 정신의학과 일반

의학의 계속적인 협력이 필요한 미개척 영역인 다른 모든 장애들을 그들의 관심 영역 밖으로 배제시킨다. 이런 일들이 발생한 곳에서는 정신의학이 가장 심한 사례—만성 알코올 의존증, 정신분열증, 치매 그리고 여러 장애를 같이 갖고 있는 만성적인 형태들—를 다루는 분야로 점점 축소된다.

오늘의 정신의학 역설들은 똑같은 기본적 원인과 관련되어 있는 것 같다. 그것은 정신질환 및 이에 관련된 모든 영역에 붙어 있는 낙인이다. 정신의학(그리고 행동 과학들)은 사회·경제 발달 계획에 필요한 우군으로 인식되지 않고 있다. 정신의학이 기능을 잘하여 모든 발전 프로그램에 유용하게 작용할 수 있도록 법률들을 바꾸게 하는 것은 별로 의미 있어 보이지 않는다. 정신의학은 그것의 이미지 때문에 소수의 나라를 제외하고는 의학의 진정한 한 분야로 받아들여지지 않고 있다. 이러한 역설을 해결하기 위해 시행되어야 할 것은 다소간 분명하다. 정신의학 앞에 놓여 있는 도전은 낙인을 극복하는 것이다.

참고문헌

Gonzales, R. (1990). Ministering Intelligence: a Venezuelan experience in the promotion of cognitive abilities. *International Journal of Mental Health,18*, 5-19.

Poitras, S., & Bertolote, J. M. (2001). Mental Health Legislation: International trends. In *Contemporary Psychiatry*, ed. F. Henn, et al. *2*, p. 269. Heidelberg: Springer.

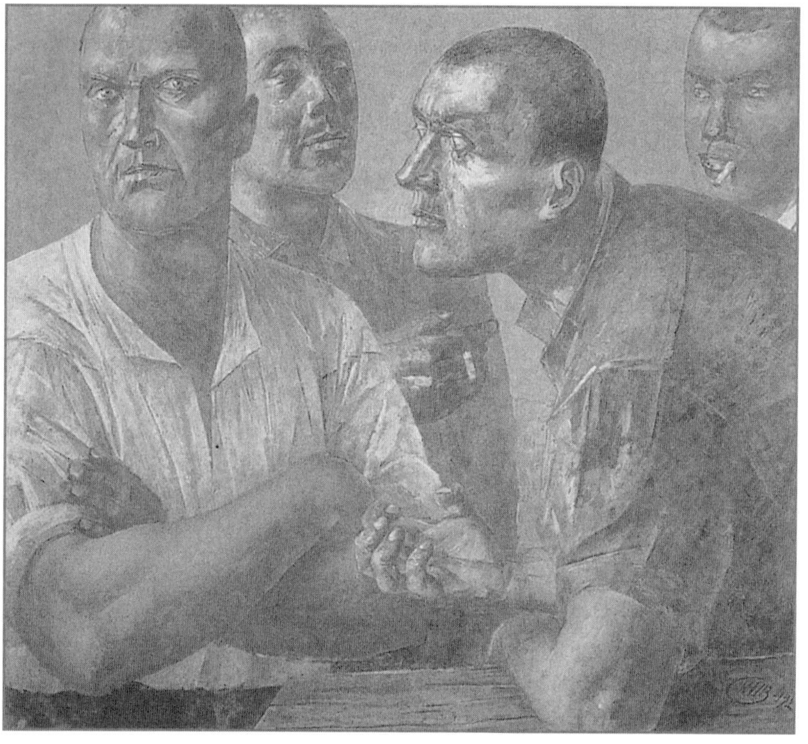

Kuzma Sergeevich Petrov-Vodkin(1878~1939): 노동자들(Labourers, 1926).

The State Russian Museum, St. Petersburg, and Bridgeman Art Library, London의 양해를 구함.

Chapter

07 조언과 자문에 대하여

발전계획을 수립하는 사람들이 기존의 지식이나 경험을 참조한다면 보건의료 혹은 다른 발전계획의 진보는 훨씬 빨라질 수 있다. 컨설턴트와 조언자는 정보전달의 매개자가 될 수 있다. 하지만 그들이 제공한 정보는 아쉽게도 잘 이용되지 못한다. 그렇게 되는 원인 중 몇 가지 정도만이 밝혀져 있을 따름이다. 그래서 조언과 자문이 발전 전략의 중요한 일부분이 될 것이라는 기대는 무산되기 쉽다.

내가 즐거이 만나는 전 세계 보건 분야에서 성공한 사람들의 대부분은 조언을 쉽게 하지 않는다. 그들 중에는 정부기관이나 주요보건조직의 고위직 컨설턴트도 포함되어 있다.

내가 생각하기로는 그 이유가 그들이 경험적으로 누군가가 조언을 요청할 때에 조언에 따를 의도가 별로 없다는 것을 익히 배워 알고 있기 때문이 아닌가 한다. 가끔씩은 조언자에게 아부를 하기 위해 조언을 요청하는 경우도 있으며, 어떤 경우에는 조언을 통하여 조언자에 대해 많은 것을 알 수 있을 것이라는 희망으로 요청을 한다. 또는 조언자와 시간을 보내기 위한 구실로서 요청을 하는 경우도 있는데, 조언자의 방이 다른 장소보다 훌륭하다거나 조언자가 재미있는 사람이라거나 또는 다른 사람의 말을 잘 들어주기 때문이라거나 하는 등의 이유 때문이다. 반드시 따라야 할 명령에 의해서 조언이 요청되는 경우도 있다. 간혹 조언에 대한 요청이 요청자의 구구절절한 의견의 표명에 앞선 공손한 서문이나 안내문의 성격으로 오기도 한다. 과거에 따르지 못한 조언이나 명령이 있었을 때 그것에 대한 사과의 표현으로서 조언을 요청하는 경우도 종종 있다.

가끔씩 행정개혁이나 다른 변화의 시기에 의사결정자가 일을 더 추진하기 전에 중립적이고 잘 균형이 잡힌 의견을 진정으로 구하고 싶어 하기도 한다. 이런 경우 지역적 정치역학과는 무관한 외국의 조언자에게 자문을 구하고 싶을 수도 있다. 최선의 조언자를 찾는 데는 불가피하게 시간이 걸리며, 기회의 창이 닫히기 전에 알맞은 사람을 구하는 것은 거의 불가능하다. 변화를 만들 수 있을 정도로 관심이 있고, 권력이 있는 고위직의 사람들도 자주 자리 이동을 하는 것을 볼 수 있다. 컨설턴트를 '승계' 한 그 위치의 후임자가 마침내 알맞은 사람이 찾아졌을 때 당사자를 높이 평가하거나 그 제안을 환영하는 경우는 거의 없다.

전임자에 의해 요청된 그러한 조언은 요청되지 않은 다른 많은 제안들과 같은 취급을 받기 마련이다. 우리가 요청하지 않은 조언은 귀찮은 것으로 여겨지는 경우가 많은데, 논리적으로는 받아들이는 것이 당연한 경우에도 환영받지 못한다. 한 국가의 의료상황을 점검하거나 의료서비스의 효율성을 평가하기 위하여 초청을 받는 경우, 그 방문결과를 미래에 실행 가능한 권고안의 형식으로 제시하여야 한다고 단정하는 경향이 있다. 그러나 대부분의 경우 그렇지 않다. 한 국가의 초청은 초청당사자인 보건부 내의 복잡한 협상의 결과인 경우가 흔하다. 예를 들면 어떤 특정 부서가 보건서비스 분야에서의 변화를 도입하기 위하여 또는 특정인을 겁주어 행동으로 옮기도록 하기 위하여 외국인 컨설턴트를 이용하거나 또는 외국인 컨설턴트를 초청하여 상황을 평가하게 하는 것이 시간을 벌 수 있는 유용한 수단으로서 보건부에서 인식했을 수도 있는 것이다. 기능을 잘하는 관료조직 (찾기가 힘들기는 하지만)에서조차도 사람을 찾고, 고참 컨설턴트를 오게 하는 과정이 수개월이 걸리기도 한다. 이 수개월의 기간이란 초기의 열정을 가라앉히고 다음 회계연도로 실행을 연기시키기에 충분한 시간이다. 이러한 상황에서의 컨설턴트의 조언과 권고안은, 그것이 어떤 것이었든 간에 따를 의도가 전혀 없다는 점에서 무의미하다. 정부로서는 망각된 문제로 남아 있었으면 편리했을 일이 컨설턴트가 다시 관심의 영역으로 끌어냄으로써 어떤 조치를 취해야 한다는 곤혹스러운 상황에 처하게 된다. 때로는 컨설턴트가 자신의 보고서를 보건부 내 혹은 다른 곳에 있는 사람들에게 복사해 주는 경우가 있는데, 보고서에 있는 조언이 받아들여지지 않은 경우, 보고서를 읽은 사람들 중 일부가 이런 중요한 사람의 의견이 무시되었다는 사실 자체를 조언자를 초청한 당사자를 공격하는 수단으로 이용하기도 한다.

이러한 상황들을 잘 알고 있을 때 조언자는 어떠한 조치도 권고안에 의해 금지되거나 옹호되지 않는 일반적인 수준에서의 권고안(참고라는 용어도 덧붙여)을 제시하기도 한다. 때때로 이러한 상황에서 주요 권고사항으로 또 다른 자문이 나중에 필요할 것이라고 제시하기도 한다; 또는 심층 분석을 위하여 다른 기관의 협조가 반드시 필요하다고 제시하기도 한다. 위와 같이 포괄적이거나 미루는 형식의 두 가지 권고안들은 장중하게 검토되고 잘 받아들여지는 것이 상례다. 추후 조언을 위한 초청이나 감사의 말로 보상을 받기도 한다.

요청받지 않은 경우임에도 불구하고 조언을 하고 싶은 충동을 억누르기 힘들 때도 있다. 무언가가 분명히 잘못되어 있거나 낭비적이어서 작은 변화만으로도 모든 것이 바로잡힐 수 있는 경우가 그렇다. 이러한 경우 조언의 본성을 숨길 수 있는 용어로써 표현될 수 있다면, 조언이 받아들여질 가능성을 높일 수 있다. 사정이 비슷한 외국에서의 성공적인 실행과정의 이야기를 해 주는 것이 한 방법일 수 있겠다. 이러한 경우 실제든 가상이든 조언과 권고를 이해하지 못한 다른 보건공무원의 말로가 덧붙여진다면 더욱 효과적이다. 이야기의 배경 국가로서는 해당 국가보다 아주 잘 살거나 여러 사업에서 실패한 사례가 잘 알려진 국가보다는 존경받고 친숙하며, 경쟁관계에 있는 국가(또는 완전히 모르는 국가)인 경우 더욱 효과적일 수 있다. 이 전략의 핵심 요소는 가장된 조언의 시의적절성(타이밍)이다. 대부분 조언을 너무 일찍 해 주는 시간적 실수를 하게 된다: 조언이 받아들여질 수 있도록 무르익어야 한다. 만약 가장 적절한 때에 조언을 해 줄 수가 없다면 섣부른 조언보다는 때늦은 조언이 낫다. 거의 모든 때늦은 조언(이것을 당신이 좀 더 빨리 이야기해 주었어야 했지만, 나는 지금이라도 우리가 무언가 할 수 있을 것이라는 희망을 가지고 있다)은 대체로 잘 받아들여지는데, 의사결정자가 문제에 직면했을 때 그 문제가 다가올 때에 비해서 좀 더 잘 이해하기 때문이다. 이주 노동자들에게 자신들의 권리와 다음 날 아침에 기다리고 있을 위험들에 대해서 조언을 하기 위하여 그 전날 밤에 스페인 마드리드에서 프랑스 파리로 밤기차를 타고 떠난 사회사업가의 경우가 미래와 기존의 대응 전략의 타당성에 대한 불안과 의심의 순간에 주어진 시의적절한 조언의 좋은 예다. 같은 조언이 학교나 좌담회와 같은 곳에서 장차 이주 노동자가 될 가능성이 있는 사람들에게 주어졌다면, 대부분의 경우 흘려 듣겨지거나 기억되지 못했을 것이다.

조언을 위장하는 다른 방법은 조언의 내용을 질문이나 안내를 요청하는 형태로 꾸미는 것이다. 의사결정자들은 혹은 다른 사람들도 자신의 의사를 표명할 수 있는 초청을 마다하지 않으며 때로는 이러한 과정을 통하여, 권고나 행동을 위한 옵션의 형태로 주어졌다면 거절됐을 해결방안으로 접근할 수 있다. 이러한 방법의 아류로서는—고의적으로 진행하는 경우 아주 숙달된 기술이 요구된다—권고안을 아주 모호하고 혼란스러운 용어를 사용하여 작성함으로써 수령자가 자기 스스로 그 문제를 챙기면서 도대체 무슨 일이 벌어지고 있는지 이해하고 논리적으로 정리하려고 노력하게 만드는 방법이 있다.

조언이 취하는 위장의 방법과는 무관하게 조언을 해야만 하는 경우의 사람들은 세 가지 도전에 직면하게 된다: 첫째, 수령자의 준거기준을 이해하는 것; 둘째, 조언이 제공되는 문화의 특징들과 조화를 이루는 공식을 이용하는 것; 셋째, 소화 가능할 정도의 양으로 조언을 포장하는 것이다.

조언을 할 대상자의 준거기준을 이해하기 위해서는 공부가 필요하다. 일단 이해가 되었다면 조언의 수령자를 대상으로 자신의 이해를 예행연습해 볼 필요가 있다. 이런 과정을 거친 후에 자신의 이해를 문제 해결을 위한 토론, 논쟁, 협력에 있어 도입부의 지속적인 요소로 활용할 수 있다. 의사결정자의 준거기준을 이해하는 것은 힘들지만 멋진 일이다. 특정 상황의 문화와 인간관계에 대한 탐색이 필요하기 때문이다. 종국에 조언자는 의사결정자가 아는 만큼의 사실(facts)을 알게 된다. 하지만 모든 책임은 의사결정자의 몫이므로 사실이 주는 감정적 중압감을 조언자는 덜 받는다. 조언이 의사결정자의 감정적 불안을 얼마나 덜어 줄 수 있느냐 하는 것이 조언이 받아들여질 가능성과 비례한다: 이것은 수치적으로 또는 측정 가능한 용어로 정의하기에는 무리가 따르는 방정식이기는 하다. 이것에 대하여 좀 더 고찰해 보면, 꼭 조언자가 조언수령자의 준거기준을 받아들일 필요가 없다는 점이 중요하다: 하지만 조언자와 수령자 사이의 가치체계의 상이점에도 불구하고, 조언자는 수령자가 받아들일만한 해결책을 찾고 수령자의 준거기준을 항상 의식을 하고 있어야 한다.

의사결정자나 조언수령자가 살고 있는 문화의 특징에 대해 이해하는 것은 그 문화의 결혼양식, 금식의식 혹은 다른 제례의식에 대해 인식하는 것 이상을 요구한다. 특정 문화에 대한 인식에는 문화양식으로서의 시간개념, 사회에 만연한 가시적 비가시적인 위계체계, 보상과 처벌체계, 지역사회와 특정사회집단에서의 정보 분배의 방식 등이 포함된다.

특정 문화의 특징에 대해서 생각할 때, 종종 문화적 차이가 있는 그대로 보다 과장되어 있다는 것을 기억하는 것이 중요하다. 같은 직업을 가지고 같은 문제를 다루며 같은 책을 읽고 같은 선생님 밑에서 수련을 거친 사람들은 그들이 속한 다른 문화적 배경에도 불구하고 서로 이해할 수 있는 훌륭한 토대를 가지고 있다. 상대적으로 간단한 행동의 법칙들, 예를 들어 타인과 타인의 의견을 존중하는 태도를 취하는 것 등은 횡문화적으로 매우 동일하다. 그러나 피해야 하는 몇몇 함정들이 있는데, 예를 들면 모든 사람들이 동일한 시간관념[1)]을 가진다고 가정하거나 모든 사람들이 같은 논리적

1) 시간의 연대기적 관념, 즉 시간을 축으로 어떤 사건들을 순차적으로 배열하고 인지하는 방식은 일반적이지 않다. 중요도를 축으로 일군의 사건들을 정렬하는 방식이 다른 시간을 구성하는 방식들과 함께 더 널리 쓰이는 듯하다. 다른 방식들 중에는 사건의 'punctual ordering' 이라는 방식이 있는데, 이것에 따르면 새로운 사건이 그전에 존재한 모든 것을 포함(그래서 과거는 깊이가 없다.)한다고 인식하는데, 이러한 방식들도 널리 존재한다. 이러한 시간관념이 있는 경우 과거의 일련의 사건들에 기초한 주장을 할 경우 받아들여지도록 설명을 하기 위해서는 특별한 노력을 요하게 된다. The World Atlas of cultures에서는

추론을 한다고 가정하는 것 등이 해당된다: 이러한 인지적인 결정요소를 망각한 가정은 동일한 문화적 배경에서조차도 조언을 쓸모없게 만들며, 다른 문화적 배경에서는 말 할 것도 없이 쓸모없는 조언이 되게 한다.

세 번째 도전은 권고나 제안을 이해하고 적용하기 쉽도록 작은 조각들로 나누는 것이다. 거국적인 변화를 위한 제안은 항상 거부되기 마련이다. 모두에게 좋거나 또는 그렇게 여겨지는 개혁적인 혁신을 제안할 수 있는 유일한 사람들은 공직에 선출되기를 바라는 정치인뿐이다. 조언을 적은 양으로 제공하는 법칙의 결과로 조언자는 대중이 그러한 조치들의 근원이 조언자라고 아는 것이 아닌, 조언자 자신이 조언한 방향으로 일련의 조치들이 취해지는 사실에서 자부심을 느껴야만 한다. 조치들의 근원에 대한 대중적 인식은 정상적인 결과라기보다는 덤이라고 볼 수 있다.

상기의 사전대책에도 불구하고 특히 완전히 새로운 사상들이 포함된 조언의 경우에는 즉각적으로 이해되기가 힘들 가능성이 아주 크다. 때로는 수령자가 아주 사려 깊게 경청하지 않을 수도 있다; 때로는 조언을 어떤 장대한 조언을 위한 서론의 일부로서 받아들여서 주의를 기울이지 않을 수도 있다; 때로는 조언의 제시가 불분명하고 난해하거나 전문 용어들로 횡설수설하는 것일 수도 있다. 그러므로 조언은 여러 번에 걸쳐서 제시되어야 한다. 다른 형식과 발표로서 우화적인 비유를 동원하거나 다른 나라의 예를 들어 몇 가지 일화를 섞어서, 때로는 수령자에게 각별한 의미가 있는 주제들을 참조하여 제시되어야 한다. 조언이 이해된 것 같으면 다시는 반복적으로 제시하지 않도록 한다: 왜냐하면 필요 없는 반복은 제안된 일련의 조치들에 대한 매력을 약화시킬 수 있고, 조언자의 명성에 반복적이고, 느린

문화를 시간의 횡적인 연결에 관심을 가지는 양과 현재에 맞추는 양에 따라 '이전과 이후(before and after)' 와 '지금(now)' 의 두 가지 문화양식으로 양분하고 있다. 이것은 문화의 정의에 있어 시간관념의 중요성을 분명히 나타내는 것이다.

사람이라는 악영향을 끼칠 수 있다. 최악의 경우에는 따분한 사람 취급을 받을 수도 있다. 이러한 방식의 업무 추진을 받아들인다는 것은 조언자가 한 번에 하나 이상의 조언을 위한 일을 해서는 안 된다는 것을 의미하기도 한다.

조언을 한다는 것은 수령자가 결과적으로 취하게 될 일련의 조치에 조언자가 일정 부분 연관이 되는 것이다. 조언자는 자신의 행위의 결과에 책임질 자세가 되어야 하며, 자신의 삶에서의 도덕적, 윤리적 원칙들과 가치관, 신념들에 반한 권고를 하지 말아야 하는 것이다.

나는 이 장의 끝으로 독자들에게 (요청받지 않은) 조언을 하고 싶은 충동을 억누를 수가 없다: 조언을 피하라. 그러나 해야만 한다면 다음 사항을 반드시 기억하라. 당신의 조언은 종종 무시될 수 있다. 조언을 한다고 반드시 더 좋은 사람이 되는 것이 아니다. 그리고 당신의 조언이 그다지 신통치 않았다는 것을 자주 발견하게 될 것이다. 그러나 훌륭한 일을 할 수 있는 기회를 놓쳐서는 안 되며, 때로는 당신의 조언이 아치(arch)를 이루는 종석(宗石, keystone)이 될 수 있음을 기억하라.

Mental health and medicine

PART II

정신보건과 의학

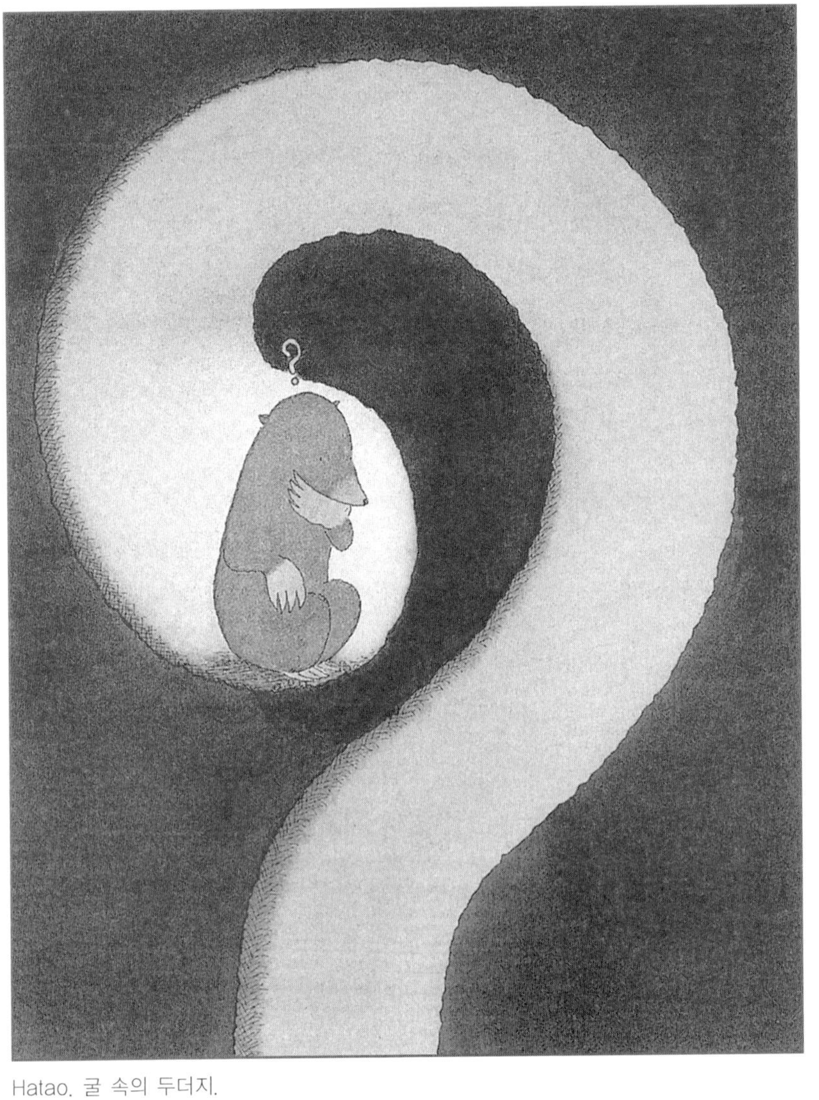

Hatao. 굴 속의 두더지.

Hatao Masuda의 양해를 구함.

Chapter

08 일차 보건의료 틀에서의 정신의학: 정신과에 대한 위협인가? 도약의 발판인가?

많은 정신과 의사들은 일차 보건의료 종사자들이 정신질환을 가지고 있는 사람들에게 케어를 제공한다는 점에 대해 우려한다. 그들은 일차 의료인들이 정신장애를 가지고 있는 사람들에게 양질의 케어를 제공할 능력이 부족하다는 점에 대해 걱정하고 있는 것이라고 말한다. 또한 개원의들은 일차 보건의료 기관에서 환자들을 직접 케어한다면 더 이상 그들에게 의뢰를 하지 않게 될 것이며, 이로써 환자 수가 잠재적으로 감소할 것이라는 데에 대해서도 우려를 하고 있다.

크게 보면 이러한 우려는 '일차 보건의료'라는 용어를 정의함에 있어 언급되는 독립된 두 가지 문제와 연관이 있다: 그 하나는 일차 보건의료의 개념이 갖고 있는 철학에 대한 문제며, 다른 하나는 일차 보건의료가 환자에게 처음 의료를 제공하게 되는 의료 서비스라는 점에 대한 문제다. 일차 보건의료의 철학은 알마아타 선언과 부속 문서들에 담겨 있는데, 이 선언은 질환의 예방이나 대상 인구의 건강 증진 등을 목적으로 하는 각종 진료 방법을 마련하는 데 있어 윤리적 골격을 제시하고 있다. 정신과 의사가 아닌 다른 보건 인력과 함께 케어의 제공에 대한 공감대를 형성하면서 이러한 골격을 받아들인다면 이는 정신과 의사들이 향후 더욱 발전할 수 있는 계기가 될 것이다.

일차 보건의료의 틀 내에서 정신과가 갖는 위치에 대해 논의하기 위해서는 우선 일차 보건 의료와 정신과에 대해서 정의를 내리는 것이 필요하다.

정 의

'일차 보건의료(primary health care)'는 보건의료를 제공하는 전략을 기술하기 위한 용어다. 이 용어는 카자흐스탄의 수도인 알마아타(Alma Ata)에서 1978년 세계보건기구(WHO)가 개최한 대규모 국제회의에서 공식적으로 사용되기 시작하였다. 세계 각국에서 온 각료들과 그 보좌관들은 수일 동안 그 개념에 대해 논쟁을 하였으며, 결국 참석한 모든 국가에서 일차 보건의료 전략을 보건의료를 체계화하는 데 있어 바람직한 방법으로 채택하는 데 동의했다. 이 회의(WHO 1978)에서 '일차 보건의료'라는 용어가 무엇을 의미하는지 규정하였다; 그러나 이 같은 용어로 다른 보건의료 개념을 서술하는 데 제한을 두고자 한 것은 아니었다. 이는 단지 모든 국가에 적용할 수 있는 보건의료의 규정을 제시하는 데 대한 원칙에 어느 정도의 합의점을 도출해 내고자 하는 노력에 의해 진행된 것이었다. 당시에는 이러한 목적이 가장 중요한 것으로 받아들여졌으며, 합의점을 도출하기 위해서 일부 국가나 보건 체계 구조에서는 이 용어를 어느 정도 다른 의미로 사용하는 것이 허용될 수 있다고 생각되었다('합의점'이라는 단어가 만장일치를 의미할 필요는 없다는 점을 상기할 필요가 있다; 예를 들어, *the American dictionary of the English Language* 제3판에서는 합의점을 '집단의 전체 혹은 다수의 의지에 의해 끌어내어진 의견이나 입장'이라고 정의하였다).

전략적인 측면에서 본다면 일차 보건의료라는 용어는 직접적인 행위의 측면보다 보건 영역에서 정책을 운용할 때 필요한 원칙적 입장에서 정의된 것이다. 즉, 일차 보건의료는 특정 과제보다는 정책의 영역을 고려하며, 정책의 순위를 정하는 데 있어서 순위 자체보다는 순위를 결정하는 방식을 제시하고 있다. 이는 '실제적이고 과학적이며 사회적으로 용인될 수 있는 방법과 기술을 사용하고, 공동체 내의 개인이나 가족들 모두 예외 없이 접근할 수 있으며, 국가 발전의 어떤 단계에서도 지역사회와 국가가 감당할 수 있고, 자기 신뢰와 자기 결정의 정신 등에 바탕을 두고 이루어지는 필수적인 보건의료' 라고 기술되어 있다. 일차 보건의료를 기술한 이러한 문장들을 살펴보면 상당히 윤리적이고 인식론적이다. 또한 반드시 필요한 것은 아니지만, 처음으로 접촉하는 케어(first-contanct care)를 향상시키고자 하는 것이 일차 보건의료 원칙을 받아들이고 있는 보건 체계에서 여러 중요한 특징 중 하나다.

정의에 따르면 일차 보건의료는 필수적 보건의료에만 관여하여야 한다고 되어 있다: '필수적(essential)' 이라는 단어는 사회의 생존과 관련되는 것이다. 그러므로 사업 목표의 순위를 결정함에 있어 특정 질병을 선택하는 데 있어 발생빈도, 사회에 미치는 손실 및 사회 · 경제적 발전을 저해하는 정도 등을 기준으로 삼아 고려하게 된다.

'필수적' 이라는 단어는 개입의 특성을 정의하는 용어가 아니다: 이 용어는 해당 의술이 예방접종 같이 단순한지 아니면 교통사고 이후의 신경외과 수술 같이 복잡한지 등을 따지는 것은 아니다.

두 번째 항목은 일차 보건의료는 과학적으로 안전한 방법을 사용해야만 한다는 것이다; 즉, 과학적으로 최상이며 효용성이 입증된 방법으로 진료를 해야 한다는 것이다. 효용성은 과학적인 조사를 통해 입증되어야 하며 그렇기 때문에 일차 보건의료는 효용성에 대해 지속적으로 감독하고 평가하며, 그 방법이 최상이라는 것을 확인하기 위해 새로운 방법과 비교할 수 있는 도구를 포함하고 있어야 한다. 그러므로 일차 보건의료 전략은 보건시스템이 자료를 취합하고 경험을 감독하며, 다른 경로들(예, 대학의 연구부서)을 통해 충분한 자료를 얻을 수 없는 경우 독자적인 연구 기관을 설립할 것을 촉구하고 있다.

정부가 나서서 치료 방법을 과학적으로 발전시키도록 보장하는 것이 필요하다는 요구는 (심지어 연구 기관을 설립해야 한다면) 많은 가난한 나라에 있어서는 분명히 낯설 것이다. 그러나 더욱 새롭고 비관습적인 것은 아마도 치료법이 사회적으로 용인될 수 있는 것이어야 한다는 항목일 것이다. 이는 보건 이외의 분야와 복잡한 협상이 필요하다는 것을 의미한다; 즉, 보건 분야에서 제시한 보건의료 기술에 대해 다양한 관계자들이 이를 수용하거나 혹은 거절할 수 있는 기회를 가져야 한다는 것이다.

일차 보건의료가 갖추어야 할 다음 조건은 공평하게 접근할 수 있어야 한다는 점이다. 이는 세계 어디에 살든지 간에 종족과 종교, 성별, 연령 혹은 국적을 불문하고 모든 사람들이 접근할 수 있어야 한다는 것인데, 이 목표를 달성하기는 힘들 것이다. 원칙 그 자체는 원칙을 달성하는 과정에 수반되는 결과에 비해서는 오히려 받아들이기 쉽다: 모든 사람이 의료를 제공받아야 한다는 것에는 차라리 동의하기 쉽지만, 공평하게 분배하기 위해서 사람들에게 기존의 혜택을 포기하라는 설득을 하기는 더 쉽지 않을 것이다.

그러나 위의 모든 것들을 대중에게 전달하는 것도 쉽지 않다: 일차 보건의료를 설명하는 다섯 번째 항목은 보건의료는 의료의 과정에 있어 개인이나 그 가족들의 능동적인 참여가 필요하다는 점이다. 의학의 역사에 있어서 이런 요구를 한 적은 별로 없다. 요컨대 이 항목의 의미는 질병으로 고통을 받고 있는 개인 혹은 그 보호자들의 동의 없이는, 시행하려고 하는 진료에 대해 결정할 어떠한 권한도 보건의료 시스템은 가지고 있지 않다는 것이다. 이는 모든 국가에 있어 의료체계의 근본적인 변화와 권한과 책임의 재분배를 의미한다.

마지막으로 일차 보건의료에 대한 여섯 번째 항목은 일차 보건의료의 비용은 해당 사회의 경제적인 규모에 맞추어 합당한 수준이어야 한다는 것이다. 모든 것을 전부 감당할 수 있는 사회는 존재하지 않는다. 무슨 일에 얼마 만한 비용을 들일까 하는 것을 결정하는 것은 관심이 있는 개개인, 정부, 언론, 사회 전체 등이 목표에 대해 부여하는 가치에 달려 있다. 자기 신뢰와 자기 결정은 건강 그 자체보다 더 높은 가치를 갖는다고 일차 보건의료에서는 정의하고 있다. 그러나 사회 예산도 중요한 요소다. '감당하다(afford)' 라는 단어는 보건에 부여된 특정가치에 따라 제때 부여된 자원의 양으로 명백하게 정의된다. 보건에 대한 가치 기준이 높아짐에 따라 보건의료에 책정되는 자원의 양도 직접적인 영향을 받는다. 즉, 건강에 대한 사회적 우선권이 증가할 때 사회적 가치의 우선순위가 떨어지는 부분을 희생해서 그 자원의 양을 증가시키게 된다.

어떻게 보면 정신의학의 정의는 단순하다. 정신의학은 정신장애를 진단하고 치료하는 의료 분야다. 그러한 의미에서 정신과와 정신보건 프로그램을 구분해야 한다는 것을 상기하는 것은 중요하다. 정신보건 프로그램은 정신과보다 광범위하며 어느 면에서는 본질부터 다르다. 정신보건 프로그램은 급속한 사회적 변화 속에서 (1) 정신건강을 증진시키며, (2) 정신질환을 예방하고, (3) 정신질환이 있는 환자의 치료를 보장하며, (4) 정신장애로 기능손실을 가진 환자들의 재활을 돕고, (5) 가족의 붕괴를 일으키는 폭력과 같은 정신 · 사회적 문제를 제거하려는 목표에 대한 노력에 기술적 지지를 제공하는 등의 역할을 한다(WHO, 1992). 정신과 의사들이 자주 정신보건프로그램의 지도자가 되기도 하지만 그렇다고 해서 모든 경우에 해당하는 것은 아니며, 또 꼭 그렇게 되어야만 하는 것도 아니다. 정신보건 프로그램을 확립하는 데 필요한 지식을 축적하는 데 있어 정신의학적 지식이 필요한 것은 사실이지만, 정신의학적 지식이 프로그램의 지도자가 되는 데 충분조건은 아니다. 총체적인 정신보건 프로그램에서의 다양한 활동에는 이러한 프로그램을 계획하고 수행하는 데 관여하는 인류학자나 경제학자에서부터 생물학이나 철학에 이르기까지 수많은 전문가들이 가지고 있는 기술과 지식들이 포함되어야만 한다.

정신질환을 가진 사람들을 일차 보건의료에 포함시키기 위한 기준

정신의학, 정신보건 프로그램, 일차 보건의료를 정의함으로써 그들 사이의 관계를 고찰하고자 한다.

공중보건의 중요성

일차 보건의료의 첫 번째 항목—사안의 중요성에 따라 공중보건 문제들에서의 우선권이 부여되어야 한다(예, 자주 발생하고, 후유증의 결과가 중대하며, 사회·경제적 발전에 영향을 주는 문제들)— 에 따르면, 정신장애들(psychiatric disorders)이 우선적으로 고려되어야 하는 장애 중 하나인 것은 분명하다. 정신장애들은 모든 사회에서 흔하며, 모든 연령과 모든 문화권의 사람들에서 발생할 수 있다. 정신장애들은 고통을 야기하고 기능손실을 일으킬 수 있다. 환자 자신 혹은 가족 등 주변 사람들은 정신장애로 인해 약을 먹고 수용되는 것에 의해 낙인찍히게 된다. 전 세계적으로 정신질환을 앓고 있는 것으로 추정되는 환자 수는 어마어마하다: 보수적으로 평가해도 약 4억 명의 환자들이 장애라고 판단하기에 충분히 심한 기능손실을 갖고 있다고 추산된다. 최근 WHO와 세계은행에서 추산한 바에 따르면 모든 연령대에서 장애로 인한 손실의 10%가 정신질병에 의한 손실인 것으로 보고하였다.

이 추산은 전 세계적으로 최소 3,000만 명에 이르는 중증 장애자와 최소

1억 명에 이르는 경증 장애자가 있는 정신 지체를 포함하지 않은 것이다. 또한 여러 형태의 신경증적 장애와 뇌 외상, 간질, 뇌경색 등의 후유증으로 인한 정신과적 후유증 또한 세계은행의 추산에는 포함되지 않았기 때문에 사회에 미치는 정신장애의 총체적인 영향을 정확히 파악하기 위해서는 이들을 합해서 생각해야 한다. 알코올 및 약물 관련 문제들도 또한 포함되어야 하지만, 이러한 문제들은 그 규모를 추정하는 데 있어 방법적인 (그리고 정치적인) 무수한 난관이 있기 때문에 누락되는 경우가 흔하다.

표준화된 정신과적 질병분류학에 따라 정의되는 정신장애들 이외에도 가족 내 폭력으로부터 시작해서 급격한 사회 변화의 과정에서 문화적 과도기가 갖는 문제에 이르기까지 정부와 대중에게 흔히 주요 관심사가 되는 여러 정신 · 사회적 문제들이 있다. 이러한 충격들이 사회 · 경제적 발전에 미치는 영향을 계산한다는 것은 어렵지만 엄청날 것이라는 것은 의심의 여지가 없다. 더군다나 정신 · 사회적 요인들은 질병의 발생—예를 들어 보건 형태에 의해 결정되는 것—과 경과 그리고 결과에 영향을 미친다. 정신과학은 이러한 문제들을 다루지 못할 뿐만 아니라 정신 · 사회적 요인을 조절하지도 못하고 있다. 그러나 정신과학이 정신사회적 문제와 요인을 인식하고 그것들을 제어하는 도구를 개발하는 데 본질적인 도움을 제공할 수 있다.

문제를 해결할 방법이 없다면 문제가 발생할 위험을 감소시키고 예방하기 위한 능동적인 노력을 기울이면 된다; 오히려 해결책이 있는 문제들은 능동적인 반응을 위협한다. 최근까지 정신장애들은 예방 혹은 치료를 위한 중재가 가능하리라고 여겨지지 않았다. 이러한 믿음이 아마도 세계 그토록 많은 국가에서 정신보건 프로그램이 낮은 우선순위를 갖게 된 근본원인일 것이다. 오늘날 비록 보편적으로 알려지거나 받아들여지지 않고 있지만 일차 예방이 정신보건 프로그램에서도 사용될 수 있으며 이것이 실제적인 결과를 가져올 수 있다고 생각되고 있다(Sartorius, 1989; Sartorius & Henderson, 1992). 또한 많은 정신장애들에서 치료법이 개발되어 있으며, 이는 질병 이환 기간을 줄이는 것뿐만 아니라 정신장애들이 남길 수 있는 후유증의 발생률을 낮추기도 한다.

이 같은 이유로 정신장애를 주요 공중보건 문제로 선언하기 위해서 필요한 두 가지 조건—문제가 중대한 것이어야 하고(빈도, 기능손실 그리고 문제가 야기하는 고통) 효과적인 중재가 가능해야 한다는 것—은 충족된다.

그러므로 일차 보건의료의 첫 번째 기준에 따라서 정신보건 문제를 해결하고 조절하는 것은 국가적인 보건 프로그램에서 우선적인 순위가 주어져야 하며, 정신의학은 국가적 프로그램을 기획하고 시행함에 있어서 참여하는 분야 중 하나가 되어야 한다.

치료 및 예방법의 과학적 안전성

일차 보건의료에 대한 두 번째 항목은 보건을 증진시키기 위한 국가적 프로그램은 과학적으로 안전한 것만을 사용해야 한다는 점을 요구한다. 이 점에 있어 전통적인 정신과학은 문제점을 갖고 있었다. 오랫동안 많은 국가에서 정신과 의사들은 그 효과에 대해 명확한 근거 없이 유용해 보이는 치료법을 사용해 왔다. 의학의 다른 분야에 있어서도 비슷한 일들이 있었다; 그러나 점차적으로 대부분의 의학에서 치료법들의 효용성에 대한 근거들이 축적되어 비과학적인 치료법은 사라지게 되었다. 많은 약물학적 처방이 소개된 이후에도 정신과는 뒤처져 왔었다. 이것들의 효용성에 대한 광범위한 연구들이 진행되고 있다. 동시에 다른 생물학적 치료에 대해서도 시험되고 있는데, 어떤 방법들은 그 효용성을 입증하기가 불가능하기에 퇴출되는 것들이 있으며(예, 인슐린 혼수 치료), 또 다른 것들은 적응증이 더욱 엄격해지고 있다(예, 전기경련 치료). 정신과 영역에서 다른 치료법들에 대해서도 '과학적으로 안전할 것으로 입증 받기 위해서' 필요한 광범위한 평가가 진행되고 있는 중이다. 이 중에는 많은 정신치료적 기술과 명상 혹은 다양한 식이 요법과 같은 전통적인 의학 체계에서 사용되어 왔던 방법들이 있다. 일차 보건의료의 틀 내에서 정신과가 직면한 주요 도전이 바로 정신질환에서 추천되고 있는 치료법들의 효용성에 대한 가치 있는 증거들을 확보하는 일이다. 정신의학이 적절한 치료 방법을 정리하여 제시하는 데 실패한다면, 일차 보건의료의 기준을 엄격하게 적용하는 경우 정신의학은 보건의료 프로그램에서 사실상 제외되어 버릴 수도 있다.

제안된 중재의 사회적 용인성

일차 보건의료에 대한 세 번째 항목 또한 정신의학에 있어서는 또 하나의 도전이다. 정신과에서 시행하는 치료법의 효용성에 대해 입증하는 것뿐 아니라 그 치료법이 사회적으로 용인될 수 있는 방법이라는 것을 입증받아야 한다. 사회적 용인성이란 복잡한 기준을 가지고 있다: 사회적으로 용인되는 치료법이 항상 환자에게 용인되는 것은 아니며 그 반대 또한 성립된다. 게다가 정신질환을 앓고 있는 환자의 가족에게 맡겨진 역할은 환자가 자신의 치료법을 결정하는 데 지장을 주지 않는 질환을 앓고 있는 환자의 보호자의 경우와는 다르다는 사실이 일을 더 복잡하게 만든다. 어떤 문화권에서는 가장이 환자가 입원을 해야 할지를 결정한다. 심지어 환자가 자신의 치료를 거부하는 경우에도 가장의 말로써 평가를 하여 환자가 자의 입원하는 것으로 간주되는 경우도 있다. '사회적 용인성(social acceptability)' 이라는 단어는 깊은 뜻이 숨어 있는데, 예를 들면 사회적 관심이나 사회의 생존을 위해서 정치적인 목적으로 정신의학적 개입이 이용되는 것을 정당화해 왔다.

사회적 용인성의 기준은 교육과 같은 방법이 대중의 태도를 변화시키는 데 이용될 수 있다는 사실과 특정 치료법 혹은 중재를 사회적으로 용인되도록 만드는 데 자원을 투자하는 것이 가능한 것인지 혹은 얼마나 투자해야 하는지 확실하지 않은 상태에서 투자를 해야 한다는 사실에서 문제는 더 복잡해진다. 또한 사회적 용인성이란 세월에 따라 변할 수 있으며, 그래서 비용이 들고 방법이 어렵다고 해도 일정한 기간을 두고 재검토하자는 주장이 제기될 수 있다. 사회적 용인성은 제안된 방법의 효용성과 사회적 관념이나 공동체의 관습의 변화에 따라 좌우된다. 따라서 그 기준은 적용하기가 분명히 어렵고 염두에 두어야 할 혼란스러운 요인들이 많다. 전통적으로 정신질환의 치료는 유용할 수 있지만 어느 정도는 위험한 모호한 절차의 복합체로 간주되어 왔다. 그러므로 정신과 치료의 이미지를 변화시키고 정신의학적 개입에 대해서 분명한 문헌적 고찰을 통한 증거를 제공해야 하는 것의 불가피성은—그럼으로써 환자와 사회가 용인성 문제에 있어 고지 후 결정(informed decision)을 할 수 있도록—정신과 의사와 정신보건 프로그램의 지도자 앞에 놓여 있는 중대한 도전이다.

케어에 대한 공평한 접근 용이성

현재에 있어 공평한 접근 용이성이란 정신질환을 예방하고 치료하는 데 적절한 임무의 상당 부분이 다른 보건 전문가 혹은 경우에 따라서는 일차적으로 접촉하여 케어(primary-contact care)하는 수준에서 일하는 이들에게 위임되는 경우에만 기준에 부합하게 된다. 대부분의 국가에서 정신과 의사 수는 적으며, 앞으로도 천천히 증가될 것이다. 대부분의 개발도상국에서는 정신과적 혹은 신경과적 장애의 빈도는 선진국의 경우에 비해 동등하거나 오히려 많지만, 정신과 의사는 매우 적다. 어떤 개발도상국은 인구 수백만 명당 한 명의 정신과 의사도 없는 형편이다. 개발도상국 중 사정이 낫다고 하는 인도의 경우에도 아직 인구 30만 명당 한 명 정도의 정신과 의사가 있을 뿐이다. '이상적인' 수의 정신과 의사를 제시하거나 정신과 의사의 밀도가 어느 정도 되어야 한다고 이야기하는 것은 불가능하다. 스위스의 경우, 인구 천 명당 한 명의 정신과 의사가 있는 마을이 있지만, 그곳의 환자 역시 정신과 의사를 만나기 위해서는 수 주일을 기다려야 하며, 보건 당국은 정신과 의사 숫자를 더 늘릴 것을 고려하고 있다.

그러나 이야기는 여기서 끝나지 않는다. 고도로 발달된 국가에서도 대부분의 정신질환을 가진 사람들은 처음에는 정신과 의사보다는 일반 진료의사(general practitioner)에게 진료를 받게 된다. 다수의 정신질환을 가진 사람들을 다루어야 하는 일반 보건 종사자들은 정신과적 수련이 흔히 부족하며, 환자들을 접하고도 정신장애를 파악하지도 못한다. 또 환자로 파악된 사람들에게 제공하는 치료도 적절하지 못하며 따라서 정신의학과 정신과 치료의 전 영역에 대한 불신을 야기한다.

공평한 접근 용이성은 또한 충분한 수의 전문가가 있는 국가에서도 (충분하지 못한 경우에도 마찬가지지만) 모든 사람이 동등하게 진료를 받을 수 있어야 한다는 것으로 현재 가장 부자인 나라에서조차 대부분의 자원에 대한 충분한 공급을 못하고 있는 실정이다. 가난한 사람, 노인 등과 같은 소수자 집단은 고등교육을 받고 부유하며, 말이 많고 정치적으로 중요한 복 받은 이웃에 비해 제대로 진료를 받기가 어렵다.

대중의 참여

일차 보건의료를 설명하는 다섯 번째 항목은 대중이 정신장애들을 치료하고 예방하는 과정에 적극적으로 참여해야 한다는 것이며, 이는 정신과 영역에서 특히 어려운 과제다. 정신질환과 그것으로부터 고통받는 이들에게는 여전히 낙인이 따라 다니며, 이는 환자의 가까운 가족 이외에 다른 타인의 도움과 참여를 결집시키는 것을 어렵게 한다. 관심을 갖고 적극적으로 참여하는 것은 질환이 만성화됨에 따라 줄어들게 되며, 정작 도움이 더 필요한 상황에서 오히려 도움을 받을 가능성은 떨어지게 된다. 많은 개발도상국에서 정신질환 발병 후 첫 수개월 동안에만 환자는 가족이나 공동체에서 지지를 제공받는다. 질환이 계속됨에 따라 가족들은 그 구성원 중 한 명의 치료에 자원을 투입하는 것을 지속할지 아니면 도움이 필요한 나머지 가족들을 돌보는 데 자원을 사용할지에 대한 딜레마에 봉착하게 된다. 이런 경우 사회 보험이 없는 대부분의 가난한 가족들의 경우, 만성 환자를 원래 공동체 안에서 계속 유지시키는 일은 극히 어려우며 결국 '정신질환을 가진 부랑자(vagrant psychotics)' 신세가 되어 쫓겨나며, 건강을 위협하는 장애물이나 역경에 과도하게 노출되게 된다.

다행스럽게도 심하지 않은 정신장애에 대한 전망은 그다지 나쁘지 않다. 일반대중들에게 다양한 형태의 사회적 서비스가 점진적으로 소개됨으로써 그다지 가난하지 않고 심하지 않은 정신질환자들이 더욱 가난해지거나 다른 불이익을 당할 경우 대중의 도움을 받을 수 있다. 치료 방법의 효율성을 증가시킴으로써 질환으로 인한 시간의 낭비와 치료의 비용을 절감할 수 있을 것인데, 이는 사업을 집행함에 있어 외부의 지원을 필요로 하는 모든 캠페인에서 중요하게 고려되는 점이다. 사회적 개입, 연민 그리고 장애가 있거나 어려움이 있는 사람에 대해 지지하는 것은, 사회복지 사업이 제대로 기능을 하고 있든 아니든 간에 시민 사회가 갖는 기본적인 목표일 것이다. 남은 과제는 낙인 그 자체와 극도로 불행해진 사람들에게까지 적용 범위를 확장하는 일이다.

감당 능력

최종적으로 일차 보건의료 전략의 마지막 기준은 공동체나 국가가 비용을 감당할 수 있는 서비스여야 한다는 것이다. 이것은 정부가 우선순위에 있어 경쟁이 되는 다른 지출 항목과 비슷한 수준에서 보건 예산의 규모를 결정한다는 다소 모호한 진술이다. 만약 알마아타 회의가 보건 예산에 책정되어야 하는 국가 예산의 비중이 어느 정도 되어야 한다고 결정하고, 그 총액이 공평하고 과학적으로 받아들여질 수 있는 방식으로 집행되도록 보장하는 권고안을 채택하였다면, 현재의 상황은 더 나아졌을 것이다. 당시 WHO의 회원국이 국가 예산 배정의 우선순위를 정하는 방식에 대한 합의를 도출하는 등의 문제에 대해 회원국 간의 집중적이고 광범위한 일련의 회의 없이 이와 같은 문제들을 결정한다는 것은 쉽지 않았다. 인구 집단의 실제적인 보건에 대한 요구에 기초하여 모든 국가에서 예산 중 보건 분야의 비중에 대한 일치된 국제적인 동의를 기대한다는 것은 지나친 이상주의일 것이다. 어쨌든 '(비용을) 감당할 수 있는' 이라는 용어로 인해 보건의료에 책정된 예산의 규모에 대한 논란이 촉발되었으며 국민의 보건에 대한 요구를 정부가 정부 내 모든 차원에서 고려하도록 하는 과정이 시작되도록 하였다.

그러면 보건 담당 부서에서는 기금을 분배하는 데 있어 해결하기 어려운 문제가 남는다. 어느 국가에서도 모든 분야, 기관이나 환자가 관심 있어 하는 것들을 다 만족시킬 수 있는 해결책을 찾아내지 못하고 있다. 정신보건 프로그램은 정신질환으로 고통받는 수많은 환자들과 그동안 무시되어 왔던 그들의 요구들에 대한 더 많은 지원을 요구하기 때문에 특히 잡음이 많다. 최근에 끊임없이 제기되는 문제들은 환자가 진단에 상관없이 동등하게 보험 적용을 해 달라고 하는 것이다. 일부 국가에서는 성과를 거두었지만 다른 많은 국가에서는 아직 시작도 되지 않았다. 정신과와 정신보건 프로그램이 현재 해결해야 하는 또 다른 어려운 문제는 자원의 전환에 대한 것이다. 예를 들어 정신과 병원들로 구성된 대규모의 건물은 근대 정신보건에서 필요로 하는 방식에서는 적용될 수 없는 엄청난 금융 부담을 의미한다.

정신보건에 부합되는 일차 보건의료 전략 적용 시의 경험

일차 보건의료 전략이 적용된다면 정신장애를 다루도록 고안된 프로그램이 높은 우선순위를 배정받는 것은 당연하다. 불행하게도 일차 보건의료는 그것을 정의한 사람들도 받아들이기 어려운 방식으로 해석되곤 한다. 그 이유는 많다. 공평함과 과학적인 증거라는 원칙에 바탕을 둔 보건의료의 개발정책은 보건 서비스를 제공하고 그것을 평가하는 기존의 접근 방식에 있어 근본적인 변화와 사회 전체의 자원과 권위에 대한 재분배를 강요하는 변화를 요구하고 있다. 장애군의 유병률에 대한 예측과 그 장애들이 사회에 존재함으로써 들어가는 비용에 대한 추정에 따라 공중보건 사업에서의 의사 결정은 이루어진다; 그러나 의료 전문가 중에 이러한 방식으로 문제 해결을 위한 의사 결정을 하는 데 익숙한 사람은 드물다. 기존의 보건의료 시스템을 유지하기 위해 많은 사회 분야에서 비용을 지불해 왔다. 그러므로 보건의료를 담당하는 사람들뿐만 아니라 그 외의 많은 사람들 또한 보건의료의 목적, 주체, 수행되는 장소 등을 변화시키고자 할 때 저항을 보이기 마련이다.

일차 보건의료 원칙이 국가 보건 사업의 권고나 지침으로 흔히 적용되곤 한다. 일차 보건의료와 국가 보건 프로그램 지침 간의 차이는 필요한 조치에 대한 전반적인 내용에 있는 것이 아니다; 오히려 일차 보건의료 전략 중 어느 항목을 더 강조하느냐에서 드러난다. 어떤 국가에서는, 예를 들어 사람들이 늘 가까이서 이용할 수 있는 보건소 같은 보건의료 시스템이 표방하는 것을 좀 더 강조하기도 한다. 이 사업은 의료의 접근 용이성을 높이기 위한 것인데, 사실 많은 비용이 들고 흔히 모든 사람에게 다 도움을 주는 데는 실패하곤 한다. 보건지소들은 적절한 의료 전달 시스템의 뒷받침 없이 세워지곤 했다. 보건지소에서 근무하는 의료 인력들은 초창기에는 월급이 적은데도 미래에 대한 긍정적인 생각으로 열심히 일한다. 보건 당국은 직원들에게 일상적인 투로 격려한다; 그러나 개인적인 성과는 흔히 무시된다. 시간이 지남에 따라 보건지소의 일이 갖는 매력은 사라지게 된다. 경우에 따라서는 보건 인력들이 항상 합법적인 것은 아닌 약을 파는 행위 등의 타 업무에만 매달리기도 한다. 의료 기관을 이용하기 위해 타 지역으로 가야만 하는 오지에서는 도시의 대규모 의료 기관과 의사소통망을 구축함으로써 도시로 나갈 여력이 없는 가난한 사람들에게 보건지소 자체적으로 피부병이나 기타 사소한 질병을 치료해 주기도 한다.

시골의 일차 의료 기관이 다양한 의료 서비스를 할 수 있도록 돕는 이러한 노력들은 도시로의 이주가 증가함에 따라 종종 의미를 잃는다. 지역의 인구학적 구성이 변하여 흔히 도시로 이주할 수 없는 노인과 장애인들만이 비정상적으로 많이 살게 되었으며, 이러한 문제는 보건 인력이 해결할 수 없는 것이다. 한편 시골의 보건 지소를 위해 마련된 규칙이나 기구들은, 이후 시설을 대규모의 보건소로 확장하는 경우 쓸모없게 될 것이다. 더욱 선진화된 국가에서 이러한 보건소는 의료를 제공하는 다수의 다른 기관이나 시스템과 경쟁해야 한다. 보건소에서 일하는 보건 인력들은 그들의 업무에 대해 만족감을 못 느끼고 감정에 있어 소진 증후군(burn-out syndromes)에 빠지게 된다.

다른 체제에서는 국가 보건 프로그램이 부문 간 협력과 같은 일차 의료 전략의 특수한 요소를 개발하는 데에 집중하기도 한다. 보건의료, 교육, 사회복지, 노동 등과 같은 분야에서 일하는 인력 사이의 조화를 촉진하려는 이러한 노력은 중앙 정부 차원에서 성공적으로 진행되기도 한다. 그러나 공동작업으로 계획된 업무가 발전이나 역량 등의 수준에 차이가 있는 다른 시스템의 부서와 함께 일을 해야 하는 경우, 그 업무가 차질 없이 진행되어

나가기는 쉽지 않다.

또 다른 일차 의료 원칙을 실전에 적용함에 있어 처음부터 전문가에 의해 이루어지는 케어(first-contact specialist care)를 개발해 낼 필요성이 강조되기도 한다. 환자가 항상 처음부터 전문가에게 의뢰될 필요는 없다; 물론 환자가 전문가에게 지체 없이 바로 의뢰될 수도 있다. 이럴 경우 일부 환자는 그들의 질병에 있어 최고의 전문가를 최대한 빨리 만나게 될 수 있다는 데에 매력을 느낄 수도 있다. 그러나 이러한 시스템은 많은 단점을 지니고 있다. 첫 번째 이 시스템은 많은 전문가를 필요로 한다는 것이다. 이들은 배출해 내는 데 비용이 많이 들며 전문적인 기구에서 동떨어진 곳에서 일하기를 원하지 않으며 일할 수도 없다. 두 번째 이 시스템은 환자가 어떤 전문가에게 자신을 의뢰할지를 결정할 수 있을 정도로 의학적인 지식이 충분하다고 전제하고 있다. 환자들은 자신의 발이 저린 이유가 당대사의 결함에 의한 결과일 것이라는 것과 그래서 이 문제를 해결할 당뇨전문가(혹은 다른 전문가)에게 가 보아야 한다는 것을 이미 알고 있어야 한다는 것이다. 이러한 지식을 대부분의 환자들이 가까운 시일 내에 갖게 될 수는 없을 것이고, 또한 모든 전문가들은 그들의 (편협한) 전문성 이외의 다른 질병을 다룰 수 있게 될 것 같지도 않다. 세 번째 이러한 접근이 결국 의학의 분열과 비인간화로 이어질 것 가능성이 있다는 것이다. 특정 장기의 장애만이 강조되는 경우 환자나 그들의 고통에 대한 전반적인 이해의 폭이 감소될 수 있다.

일차 보건의료 전략을 시행하는 데 있어 봉착해 있는 또 다른 문제들의 예를 들 수도 있다. 하지만 이미 제시된 몇 안 되는 예를 통해서도 '전략요소들에 대한 균형 잡히지 못한 강조' 라는 개념을 소개하는 데 충분할 것이다. 이러한 문제들은 전략의 원칙과 요소 모두를 균형된 감각과 열정으로 다룸으로써 극복될 수 있을 것이다.

앞서 언급한 바에서 이끌어 낼 수 있는 가능한 결론들은 다음과 같다. (1) 정신의학을 일차 보건의료 정책의 초창기 개념에 맞게 모든 나라에서 적용시킨다면 상당한 성과를 이루어 낼 것이다. (2) 일차 보건의료 전략은 전 세계적으로 보건 환경과 사회정치적 그리고 인구학적 변화에 따라 다양하게 검토되어야 한다. (3) 정신질환의 치료를 제공하는 최상의 인력에 대한 논란은 정신의학의 지식을 새로운 일차의료 전략에 적용시키고 결과적으로 의료와 국가 보건 프로그램의 발전을 이끌어 내는 방법을 결정하는 수수께끼 같은 문제들에 비하면 상대적으로 미미한 문제다. (4) 정신의학과 정신과 의사들이 보건의료의 전략을 수립하는 데 적극적으로 참여하는 것은 무척 중요하다.

참고문헌

Sartorius, N. (1989). The World Organization views on the prevention of mental disorders in developed and developing countries. In *Epidemiology and the Prevention of Mental Disorders*. ed. B. Cooper & T. Helgason, pp. 321-326. New York: Routledge.

Sartorius, N., & Henderson, A. (1992). The neglect of prevention in psychiatry. *Australia and New Zealand Journal of Psychiatry, 16*, 550-553.

World Health Organization (1978). Primary Health Care: Report of the International Conference on Primary Health Care, Alma Ata, 6-12 September 1978. Geneva: WHO.

World Health Organization (1992). *Mental Health Programmes. Concepts and Principles*. Geneva: WHO.

Reproduced with kind permission of the American Psychiatric Association.

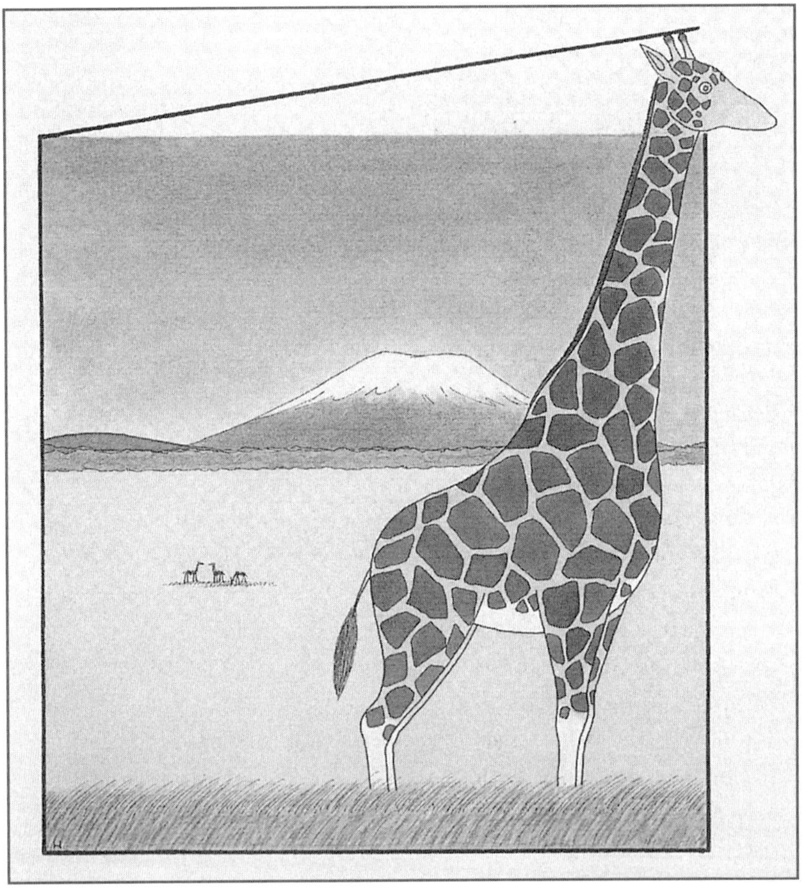

Hatao. 그의 머리는 항상 구름 속에 있다.

Hatao Masuda의 양해를 구함.

Chapter

09 일반 보건의료 서비스에서의 정신보건의 한계

20세기의 후반에 이루어진 조사들에 따르면 정신과 의사 수가 많은 나라에서조차 정신건강에 문제가 있는 대다수 사람들이 보건의료 서비스에서 도움을 구하지 않고, 설사 구한다고 할지라도 정신과 의사를 찾지 않고 일반 보건의료 서비스를 찾는다고 한다.

이러한 조사에 따라 많은 국가에서 일반 보건의료 인력에게 추가적인 수련을 제공하였다. 그 결과 비교적 단순한 수련만으로 일반 보건의료 시설에서 많은 수의 환자들에게 요구에 맞는 의료를 제공할 수 있다는 것이 입증되었다. 이에 따라 많은 나라의 정부에서 정신보건(mental health care)은 일반 보건의료(general health care)의 틀 안에서 이루어져야 한다고 선언하였으며, 심지어는 정신보건 서비스에 대한 지원을 줄이기도 하였다. 그러나 곧 이러한 전략은 한계를 드러내게 되었다. 정신보건 분야를 일반 보건의료 안에 포함시키기 위해서는 정신보건 서비스 자체를 우수한 수준으로 발전시켜야 하며, 정신질환을 가진 사람들에게 지원을 제공하는 새로운 서비스를 만드는 작업이 반드시 수반되어야 한다는 것이 더욱 분명해졌다.

보건의료 조직에 대한 많은 교과서들은 지난 수십 년 동안 적어도 한 가지 권고안에 있어서는 일관되게 기술하고 있다: 그것은 일차적, 일반 보건의료 서비스가 현재까지 전문가가 해 오고 있는 (혹은 아무도 서비스를 제공하지 못하고 있는) 수많은 질환의 치료(그리고 예방)에 일익을 담당해야 한다는 것이다. 이러한 면에서 정신보건 입안자들은 특히 많은 주장을 한다. 이것을 이해하기는 쉽다. 일반 인구 및 일반 보건의료 서비스에 오는 사람들 중 정신장애의 유병률은 높으며, 상대적으로 효과적이고 쉽게 사용할 수 있는 치료법이 존재한다. 이러한 방법을 적용하는 데 필요한 기술과 지식은 꽤 단시일 내에 습득할 수 있으며 치료법에 드는 비용도 저렴하게 유지할 수 있다. 예방 사업도 가능하여 대부분의 예방 사업도 의료 분야가 아닌 일반 보건의료 서비스나 사회적 분야에서 시행되어야 한다. 일차 예방 사업의 예로는 소금을 요오드화 하는 방법으로 크레틴병을 예방하거나, 적절한 산전 관리로 조기 뇌 손상을 예방하는 등의 방법에서부터 노인에게 인지적 혹은 감각적 부담을 차단함으로써 병원에 입원하는 것을 예방할 수 있는 방법 등을 들 수 있다: 이들 중 대부분은 정신과 의사들로부터 제안이 될 수 있지만, 정신보건 사업 밖의 다른 사람들에 의해 시행되어야 한다.

일차 보건의료에 대한 알마아타 회의의 권고(WHO, 1978)에서 정신보건을 일차 보건의료의 핵심적인 요소로 포함시켰으며, 수많은 국가에서 일차 보건의 수준에서 정신질환을 가진 사람들에게 케어를 제공하기 위한 구체적인 방법들을 시행하고 있다. 이러한 권고가 채택된 중요한 이유 중 하나는 정신질환을 가지고 있는 사람들 중 상당수가 일반 보건의료 서비스에서, 특히 일반 진료의사들에게 찾아가서 도움을 받고 있다는 북유럽 및 서유럽에서 시행된 연구의 결과다. 또한 그 외의 다른 국가들에서 수행된 연구들에서도 유사한 결과가 도출되었다(Sartorius, et al., 1990). 약 20년 전 개발 도상 국가들에서 일차 보건의료 서비스에서 만나게 되는 빈번한 정신장애를 대상으로 국제적인 연구가 진행된 적이 있다. 그 결과 몇몇 정신장애의 치료법에 대해 일반적, 일차 보건의료 인력(general and primary health care staff)을 수련시키는 것이 가능하다는 것과 이렇게 수련받은 인력들이 서비스를 받는 사람들에게 유용하고 효과적인 서비스를 제공한다는 사실을 입증할 수 있었다(Sartorius & Harding, 1983). 그때부터 진행된 다른 연구들에서도 이러한 결과를 재확인해 주었으며 일반 보건 서비스에서 정신장애들이 흔하게 관찰되지만 그들의 질환이 쉽게 드러나지 않기 때문에 도움을 청하는 사람들 중 대다수가 제대로 도움을 받지 못하고 있다는 것도 알게 되었다: 그리고 그들의 질환이 인지되더라도 일부의 환자들에게만 적절한 치료가 제공되고 있다는 것도 분명해졌다(Üstün & Sartorius, 1995).

개발도상국 중 일부 국가에서는 정신보건을 일차 보건에 도입함에 있어 필요한 모든 것이 한꺼번에 이루어진 곳도 있다. 국가 차원에서 정신보건 프로그램을 기안하고 이를 도입하였으며, 일반 보건의료를 수련시키는 데 필요한 재원을 지원하였고, 심한 정신장애인들의 치료를 위해 소요되는 의료 자재들을 필요시마다 제공하였다. 이러한 정책들이 일부 국가에서 실행되기도 하였고, 여전히 많은 나라에서 이러한 목표 달성을 가장 최상의 우선순위로 모든 관계자들이 확신하고 있음에도 일차 보건의료에서 정신보건을 적용하는 상황을 거시적으로 보면 여전히 물질적인 방면에 국한되어 있다. 더구나 일부 국가에서는 아직도 정부나 전문가들이 정신보건이 일차 보건의료 서비스의 차원에서 주로 일차적 또는 일반 보건의료 인력에 의해 제공되어야 한다는 개념에 대해 충분히 이해하지 못하고 있는 것이 현실이다. 이 같은 많은 상황에서 관계 기관이나 전문가 집단으로부터 선언적 지지를 얻어 내기는 쉽지만 정신보건 프로그램이 그 이상 진행되지 않는다.

정신보건이 말단 조직까지 확장되어 있는 경우에는—아무리 새로운 전략이 일부 영역에만 국한되고, 또한 종종 출발 시의 정밀함과 힘을 잃거나 처음 프로그램의 지도자들이 고령이 되거나 승진하더라도—변함없이 변화를 소개하고 종종 성공적으로 이끄는 변하지 않는 개인 또는 그룹이 있다. 이러한 과정은 단시일 내에 한꺼번에 이루어지는 것은 아니다: 점진적으로 태도가 바뀌고 서비스가 다양하게 조직화되어 가며, 의과 대학에서의 수련이 그러한 의료 현장에 맞추어 진행되고, 일반 보건의료 서비스에서의 간단한 정신보건의료를 지원할 수 있는 예산이 편성됨에 따라 가능해지는 것이다.

위의 고려 사항들은 개발도상국에만 적용되는 것은 아니다: 많은 고도 선진국에서도 대부분의 만성적이고 중등의 정신장애들은 정신과 서비스 시스템에서 치료되고 있으며, 나머지 정신보건 문제들은 개업한 정신과의사나 심리사 혹은 정신보건 문제에 특별한 관심을 가진 일부 일반 진료의사에 의해 다루어지고 있다. 개발도상국이나 선진국 모두에서 민속적 의료 종사자들[1]이 상당수의 정신건강 문제들을 가진 사람들을 보고 나름의 치료를 시행하는 중요한 역할을 담당하고 있다: 이들의 역할은 종종 정신보건의 공식적인 문헌에는 언급되지 않으며, 정신보건 사업의 수립에도 반영되지 않는다.

그러므로 정신보건을 일차적인 일반 보건의료 서비스를 이용하여 저변까지 확장을 시키는 전략을 도입하는 것이 왜 이렇게 어려운가를 묻는 것이 합당하다. 언뜻보면 모든 사람이 이러한 방식의 진행을 받아들이고자 하는 것처럼 보인다. 환자들은 그들의 집 근처에 위치한 병원에서 도움을 받고 싶어 한다. 환자의 집에서 일차 보건의료 인력들의 관리하에 치료받

1) '민속적 의료 종사자들(Traditional health practioner)' 이란 인증된 보건학교에서 형식적인 수련을 마치지 않아 보통은 정신질환을 가진 사람들을 치료하는 데 공식적으로 허용되지 않는 사람들을 일컫는다.

을 수 있게 된다면 의료 서비스에 지출되는 비용을 절감할 수 있을 것이며, 시설에서 치료함으로써 발생하는 부작용을 막을 수도 있다. 서비스 제공자들은 환자나 그 가족들이 가지고 있는 문화적 배경이나 집안 환경에 대해 더 잘 알고 있을 수 있으며, 그로 인해 집에서 멀리 떨어져서 환자의 문화적인 배경이나 집안 환경에 대해 잘 모르는 치료진들에게 치료를 받음으로써 발생할 수 있는 어려움들을 피할 수도 있다. 의사들은 자신의 활동 범위가 넓어진다는 점 때문에 만족스럽게 느낄 수 있을 것이다. 정신과 의사들과 다른 정신보건 전문가들은 치료 저항성 환자들에게 관심을 기울일 수 있으며 이외의 시간을 교육이나 연구에 사용할 수 있을 것이다. 그러나 일반 보건의료의 일부로써 정신보건을 도입하려는 흐름은 아직 답보 상태다.

일반 보건의료 안으로 정신보건 요소를 도입하는 데 장애가 되는 요인들

분석에 따르면 정신보건이 일반 의료 서비스에 느리게 도입되는 데 장애가 되는 요인에는 개인적, 기술적, 사회적, 행정적 그리고 전문가적 영역들이 있다.

제한 요인: 개인적 영역

이 그룹에 속한 요인들은 분명히 가장 중요하고 가장 제어하기 어렵다. 개인적 영역이란 의료를 제공하는 데 관여하는 주요 인물들—환자와 환자의 가족, 서비스 제공자 및 의사 결정자들—의 태도와 기타 개인적 성격을 의미한다.

정신질환을 앓고 있는 사람들은 (그들의 가족들까지도) '정신질환의 문제'가 알려짐으로써 겪게 되는 불행한 결과에 대해 알고 있다. 그러므로 그들은 만일 그들이 겪고 있는 문제가 정신질환에 때문이라고 의심되는 경우 그들의 가까운 주변에서 도움을 받으려 하지 않는다. 어떤 경우에는 자신이 직접 치료비를 부담해야 하는 경우에도 다른 마을이나 도시의 정신과 의사를 찾아가기도 한다. 많은 국가에서 환자나 가족은 그들의 질환에 대한 정보가 일반 의사의 기록에만 남아 있을 것이라고 믿지 않으며, 간호사나 집에 방문한 사람, 심지어는 의사에 의해서 진단이나 질병의 성격에 대한 비밀이 누설될 것이라고 생각한다.

간혹 환자나 그의 가족들은 민속적 치유자들(traditional healers)을 찾아가기도 하는데, 그들은 흔히 정신적 혹은 신체적 질환을 따로 생각하지 않으며 그들 나름대로의 체계로 질환을 구분한다. 민속적 치유자들이 사용하는 질환에 대한 분류는 환자들에게 좀 더 잘 먹혀 들어가며, 환자나 그들의 가족들의 문화적인 배경이나 이전의 경험과 더 잘 조화를 이룬다. 많은 환자들에게 일차 보건의료는 인간적이지 못한 대규모의 병원들에 비해서는 더 친근하지만, 많은 문화권에서 이 역시 외국에서 유래된 것으로 민속적 의료종사자들에 비해 이질적인 것으로 여겨진다.

정신질환 때문에 낙인 혹은 차별될 것이라는 데 대한 두려움과 자신이 용인할 수 있는 방식으로 치료받기를 바란다는 것만이 환자가 일차 보건의료 이외의 다른 곳을 찾게 되는 이유는 아니다. 이 외에도 정신질환을 다루는 일반 진료의사들의 지식이나 치료 기술에 대한 불확신도 이유가 된다. 이들이 이러한 확신을 가지지 못하는 것은 불합리하지 않다. 오랫동안 일반 보건의료인들은 제대로 정신과 (특히 불안 상태와 같은 '평범한' 정신질환의 치료에 대해서도) 수련을 받을 기회가 없었으며, 정신질환으로 고통받는 사람들을 치료하기를 주저하였다. 일반인들은 일반 진료 의사들을 응급 상황에서 역할을 하며, 경미한 신체적 질환이 있을 때 찾아갈 수 있는 의사로 생각하고 있다: 그리고 더욱 복잡한 질환의 경우에는 일반 진료의사들이 전문의의 조언을 따라서 행동한다고 알고 있다.

일차 의료 수준에서 진료의사들이 정신보건 문제를 다루기를 어려워하는 개인적인 이유는 좀 더 복잡하다. 어떤 경우에는 지식이 부족하고 치료법에 대해 잘 모르기 때문에 환자를 다른 곳으로 의뢰하게 된다. 전 세계 대부분의 국가에서 의과 대학 수련과 의과 대학 교육에서 일반 진료의사를 대상으로 하는 정신과 치료 기술에 대해서는 그리 강조하지 않는다; 심지어는 정신 상태 검사와 같은 기초적인 기술마저도 실제적인 활용에 대해서 가르치지 않는다. 전 세계 대부분의 의과 대학 대학생들이 정신질환으로 고통받고 있는 사람들을 직접 만날 수 있는 시간은 극히 적다: 정신과에 대해 교육을 받는 시간이 총 50시간을 넘지 않는 경우가 허다하며, 또 이 중 대부분은 강의에 할당되어 있다.

정신과 환자들에 대한 낙인과 이미지는 일반 진료의사들이 정신질환자들에 대한 진료를 꺼리게 만드는 또 다른 이유가 된다: 정신질환에 대해 낙인화된 이미지 중에서도 마음에 질병이 있는 사람들은 치료가 불가능하다는 믿음은 정신질환을 치료하는 데 대해 적극성이 떨어지도록 만드는 요소 중 하나다. 만일 환자에게 정신장애와 신체적 장애가 공존하는 경우, 환자와 의사 모두 신체 질환에 더 관심을 기울이며, 정신질환이나 그것을 치료하는 데 대해서 언급하는 것을 회피한다(암묵적 공모, tracit collusion).

대부분의 일차 보건의료 인력들이 일하는 여건도 중요하다. 많은 국가에서 근무 시간이 많고 수입은 적으며, 장래성이 낮고 행정적인 개입이 많기 때문에 일차 보건의료 인력들이 갖는 업무에 대한 동기가 떨어진다. 이러한 소진 증후군은 보건의료 말단 조직에서 일하는 의료인(다른 분야의 전문가에서의 예, 분교에서 일하는 선생님)에게서 더 흔히 일어나며, 그래서 많은 국가에서 보건 의사 결정자들이 일차 보건의료 서비스에서 부가적인 업무나 교육 등을 시행하는 것이 점점 더 어려워진다고 불평한다. 일반 진료의

사나 다른 일차 보건 진료 인력에 대해 서비스 수련이나 재교육 과정을 실시하자는 주장이 해당 분야의 행정적 수반에게는 흔히 좋은 해결책으로 받아들여진다: 그러나 수련 과정에의 참석률이나 새로운 것을 배우는 데 대한 열정은 여전히 낮으며, 대부분의 경우에서 지식을 습득한다는 점 이외에 다른 보상이 제공되어야 한다.

이와 유사하게 정신보건을 일반 보건 서비스로 도입하도록 노력해야 하는 보건 정책 결정자 또한 마지못해 일을 하기도 한다. 현재의 보건 정책 결정자들은 정신과에 대한 수련을 부적절하게 받았으며, 어떤 경우에는 의과대학에 있으면서 그들이 잠시 정신병원을 방문했을 때의 인상으로 모든 정신장애를 규정지을 수도 있다. 그들은 정신질환자들은 일반 보건의료 서비스에는 드물다고 생각하고 있으며, 일반 진료의사들을 집중적으로 수련시키거나 서비스를 재편성한다고 해서 별로 얻을 것이 없다고 생각할 수도 있다. 혹은 그들이 정신보건 문제에 대해 폭넓고 깊게 알고 있으며 일반 보건의료 시설에서의 정신장애들의 유병률에 대해 제대로 알고 있다고 하더라도, 도움받는 데 제한이 있는 환자들을 현대 정신의학이 일차 보건 의료를 통해 도울 수 있는 방법들을 가지고 있을 것이라고 생각하지 않는다. 그러므로 그들은 일차 의료에 정신의학을 도입하려는 데 많은 노력을 기울이지는 않을 것이다. 하지만 이런 것은 변화될 수 있다: 예를 들어 All India Institute of Neurosciences and Mental Health in Bangalore(India)에서는 보건 정책 결정자들을 정신보건과 질환에 대한 정보 강습회에 초청해 왔는데, 이는 보건 서비스 시스템에 변화를 도입하는 것을 크게 촉진시켰다.

제한 요인: 기술적 영역

기술적 제약(기술이라는 단어를 사용하는 것은 과학적 지식을 가지고 적용한다는 원래 의미를 살리려는 것임) 또한 일차 의료 체계에서 정신보건을 제공하는 데 있어 상당히 중요하다. 정신질환의 특정 증상(예, 극도의 초조)을 현재의 기술보다 더 빨리 감소시키는 방법이 고안될 수 있으며, 그로 인해 일반 보건의료 서비스에서 그러한 증상을 보이는 환자들을 치료할 수 있기를 기대할 수 있다. 현재 일차 보건의료가 행해지는 곳에서는 미친, 급성적 동요를 일으키거나 심하게 정신병적이거나 난폭한 환자들이 관리되도록 허용되지 않기 때문에, 증상이 계속된다면 이러한 행동 장애를 다룰 수 있도록 시설이 갖추어진 기관으로 의뢰하는 것이 필요하다. 정신장애들의 많은 종류의 증상들을 치료할 수 있는 최신 약물 치료법들의 개발은 정신질환을 위한 서비스를 조직하는 데 이미 의미 있는 변화를 가져왔다. 과학과 치료법의 더 많은 발전은 일차 보건의료의 틀 속에서 정신질환을 치료하는 것을 좀 더 용이하게 하고 흔히 일차 의료 환경의 응급 상황에서 시행되고 있는 다른 개입들과 더 유사하도록 변화시킬 것이다.

정신보건 문제가 일차 보건의료로 전환되는 것을 가로막는 다른 기술적인 문제들도 있다. 예를 들면 말단 의료 서비스와 약국으로 의약품의 공급이 원활하지 못하다는 것으로, 이는 개발도상국이나 최근 동구의 국가들에서도 지속되고 있는 문제다. 의뢰 기관으로 이송하는 데 시간이 많이 걸리는 것도 문제며, 장래에는 반드시 해결되어야 한다: 그렇게 된다면 환자를 멀리 떨어져 있는 입원 기관에 보내는 경우나 합병증이나 법적인 문제를 피하게 되는 면에서 더욱 안전해질 것이다.

제한 요인: 사회적 영역

정신질환에 대한 낙인은 질환 그 자체나 질환을 앓고 있는 환자에게 국한된 것이 아니다. 낙인은 환자의 가족, 질병을 치료하기 위해 복용하는 약물, 정신질환을 치료받기 위해 환자가 가는 기관 그리고 정신보건 종사자까지로 그 범위가 확장될 수 있다. 이는 우리 사회에 깊이 배여 있다. 정신질환이 있는 사람들의 치료를 위해 일차 의료 기관이 이용될 수 있다는 생각은 일차 의료 기관에서 (다른 질환 때문에) 진료를 받는 환자들이나 일차 의료 기관의 운영자, 일차 의료 기관 주변에 사는 사람들과 그 의료 기관에 종사하는 의료 인력들에게 받아들여지지 않는다. 이러한 저항을 극복하는 것은 가능할 수는 있겠지만 그렇다고 모든 곳에서 가능한 것은 아니며 법적인 문제나 장기간의 논쟁 그리고 동료, 친구 및 정치인들의 항의를 극복하지 않고서는 불가능한 일이다. 일반 보건의료 시설에 위치한 정신과에서 정신보건 서비스가 제공될 것이라는 점을 염두에 두고, 건축물의 구조와 정책적인 계획을 통해 장기적인 안목하에 일을 진행해야만 이러한 저항을 줄일 수 있을 것이며, 정신질환에 대한 치료가 어느 곳에서든지 이루어질 수 있을 것이다. 이러한 변화는 독창적이면서도 합리적으로 주변 사람들에게 더욱 편하게 받아들여질 수 있도록 접근하기 쉽고 주차할 수 있는 공간도 제공되는 등 다양하고 분명한 이점을 주는 방향으로 이루어져야 한다. 종합병원의 정신과가 예전에는 지하층이나 병원 건물에서 멀리 떨어진 별도의 건물에 위치해 있던 것에서 지금은 점차 '실제' 의료 부서 가까이로 옮겨 오는 것을 바라보는 것은 참으로 신나는 일이다; 그러나 불행하게도 병원이나 의과 대학의 다른 동료들에게 받아들여지기 위해서 정신과 의사들은 종합 병원에 환자를 입원 시키는 데 있어 비교적 안정적으로 행동하는 환자만 고를 수밖에 없으며, 더 주의가 필요한 심각한 환자들은 종합 병원보다 환자/의료진 비율과 다른 여러 조건들이 훨씬 열악한 다른 기관으로 보낼 수밖에 없을 것이다. 최근 수년 동안 보이는 정신과에서의 이러한 이중적인 경향은 총체적으로 바라볼 때 참으로 위험한 일이 아닐 수 없다: 일부 고급스러운 환경에서는 많은 정신과 의사들과 심리사, 사회사업가, 사례관리자와 같은 정신보건 인력들이 '매력적인' 환자들을 대상으로 진료를 시행하는 반면, 다른 어떤 곳, 인력과 기타 자원과 시설이 부족한 곳에서는 치료하기 어렵고 가난하며, 흔히 집이 없고 다른 많은 사회적인 문제를 가지고 있는 환자들로 인해 고생하고 있다. 이전에 종합병원이나 일반 보건의료 시설로 들어가고자 전투를 벌였다면, 이제는 정신과 영역 안에서 우수한 시설의 정신보건 기관을 모든 환자들에게 개방하고 모든 환자들이 공정하게 정신과 서비스를 받을 수 있도록 하는 전투를 벌여야 할 것이다.

제한 요인: 행정적 영역

정신보건 서비스에서 이용되는 자원은 매우 다양한 세팅에 속해 있다. 정신 병원은—정신질환이 있는 사람들 중 일부에서만 이용 가능할 뿐이지만 (그중 다수는 병원에 수년째 있는 경우도 있다)—비용이 많이 든다. 정신 병원에서 일하는 인력들은 보수가 낮으며, 환자에게 제공되는 음식이나 시설이 열악하고, 주위의 건물이나 공원이 대부분 낡아 있다: 그럼에도 불구하고 그런 기관('정신보건 기관'이나 '재활 센터'라고 명명된 그 아류까지 포함하면)에 지출되는 총 일 년 예산은 여전히 높으며, 국가에서 정신보건의료에 할당된 예산의 상당한 부분, 어떤 경우에는 거의 대부분을 차지하기도 한다. 이런 정신 병원들을 유지하기 위해 할당되어 온 지금까지의 지원에 비추어 보면, 더 많은 수의 환자에게 더 나은 서비스를 제공하기 위해 비용이 증액되어야 할 필요는 없다는 것을 의미한다고 개혁론자들은 지적해 왔다. 그들은 대신 외래 환자 서비스나 정신과에 대해 일반 보건 인력을 교육시키거나 사회복귀를 위한 중간단계시설을 개발하거나 사회적 서비스를 강화하는 데 자원이 재분배되어야 한다고 주장했다. 그런데 모든 것이 공허해졌다: 수년 동안 쓰라린 경험을 겪으면서 다음과 같은 면이 분명해졌다. (1) 몇몇 만성 질환을 가진 환자들을 퇴원시키는 것은 상대적으로 손쉬운 일이지만, 그렇다고 해서 모든 환자들에게 해당되는 것은 아니다, (2) 정신병원의 의료진들은 낮은 보수를 받고 과학적인 장래성이나 경력상 출세의 가망은 낮더라도 안정성을 선호하며, 만일 그들에게 병원 밖에서의 일과 병원 안에서의 일을 선택할 수 있는 기회를 준다면 후자를 선택한다, (3) 병원 주위 마을의 경제는 병원에 의존되어 있으며, 주민은 만일 병원이 문을 닫는다면 반대할 것이다, (4) 빈 정신 병원과 부지를 정신보건의료를 발전시킬 용도로 사용하기 위해 현금과 같은 동산으로 쉽게 바꾸는 것이 상당히 어렵다, (5) 여러 이유로 입원 치료가 필요한 환자들이 있으며 다른 정신 병원이나 입원 시설이 지어진다면 환자들은 다시 정신 병원으로 돌아온다, (6) 만일 정신 병원에 병상이 없다면 만성적으로 장애가 있는 환자들을 위해서 급성 병동이 부분적으로 사용되어야 할 것이며, 이런 경우 중대하게 급성기 지역사회 서비스의 성격이 크게 변하게 될 것이다. 조작적인 연구들은 지역사회에서 정신병원을 폐쇄하고 대체기관을 설립하며 지역사회에서 적절한 정신보건을 안정화시키는 시기에는 정신보건에 대한 투자가 거의 두 배가 되어야 할 것으로 보고하고 있다(Trieman, et al., 1998). 이러한 경험과 연구들의 결과로 행정기관들은 탈원화의 과정을 꺼리게 되었고, 정신보건을 일반 의료 서비스에 도입하는 일도 정신보건 예산의 증가에 의존하게 되었다(자연히 감액된 다른 예산부분을 제안했던 사람들은 강력하게 반발하게 마련이다). 현재의 재정적인 압박과 행정부서의 보수적인 경향은 이 같은 변화를 도입하는 데 더 큰 어려움을 가져올 것이며, 구체적이고 체계적인 프로그램이 많은 분야에서 진행되어야 할 것이다.

제한 요인: 전문가적 영역

정신과 전문인들은 정신보건 문제에 대한 지식이나 그 치료법들을 대부분을 만들어 내었다. 정신과 의사들은 정신질환에 대한 연구에 관여하며, 연관 분야에 대한 연구로 다른 학문들과의 연계를 만들어 내었다. 정신과 의사들은 의과 대학 학생들을 가르치며, 정신장애의 역학이나 이것의 새로운 서비스 영향에 따른 변화에 대한 연구를 수행하고, 법 정신의학 분야를 담당하며, (잘하는 경우도 있고 잘하지 못하는 경우도 있지만) 임상적 혹은 학문적인 기관에서 정신과 환자들과 정신과 학문 분야에 대한 관심을 일깨운다.

일반 보건의료 서비스의 한 부분으로 정신보건이 제공되어야 한다고 제안되었을 때, 정신장애의 원인과 병인에 대한 생물학적인 연구는 기초 과학자들에 의해 행해질 것이며, 장애가 있는 환자들의 재활은 재활 서비스 분야에서 행해질 것이라고 생각하여 정신과 의사들은 불안해했다. 또한 개업의들은 그들이 현재 자연스럽게 치료하고 있는 환자들을 일반 진료 의사들에게 빼앗길 것이며 결국 자신들의 수익이 감소할 것이라고 생각했으며, 교직을 맡고 있는 사람들은 내과 등의 타 분야의 교수들이 우울증과 같은 질환의 진단과 치료에 대해 가르치게 될 것이라고 걱정했고, 연구 분야에 있는 사람들은 그들의 업무가 극단적으로 줄어들 것이라며 불안해했다. 그러므로 정신과 의사들은 대부분의 경우에 정신보건 업무를 일반 보건의료 종사자들에게 이관하는 데 대해 그다지 적극적이지 않다.

치료를 할 만한 환자가 줄어들 것이며, 교육이 다른 사람들에 의해 행해질 것이라는 두려움은 근거에 의해 지지되지 않는다. 정신질환에 대한 치료를 일반 보건 서비스에서 시행하도록 도입하면 대부분의 경우 자문을 의뢰하는 경우가 증가하게 되며, 전문의로부터 일반의로 업무가 옮겨지는 경우는 극히 드물다. 다른 학문 분야의 교수들이 정신과 교육을 하게 되는 경우 또한 벌어지지 않는다. 그러나 넓은 차원에서 변혁의 귀결에 따른 위험 중 하나는 정신과에 할당되었던 자원이 상당히 감소할 수 있다는 것이며, 이는 새로운 지식의 창출이나 보건의료 분야에서 의과 대학 학생이나 다른 인력들을 적절히 교육하는 부분에 있어 생산성의 감소로 이어질 수 있다. 이러한 변화를 주도하는 사람들은 일반 보건의료 내에서 정신보건 분야를 더 굳건하게 하고, 동시에 환자들이 의료인과의 일차적 접촉을 수월하게 할 수 있도록 지원하여 주며, 다른 보건 분야에서 사용될 수 있는 새로운 지식이나 기술을 개발하는 데 있어서 정신과 의사가 계속적으로 주도해 나가는 리더가 되어야 한다는 점을 염두에 두어야 할 것이다.

정신보건을 일반 보건 서비스로 도입하기 위해 극복해야 할 장애물

정신보건 분야를 일반 보건의료 안으로 도입하는 데 제한이 되는 요인 중 분명히 몇 가지는 딜레마를 가지고 있지만, 모두 그런 것은 아니다. 현재 우리가 알고 있는 지식으로는 정신질환으로 고통받는 사람들이 적절한 도움을 제공받을 가능성을 증가시킬 수 있는 유일한 방법은 정신보건을 일반 보건의료 내로 도입하는 것이기 때문에 해결 가능한 제한 요인들은 제거되어야만 한다. 전 세계적으로 많은 국가에서 정신과 의사들의 수는 극히 적다. 반면에 개발도상국이나 선진국 모두에서 정신장애들의 유병률은 매우 높으며 질환에 의한 장해로 발생하는 연간 손실을 따져 보았을 때 정신질환이 전 세계적으로 미치는 영향은 두 번째에 해당한다. 일반 의료 서비스를 접하는 다섯 명 가운데 한 명꼴로 의뢰되는 주 이유가 심리적 장애(psychological disorders)며 이러한 장애의 대부분은 치료가 가능한 것들이다.

〈표 9-1〉에 정신보건의료를 일반 보건의료 내로 도입하는 데 있어 제한점이 되는 요인들을 나열하고 그 제한점을 제거하거나 약화시킬 수 있는 가능한 해법을 요약해 놓았다. 이 표를 검토하는 데 현장에서는 한 가지 이상의 제한 요인들이 있으며, 열거된 방법들은 서로 다른 상황에서 제한적 요인을 줄이기 위한 다양한 예시임을 기억해 둘 필요가 있다.

표 9-1 정신보건의료의 도입: 제한점과 중재법

영역	제한요소	중재법
개인적 영역	일반 보건 의료 종사자에게 환자 자신의 문제를 이야기하기를 꺼림	보건 교육
	의료 종사자들이 정신보건 문제를 다루기를 꺼림	의료 종사자들에게 연수의 기회를 제공함으로써 기술적인 능력과 태도의 변화를 유도
기술적 영역	치료 도구의 불완전함	특히 일차 보건 의료에서 사용할 수 있는 가능성이 높은 발전된 중재법을 개발하는 연구 진행함
	의료 자재 공급의 불규칙함	물자 조달 시스템을 재구축함
사회적 영역	정신 질환과 정신 보건 서비스에 대한 낙인	보건 의료 시스템 내부와 일반인을 대상으로 한 반-낙인 활동 (예, 학교 보건 교육 프로그램)
		차별적인 법 조항에 대한 검토
행정적 영역	정신과에 할당된 재원을 일반 보건 의료로 재배치하는 데 대한 어려움	정신보건 프로그램에 대한 재원 확충을 위한 로비
		장기적으로 입원 환자의 비율을 줄이고 외래 치료 서비스로 대체하는 프로그램을 개발함
전문가적 영역	정신보건 의료를 일반보건 의료에 도입하는 것을 정신과 의사들이 참여하는 것을 꺼림	변화를 위한 계획을 수립하고 일반 보건 의료 인력을 수련시키는 데 따른 인센티브를 제공하는 데에 일반 의사뿐만 아니라 정신과 의사들도 참여시킴

결 론

많은 예에서 어떤 변화에서든지 프로그램과 전술은 중요하다. 그러나 동시에 사람들이 논리나 공중 보건 정책보다 감정이나 사회적 압력에 더 빨리 반응한다는 사실을 생각해 볼 필요가 있다. 그러므로 어떤 곳에서든 간에 하는 일의 방식을 새로운 방법으로 바꾸는 것은 전문적 지식, 과거의 성취, 인품 그리고 정치적 기술을 가지고 있기 때문에 전문가 집단이나 일반 대중들에게 확신을 줄 수 있는 리더에 의해 제안되어야 한다. 의료의 책임 소재를 바꾸는 것은 권력을 이동시키는 것이며, 이러한 조절은 조직의 재배치 혹은 일부의 희생이 뒤따를 수 있다. 변화에 관여하는 대부분의 사람들은 합리적인 사람들이며, 당연히 좋은 의도를 가지고 있다. 그러므로 관련된 모든 것들에 대한 염려나 바람에 대해 존중하여 일을 진행하고 변화를 이루기까지 신중한 태도로 적절히 보조를 맞추어 나아 감으로써, 그 변화를 주도하는 사람들이 결국 그 분야를 떠나게 된 이후에도 변화가 지속적으로 유지될 수 있도록 하는 데에 필요한 호감 혹은 확신을 얻을 수 있을 것이다.

참고문헌

Sartorius. N., & Harding, T. W. (1983). The WHO collaborative study on strategies for extending mental health care I. Genesis of the study. *American Journal of Psychiatry, 140*, 1470.

Sartorius, N., Goldberg, D., de Girolamo, G., Costa e Silva, J. A., Lecrubier, Y., & Witchen, H. U. (eds.) (1990). *Psychological Disorders in general Health Care*. Bern, Toronto, Lewiston(NY): Hogrefe and Huber.

Trieman, N., Hughes J., & Leff, J. (1998). The TAPs Project 42: the last to leave hospital-a profile of residual long-stay populations and plans for their resettlement. *Acta Psychiatrica Scandinavica, 98*, 354-359.

Üstün, T. B. & Sartorius, N. (eds.) (1995). *Mental Illness in General Health Care*. Chichester, UK: John Wiley.

World Health Organization (1978). *Primary Health Care: Report of the International Conference on Primary Health Care*. Alma Ata. 6-12 September 1978. Geneva: WHO.

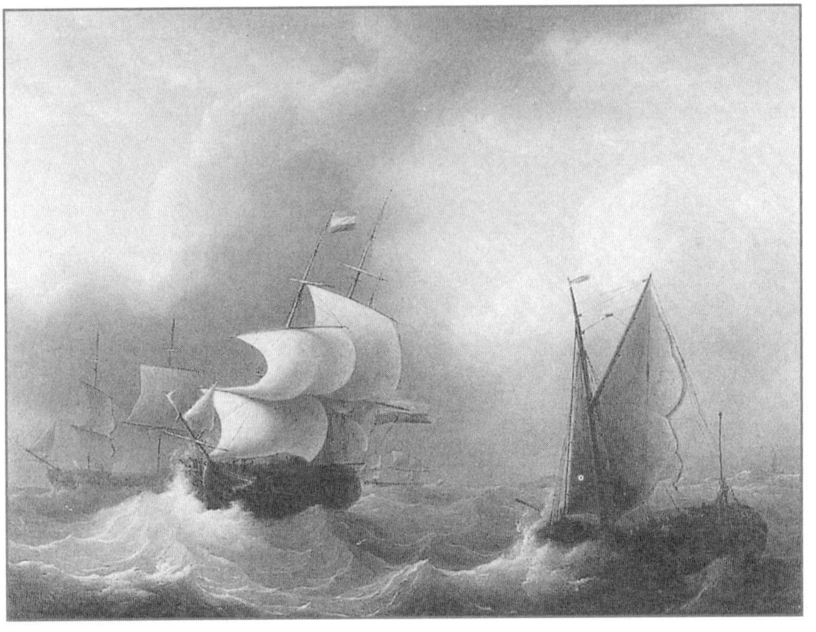

Martin Schouman(1770~1848). 큰 파도 속의 배.

Bonhams, London, and Bridgeman Art Library, London 제공.

Chapter

10 정신보건에 대한 세계보건기구의 모험

5년 전만 해도 공중보건(public health)기관에서 정신보건을 담당하는 부서를 가지는 것은 흔치 않은 일이었다. 세계보건기구(World Health Organiation, 이하 WHO)에 이러한 프로그램을 포함시키는 것은 창립자들이 가졌던 지혜에 대한 증명이다. 하지만 수년간 정신보건 담당부서가 수많은 부침을 보여 온 것은 정신건강 증진과 정신장애의 조절이 WHO의 공중보건 미션의 한 부분으로 완전히 받아들여지지 않았다는 사실을 반영한다. 그렇지만 최근 WHO 집행부에서 정신보건 프로그램에 대한 상당한 관심과 지원을 해주고 있다.

이러한 프로그램의 역사는 하나의 아이디어가 받아들여지고 변화가 공중보건 기구체계에 소개되는 데 수십 년이 걸린다는 것을 확인시켜 주는 것처럼 보인다.

2001년 세계건강의 날은 정신건강에 헌정되었다. 2001년도 세계보건기구의 연간 보고서도 정신건강에 할애되었다. WHO의 정신보건 부문은 요원이나 재원이 두드러지게 강화되어 왔다. 많은 국가의 자발적인 기부에 의해서 활용할 수 있는 추가적인 자원들도 만들어졌다. 이러한 일들은 정신보건의 영역에 있어, 특히 많은 국가에서 낮은 우선순위에 처한 정신보건 프로그램들에게 좋은 소식이다. 정신보건 프로그램의 역사는 정신건강에 대한 모든 사람의 관심을 이끌어 내고, 정신장애를 가진 사람들과 가족이 원하는 보호를 받을 수 있도록 책임지는 굴곡 많은 과정과 위험을 실례로 명확히 보여 준다.

세계보건기구의 설립헌장은 인류 역사상 가장 끔찍한 전쟁의 하나였던 제2차 세계대전이 끝난 직후 쓰였다. 세계의 시민—적어도 전쟁이 휩쓸고 지나간 대부분의 지역에 살았던 사람들—은 더 나은 미래에 대한 희망과 기대를 맞이했다. 많은 악한이 이미 처벌을 받았다. 전 세계의 광대한 진보를 가로막는 장애물은 없는 것처럼 보였다. 공동의 적에 대한 투쟁 속에서 자원 봉사자들을 쉽게 얻을 수 있는 연대감이 생겨났다. 모든 사람들이 좀 더 나은 미래를 만들기 위해 지속적으로 희생을 할 준비가 된 것처럼 보였다. 선의를 가진 사람들의 연합[1]이 쏟아져 나왔고 세계보건기구 같은 정부간의 기구들이 쉽게 설립되었다. 이러한 조직들과 연합이 생겨날 당시의 기본 문서들은 아름다운 시작을 이끌었다. 그 문서들은 인도주의에 입각한 헌신과 평등과 연대로 계속 통치될 번영된 미래에 대한 작성자들의 비전에 의해 고무되었다.

세계보건기구의 헌장 또한 이러한 느낌을 반영한다(WHO, 1996). 헌장은 건강을 '단지 병이 없는 상태' 보다는 신체적, 정신적, 사회적 안녕(well-

1) 예를 들면, 정신 보건을 위한 세계 연맹(the World Federation for Mental Health).

being)의 상태로 정의한다. '도달할 수 있는 최상' 기준의 건강을 얻는 것이 모든 인류의 기본적인 권리 중의 하나임을 선언하고 있다. 헌장은 정부들이 자신의 국민들의 건강에 책임이 있다는 신념을 가지고 있다. 헌장은 '의학, 심리학 그리고 관련된 지식'의 확장이 건강을 달성하는 데 핵심적이라고 선언하고 있다. 헌장 2조에서 국제적인 건강의 영역에 있어 '권위를 조정하고 이끄는' 역할, 예를 들면 기준과 협정, 정보 체계를 발전시키고, 회원의 상황에 따른 진단 기법들과 조언을 제공하는 WHO의 역할을 충족시키는 데 필요한 활동들을 열거하고 있다. 헌장은 세 가지 일반적 기능들—학술 조사의 촉진, 보건과 이와 관련된 요원들에 대한 학교에서의 교육 향상, 질병의 예방과 치료에 유용한 기술의 연구 및 보고—을 나열하고 있다. 마지막으로 헌장은 네 가지 특정 영역에서의 활동—부상의 예방, 환경 위생의 촉진, 모자 건강의 증진, "… 특히 인간관계의 조화에 영향을 미치는 정신보건 영역에서의 활동"—의 촉진을 제시하고 있다.

세계보건기구의 내부 하부조직을 만들 때가 왔을 때 다양한 부서들이 만들어졌고, 이들에게는 조직의 헌장적 기능을 충족시키는 과업들이 부여되었다. 그러나 세계보건기구의 모든 기능들이 이러한 부서들로 만들어지지는 않았다; 많은 이들이 의아하게 여겼지만 정신보건을 위한 부서가 만들어졌다. 그 이유는 명확하지 않다. 아마 그것은 새로운 기구의 사무총장(Director General)이 군정신의학자인 Brock Chisholm 박사였기 때문이었을 것이다. 연합군이 심리적 문제에 대한 선별검사를 도입하였고, 이를 비행사와 다른 군 요원의 사상자를 줄이기 위해 관리하여 왔다는—Chisholm 박사가 잘 아는 정보였던—사실이 그의 결정에 영향을 미쳤던 것 같다. WHO 헌장의 모든 명령은 반드시 구체적인 지향점을 가져야 하나, 이것을 위해 필요한 다른 부서들을 만드는 데 요원들을 다 소진해 버렸다고 느꼈기 때문에 아마 그는 정신보건 부서를 만들지 않기로 결정을 내릴 수도 있었을 것이다. 아마 그는 정말로 정신건강의 증진을 조직의 기본적인 의무의 하나로 보았을 것이다. 하지만 우리는 결코 알 수 없을 것이다.

공중보건 조직 속의 정신보건 부서는 기이한 것이었다. 공중보건 관련 학교들은 아주 드물게 그런 학부를 가지고 있었다. Chisholm 박사는 정신보건 부서를 만들어 내는 데 분명히 어려움이 있었을 것이다: 그것의 규모는 작았고(한 명의 장과 한 명의 비서) 예산도 별로 많지 않았다. 그러나 정신보건 부서는 이것을 가지고 일하기 시작했고, 다른 공중보건 기구들과 마찬가지로 정신보건 문제에 특별한 관심 없는 조직 속에서 정신보건 프로그램이라는 모험을 시작했다. WHO는 초기에 전염성 질환의 퇴치, 말라리아의 박멸, 혜택받지 못한 지역에서의 의사의 수련과정의 준비, 건강 문제에 대한 정보의 수집과 발간[2] 그리고 보건 서비스와 건강에 관련된 다른 사업들의 개발과 유지에 대해 훌륭한 지식과 권고의 개관을 만들어 내는 저명한 전문가 집단의 모임을 개최하는 데 집중을 했었다. 구조면에 있어서 WHO는 마치 질병과의 전투를 위해 만들어진 군대와 유사하다. WHO에서 사용되는 용어들을 보면 이러한 사실을 알 수 있다. 그 조직의 장은 사무총장(Director General)이었고 그는 여러 사령부(Headquaters)를 거느리고 있다. 그리고 각 사령부 밑에는 많은 사단, 즉 국(局, Divisions)이 있어서 이들이 프로그램의 주요 부분들을 다루었다. 더 작은 프로그램들은 부대, 즉 부서(Units)에 의해 수행되었다. 질병이나 건강 유해 인자에 대항하는 WHO의 일련의 군사행동(campaigns)에 포함되는 일사 분란한 활동들은 전반적인 전략(strategy)에 의해 그 실행이 통제되었다. 실행의 원칙은 일부는 성문화되어 있고 일부는 구두에 의해 전달되었지만, 아주 사소한 부분까지 다루어질 정도로 엄격했다. 예를 들면 조직의 직급에 따라서 임원들

2) 예를 들면, 주간 역학 보고서(Weekly Epidemiology Report)와 보건 서비스에 대한 연간 통계 보고서(annual statistical reports).

이 사용하는 잉크색이 달랐다: WHO의 의장인 '사무총장'은 옅은 자주색 또는 자주색 잉크를 사용했고, 사무총장 대리(Assistant Director General)는 녹색, 의장보는 붉은색, 예산담당 부서장은 청록색 그리고 부서장들은 검은색 잉크를 사용했다. 다른 임원들은 이런 색의 잉크를 사용하지 못하게 되어 있어서 연필이나 진보라색의 잉크를 사용했다.

WHO에 부여된 헌장적 명령은 공중보건 학파의 그것과 유사했다. WHO의 부서들의 임무는 공중보건학교의 같은 이름을 가진 부서와 유사했다. 정신건강의 증진과 정신 및 신경장애들의 조절은 공중보건 학파들의 일반적인 임무에는 포함되지 않았다. 왜 정신보건이 WHO의 부서들 중에 속해야 하는지 그리고 그 정신보건 부서가 무엇을 해야 하는지는 누구에게도 명확하지 않았다. 게다가 그 당시 WHO조직의 대다수 참모들은 극소수를 제외하고는 2차 세계대전 중이나 이전에 식민지 보건 서비스에 종사했기 때문에 과거에 정신보건 서비스와 관련된 경력이 전혀 없었고 정신질환에 대해서는 무언가를 시도할 만한 가치가 없다고 생각했다. 당시의 팽배한 의견은 개발도상국에서는 정신건강의 문제가 공업화된 선진국에서만큼 흔하지 않고, 그 소수의 케이스는 가족들이 잘 대처할 수 있으며, 어쨌든 정신질환이 발병한 이들을 위해할 수 있는 것이 별로 없다는 것이었다.

이러한 환경 속에서 정신보건 부서가 살아남을 수 있는 가능성은 낮았다. 정신보건 부서에서는 두 가지 주제, 즉 (1) 전문가 위원회 모임의 조직화와 그것의 결과로 만들어진 뛰어난 보고서, (2) 정부 관리를 만나고 보고서를 작성하는 고문들에 주로 행해진, 국가의 요구들에 대한 일련의 평가에 관심을 집중했다.

이상의 활동은 많은 분야를 다루었다. 〈표 10-1〉에는 WHO 첫 25년(1949~1974) 동안 정신보건 부서에서 소집한 전문가 위원회와 연구 집단들이 다루었던 주제들이 적혀 있다.

표 10-1[3] WHO 정신보건 부서에서 다룬 주제들

습관성 약물, 1949
정신건강, TRS No. 9, 1950
정신 위생, PAHO, 과학적 출판물 1호, 1953
지역 정신 병원, TRS No.73, 1953
간호학교에서의 정신 위생, 1953
입양의 정신보건적 측면들, TRS No. 70, 1953
알코올, TRS No. 84, 1954
의존을 일으키기 쉬운 약물들, TRS No. 76, 1954
정신적으로 저능한 아이, TRS No. 75, 1954
병원에 있는 아이들, 1954
공중보건의료를 통한 정신보건, 1955
정신과적 치료에 영향을 주는 법률, TRS No. 98, 1955
산업 부서에서의 인간관계와 정신건강, 1956
정신의학적 간호, TRS No. 105, 1956
청소년기 간질, TRS No. 130, 1957
정신보건에서 예방적 업무를 위한 센터로서의 정신과 병원, TRS No. 134, 1957
약물 중독자의 치료와 보호, TRS No. 131, 1957
신경안정제와 환각성 약물들, TRS No. 152, 1958
의학적 재활, TRS No. 158, 1958
원자력 에너지의 평화적 사용의 정신보건적 측면, TRS No. 151, 1958
인구집단 고령화의 공중보건적 측면, 1959
노화와 노인의 정신보건적 문제, TRS No. 171, 1959
자동화의 정신보건적 문제, TRS No. 183, 1959
사회 정신의학과 공동체의 태도, TRS No. 177, 1959
정신질환들의 역학, TRS No. 185, 1960
정신보건 영역에서의 프로그램 개발, TRS No. 223, 1961
정신의학 및 의학적 건강 프로그램들의 의대생에 대한 교육, TRS No. 208, 1961
정신보건에 있어서 공중보건 공무원과 일반 진료의의 역할, TRS No. 235, 1962

3) 이 표는 단지 전문가 위원회나 과학적 또는 연구 그룹들에서 언급한 주제들만 포함하고 있다. 이것들은 주로 기술 보고 시리즈(Technical Report Series, TRS)로 출간되었다. 수많은 비공식적 모임들에서는 다른 주제들을 다루었다.

정신과 의사의 교육(트레이닝), TRS No. 252, 1963
정신신체 장애들, TRS No. 275, 1964
정신보건 연구, 1964
정신의학에서의 유전자 연구, TRS No. 346, 1966
정신 약물학에서의 연구, TRS No. 371, 1967
알코올과 다른 약물 의존의 예방과 치료를 위한 서비스, TRS No. 363, 1967
정신의학에서 신경생리학 및 행동에 관한 연구, TRS No. 381, 1968
정신지체를 위한 서비스들의 조직, TRS No. 392, 1968
정신장애들의 생화학, TRS No. 427, 1969
정신분열병에 관한 생물학적 연구, TRS No. 450, 1970
임상 약물학, TRS No. 446, 1970
노인 정신의학, 1970
대마초의 사용, TRS No. 478, 1971
체액에서 의존성 약물들의 검출, TRS No. 556, 1974

각 집단에는 정신보건 전문위원회의 위원들인 10~12명의 전문가가 관여했다. 전문위원회의 위원들은 전문위원으로 위촉되거나 모임에 참가하는 데 일체의 보수를 받지 않았다. 그들의 여행과 숙박 경비만이 충당되었고, 관례적으로 한 시간 정도의 칵테일 피로연이 제공되었다. 모임을 소집한 부서의 장은 전문가들을 보통 자신의 집이나 식당으로 식사초대를 했지만 이러한 접대에 대해서는 경비를 지원받지 못했다.

모임들은 엄격한 원칙에 의해 통제되었다: 가장 중요한 원칙은 실제적인 목적을 위해 주말 전까지 보고서를 작성해야 하는 것이었다. 그 보고서들은 대개 초안이 3번 수정되어 최종적으로 60~80쪽 정도로 간행되었다. 보고서들은 WHO집행위원회에 제출되었고, 세세한 부분까지 논의되었다. 집행위원회에서 이루어진 논의는 세세하게 이루어졌기 때문에 권고안들이 실행되는 데 유용했다. 그 당시 집행위원회의 위원들은 보통 높은 지위의 숙련된 공중보건 전문가들이었다. 컨설턴트들의 개별국가 방문은 실제적인 상황에 대한 보고서들로 이어졌다. 그렇지만 그들의 주목적은 정신보건 분야에 대한 WHO의 관심을 설명하고 그 나라의 공중보건 당국자와 관계를 수립하고 WHO 프로그램의 참가에 흥미가 있고 유능한 정신보건 실무자를 찾아내는 것이었다.

WHO의 정신보건 프로그램의 첫 10년이 이런 방식으로 바쳐졌다. 이 프로그램에 대한 예산은 낮지만 꾸준히 책정되었다.[4] 다른 WHO의 프로그램은 점점 강화되었고, 지역 사무국은 다섯 개의 지역(동남아시아, 동지중해, 유럽, 아프리카, 서태평양)으로 나뉘어서 설립되었다. 아메리카 대륙에서는 전미(全美) 위생국이 아메리카 WHO의 지부로서의 역할을 시작하도록 협의했다. 지역 사무국들은 급속히 성장했다. 그들의 주된 의무는 각 국가에 직접적인 서비스를 제공하는 것이었다. 전략적 추천은 WHO 본부의 몫으로 남았다. 두 개의 정신보건 부서가 미국과 유럽에 설립될 수 있게 되었다. 이들 부서는 지역 사무국장들에게 보고를 했지만 WHO 본부의 정신보건 요원과 기술적으로 연계되었다.

1950년대 말과 1960년대 초에는 그동안 난민 문제를 다루거나 편집장 역할을 하던 부서에서 근무하던 정신과 의사들이 전임 배치되면서 규모가 커진 정신보건 부서에 정신질환의 역학을 다루는 학자들이 배치되도록 제안되었다. 이 전임배치는 당시 중국 전체를 대표하는 타이완 출신의 전문가를 채용하는 것을 의미했다. 타이완은 또한 미국의 혈맹이었다. 이 채용에 대해 정치적으로 오염된 의견들이 있었고 토론과 교섭 끝에 두 명을 채용하기로 했다. 균형을 맞추기 위해 한 명은 타이완에서, 또 다른 한 명은 러시아 출신의 생물정신의학과 정신약물학을 전공한 정신과 의사를 채용했다. 생물정신의학과 정신약물학은 경제적 이유뿐만 아니라 상당히 과학

4) WHO 프로그램의 초기 정신보건과의 장은 G. Hargreaves, E. Krapf, P. Baan, B. Lebedev, F. Hassler 등이 있었다.

적이었으며 그 중요성이 점차 더해 가고 있었다. 이러한 정신보건 프로그램의 발전에 있어서의 균형 잡힌 과정을 통해 모두가 이득을 보는 것처럼 보였다. 타이완은 자국의 국민이 WHO에서 정신 역학 프로그램을 시작하는 것을 자랑스러워했고 러시아 정부는 WHO 본부에 한 자리를 얻을 수 있었다. 나는 이러한 발전 얼마 후에 조직에 참여했다: 이 일의 반향은 여전히 남아 있었고 신출내기인 나에게는 매우 흥미로운 것이었다.

정신 역학 분야의 전문가를 채용하는 것은 WHO 프로그램에 있어서 새로운 장을 열게 했다. 현장의 선도적인 전문가들과 개인적인 접촉과 관계를 형성하는 것뿐만 아니라 당시에 정신질환의 역학에 몹시 관심을 가지고 있던 국립 정신보건 기구(NIMH)[5]에 보조금을 신청하여 받게 되었는데 이것은 기존의 정신보건 프로그램 예산의 거의 두 배나 되었다. 4단계의 프로그램이 실행되었다: 1단계는 정신과적 진단과 분류를 다루는 것이었다; 2단계는 주요 정신장애에 대한 소규모 선행연구를 촉진하고, 정신과적 측정 도구들을 횡문화적으로 적용할 수 있도록 발전시키는 것이었다; 3단계는 이러한 작업들의 확장을 지원하고 지리학적으로 구분된 인구들을 대상으로 한 정신장애의 역학 연구가 진행되도록 하는 것이다; 그리고 4단계는 국가적 프로그램의 개발을 준비할 수 있는 연구들을 수행할 수 있도록 각 국가에서 그들 자신의 전문가를 훈련시킬 수 있는 정신장애의 역학에 대한 훈련 과정을 발전시키는 것이었다(Cooper, 1999).

WHO 조직 밖에서 제공된 기금 유입의 효과들은 다양했다. 그 대부분은 긍정적이었다. 이러한 기금들은 프로젝트에 요원들을 고용할 수 있도록 했고 이것은 정신보건부서의 기술적 힘을 강화시켰다. 현장에서의 작업은 과

5) NIMH(National Institute of Mental Health)는 그 후 세 개의 국가 기관으로 나뉘어졌다. 하나는 정신 보건을, 다른 하나는 알코올 문제를, 또 다른 하나는 마약의 사용과 중독을 다루었다.

학자 집단들 중에서 WHO를 옹호하는 연구자들의 그룹을 만드는 결과를 초래했다. 이러한 그룹들은 개발도상국이나 선진국에 위치해 있었다: 가난하고 오랜 연구의 전통이 없는 국가들에서 훌륭한 학술연구가 수행될 수 있었다는 사실은 많은 이들에게 놀라움으로 다가왔으며, 이러한 국가들로 다른 재원의 유입을 촉진시켰다. 이러한 프로그램의 결과로 만들어진 출판물들은 국제적인 연구를 시행시키는 장소로 알려진 WHO의 정신보건 프로그램을 만들어 냈다.

이 무렵 수년간 WHO에서 수행된 연구들은 과학사에서 몇 가지 '최초'로 시행된 것이었다. 최초로 전혀 다른 국가들에 살고 있는 사람들이 같은 형태의 정신분열병과 몇몇 다른 정신질환들에 고통받고 있다는 사실을 확증하였고, 최초로 다른 문화적 배경들(및 많은 언어들)에서 신뢰성 있게 적용될 수 있는 평가 도구들을 정립하였다(Sartorius & Janca, 1996). 또한 최초로 전세계의 각기 다른 지역에서의 정신과적 평가에 있어 신뢰성을 얻을 수 있는 방법들을 만들었고, 정신분열병이 선진국보다 개발도상국가에서 좀 더 나은 예후를 보인다는 기존의 소수 발견들을 중요하게 부각시켜 확증하였다.

WHO 집행부는 이러한 발전들을 특별한 의미 있는 것으로 여기지 않았다. WHO 집행부는 어떤 다른 곳에서 기금들이 도입되는 것이 향후 몇 년간 정신건강 프로그램의 예산이 추가되는 것을 막아 줄 수 있는지의 여부에 대해 논의했다. 또한 이러한 연구들이 수행되는 것의 적법성에 대한 의문들을 제기했다. 그러한 모든 논의의 결과는 WHO는 공중보건기구며, 특히 조직이 우선적으로 관심을 두지 않는 현장에서의 연구에 관여하여야만 하는 연구소가 아니라는 것이었다. 종종 다음과 같은 정치적인 언급들도 있었다: 한번은—항상 모국어와 전통을 중시하는 국가인—프랑스 대사가 정신분열병의 대한 국제적인 기초 연구[6]에서의 발견들을 보고하는 책자에 왜 그렇게 프랑스어로 출판된 참고문헌들이 적은지 문의하기 위하여 자신의 수행원 중 한 명을 보냈다. 이 방문은 유감스럽게도 WHO의 출판물들이 여러 가지를 고려할 때에 과학적인 실체로서보다는 정치적으로 더욱 정기적으로 세밀히 조사된다는 것을 보여 주어 상당히 흥미로웠다. 정치적인 변화들이 프로그램에 많이 영향을 주지는 않았다. 그러나 가끔씩은 영향을 미쳤다. 예를 들면 (WHO가 있는) 영국 주재 국제연합(United nations) 중국 대표가 타이베이(타이완의 수도)에서 베이징으로 바뀌었을 때 타이완에 있는 현지 연구 센터와의 협력이 중단되어야만 했다.[7]

국가 보건시스템에 대해 간섭하지 않는다고 언급된 WHO의 정책은 오랜 세월 동안 소련(그리고 어디에서든지)에서 정신의학이 오용되는 것에 대항하는 운동들에 WHO가 직접적으로 관여하지 않는 이유 중에 하나였다. 1980년대에 들어서 이 정책은 바뀌었고 이는 남아프리카 공화국에서의 인종차별적 정치제도에 의한 보건의료 차별에 반대하고, 난민들을 위한 보건의료의 향상을 위한 WHO의 행동을 이끌어 내었다. 종종 부서에 사람을 뽑을 때 이런저런 입후보자에 우선권을 주려는 압력들이 있었다. 하지만 프로그램의 크기가 작고 조직에서 우선적으로 고려되지 않았기 때문에 드물게 생긴 긍정적인 결과 중의 하나는 정치적인 면이 정신보건 프로그램의 작업에 영향을 주지 않았다는 것이다.

비록 생물정신의학에 대한 작업들을 위한 교부금이 없고 다른 추가적인 재원들도 거의 받지 못했지만 협력센터와 출판물들의 네트워크가 설립됨에 따라 생물학적 연구조사가 센터들과의 협력 속에서 진행되었다. 서로 다른 경향을 가진 협력 센터들이 WHO의 옹호(aegis)[역자 주: 제우스의 방패] 아래 꽤 많은 수의 협력 연구에 참여했고(Sartorius, 1989), 40개 이상 국가의

6) 이 보고서와 직접 연관된 내용은 출판된 것이 없다.
7) 타이베이 센터로부터의 자료는 후에 미국 논문에 출판되었다.

정신의학과 신경학에 있어 뛰어난 연구소들이 참여하는 범세계적인 네트워크로 발전했다.

다른 프로그램, 예를 들면 정신지체에 대한 조치, 자살 예방, 알코올 관련 문제들 또한 최소한의 기금으로 시작되었다. 전문가 위원회와 연구 그룹들의 간헐적인 모임이 계속되었지만 그들의 권고들은 점점 불명확해졌다.

정신보건 프로그램에 대한 WHO의 지원은 조직의 전체 일반 예산의 1% 정도에 정체된 채 지속적으로 낮은 상태에 머물렀다. 비록 전문가들과 정신보건 프로그램들의 필요성을 인지한 많은 국가들에서 WHO 운영진들에게 프로그램을 위한 정규 예산의 증액을 강요했지만 아무 일도 일어나지 않았다.

조직 내에서의 정신보건 프로그램의 중요성에 대한 인식은 다른 곳에서 찾아왔다: 1970년대 초 WHO 사무총장과 부총장이 바뀌었다. WHO의 2대 의장으로서 조직을 엄청나게 성장시켰던 M. Candau 박사가 조직을 떠났고 네덜란드 결핵 전문가인 H. Mahler 박사가 그의 후계자로 선출되었다. Mahler 박사는 조직의 방향에 대해 다른 종류의 우선순위와 생각들을 가지고 있었다. 1970년대 중반의 특징은 WHO 지도자의 교체와 여러 국가들의 사회 경제적 변화에 맞춘 조직의 전략적 목표들의 변화였다. 공중보건에 있어 최고의 기술적 권위를 가지려고 했던 WHO의 초기 야망은 포기되었다. WHO는 보건 영역에서 국가적 노력의 조정자가 되었다. 이에 따라 전반적인 영역에서의 변화가 이어졌다. 예를 들면 세계 최고 수준의 과학자들의 작은 그룹들을 포함한 의학적 연구를 위한 자문 위원회(The advisory Committee for Medical Research)의 이름이 건강 연구를 위한 자문 위원회(The advisory Committee for Health Research, ACHR)로 바뀌었고, 공중보건 정책 결정자들을 추가함으로써 임원이 늘어났다. 자문 위원회의 모임은 점차 비정규적으로 되어 갔고 토론 주제도 과학적, 역학적, 실험실적 연구

조사에서 보건의료 공급 쪽으로 옮겨 갔다. ACHR 위원회의 권고사항은 예를 들면, 연구 조사에서 보건부의 참여를 다루는 등 점차 광범위해졌다.

Candau 박사의 부총장이었던 Dorolle 박사는 프랑스인이었고 WHO에 참여하기 수년 전에 잠시 동안 베트남에 있는 정신병원의 관리를 책임진 적이 있었다. 정신보건 프로그램과 이의 역할에 대한 그의 의견은 아마 이때의 경험에 의해 고무되었을 것이다. 그 자리를 승계한 사람은 나이지리아 출신의 T. A. Lambo 박사였다. 그는 WHO에 참여하기 전에 정신질환을 가진 사람들을 돌보겠다고 동의한 가족들의 집으로 돌려보냄으로써 정신병원에서의 치료를 줄이거나 대체한 노력으로 명성을 얻었다. 또한 그는 나이지리아에서 수행된, 이정표가 된 역학 연구에 있어 캐나다 과학자들과 함께 협력했었다. 그는 자신의 의과대학과 종합대학교를 세우는 데 성공했다. 인상적인 존재로서 우뚝 선 그는 두 가지 면에서 프로그램에 있어 중요했다: 첫째, 조직에 있어 거의 최고 위치에 있는 정신과의사로서, 둘째, 그가 속했던 정신의학 분야의 프로그램을 도우려고 애쓴 점에서 그랬다. 시간이 지남에 따라 예상할 수 있었던 것처럼 점점 작아져 가는 정신의학 분야에 속한 전문가의 감정과 다른 많은 관심 및 우선순위들이 그의 의사일정(agenda)을 침범했다: 하지만 초임 시절 그는 정신보건 프로그램에 엄청나게 유용했던 많은 행정(관리)상의 변화들이 소개되는 것을 도왔다. 그 변화들에는 마약의존 부서를 창설(원래는 약리학국에 속했다가 정신보건 부서로 이전되었다)하거나, 다른 부서들로부터 요원들을 전근시킴으로 정신보건 부서 요원들의 숫자를 늘리고, 그에게 직접적으로 보고하는 독립적인 부서로서 정신보건 부서의 위상을 최초로 격상시켰고 그 후 국(Division)[8]의 수준까지 격상시킨 것들이 포함된다.

8) 정신보건국의 수장은 나 자신(1977～1993), J. A. Costa e Silva 박사(1994～1998) 그리고 B. Saraceno 박사(1999～현재)가 있었다.

행정적으로 격상되었음에도 불구하고 정신보건 프로그램은 여전히 적은 예산만 유지되었고 불확실한 위치에 있었다. 정신보건 프로그램이 다른 주요 프로그램들의 수준까지 격상되어야만 한다는 생각은 조직 내 많은 이들에 의해 지지되지 못했다. 조직의 나머지 부서 요원들과 정신보건 프로그램 요원들의 개인적인 관계들은 유쾌하고 협조적이었음에도 불구하고 정신의학에 대한 일반적인 편견들은 줄어들지 않았다. 정신보건 프로그램을 지키기 위한 방법이 필요했다. 아직 정신보건 영역에 대한 조언자를 가지지 못한 지역 지도자들에게 지역 수준에서 정신보건 사무실(post)이나 부서(unit)를 창설하는 것의 유용성에 대하여 설득시키기 위해 그들과의 관계를 강화시키는 것이 이것을 할 수 있는 방법이라고 나는 느꼈다. 이런 노력은 어느 정도 WHO에서의 나의 초기 경험에 영향을 받았다. 조직에 참여한 얼마 후 나는 정신장애에 대한 역학 연구를 위한 범지역적인 팀의 일원으로서 일하도록 인도로 전근되었다. 이것은 많은 면에서 잊을 수 없는 경험이었다. 그 시절에 얻은 지속되는 감명 중 하나는—예를 들면 정신보건 영역에 사람들을 머물러 일하게 만들고, 자신의 가치나 가능성을 좀 더 인식하게 만듦으로써—자원이 거의 없다고 할지라도 많은 것을 성취할 수 있다는 거대한 가능성에 대한 인식이었다. 나는 또한 지역 사무국이나 국가 수준에 있는 WHO의 요원은 거의 정신보건의 요구에 대해 인지하지 못하고 있다는 것을 배웠다. 상황이 이러했기에 정신보건 프로그램을 위한 전망과 지원을 좀 더 얻을 수 있는 변화가 미약했다. 정신보건을 지역 수준까지 옮기기 위한 노력은 성공적이었고, 1980년대 초부터 모든 WHO의 지역 사무국들이 정신보건 자문가와 지역 정신보건 프로그램을 가지게 되었다. 프로그램의 본부와 지역 사무국 간의 연계는 아주 훌륭했고, 아마 WHO의 다른 어떤 프로그램들보다 나았을 것이다. 지역 사무국 요원들의 정기적인 미팅, 정보의 교환 그리고 좋은 인간관계와 종종 친구관계를 쌓아 가는 것에 대한 놀랄 만한 투자가 당시에 WHO에서는 흔치 않았던, 본부와 지역 프로그램 간의 일정 정도의 조화를 유지하는 것을 가능하게 했다. 정신보건국에 있는 요원들은 젊고 유능했으며 프로그램을 위해 기꺼이 헌신하려 했다. 또한 행운과 적지 않은 노력에 의해 매우 의욕적이고 유능한 지역 자문가들을 찾아내어 고용할 수 있었다.

프로그램 수준에서 또 다른 중요한 요소가 회원국가 대표자들에 의해 정신보건 프로그램에 추가되었다. 세계보건회의에서 벨기에 보건부 장관은 열정적인 연설을 통해 건강의 심리사회적인 측면과 프로그램의 발전에 대한 적절한 주의가 기울여지지 않는다면 건강을 위한 전진은 가능하지 않을 것이라고 말했다. 공중보건의 영향력 있는 지도자이기도 한 네덜란드와 노르웨이 대표들은 이러한 언급을 지지하였다. 세계보건회의는 심리사회적 요소들과 보건에 관한 프로그램을 현안으로 두는 해결책을 채택하고 공표했다. 벨기에, 네덜란드, 노르웨이 그리고 이후 다른 계몽된 정부들에 의해 이용할 수 있는 일정 기금들이 만들어졌고, 국가적 차원에서 규정된 활동을 위한 제안서가 감동적으로 열거되었다. 의학적 연구를 위한 자문 위원회(The Advisory Committee for Medical Research)는 WHO에게 생물행동 과학과 건강에 대한 대규모의 연구(그리고 연구 교육) 프로그램을 시작하도록 권고하였다. WHO는 정규 예산에서 이런 작업들을 위한 기금들을 제공하였다. 그러나 전과 같이 프로그램의 예산을 증액시키는 대신에 자발적인 기부금에 의존했다. 일단 자발적인 기부금을 다 써 버리고 나면 정신보건국에서 임의로 처리할 수 있는 빈약한 재원을 유지하기 위해 심리사회적 프로그램은 중단되어야만 했다.

심리사회적 프로그램의 목적 중에 하나는 정책 결정자—WHO와 어떤 다른 곳에 있는—에게 보건의료와 건강 증진에 작용하는 행동의 중요성에 대한 인식을 향상시키는 것이었다. 이것을 성취하기 위해 우리는 다양한 설명회를 개최하고 다른 국(局)의 요원들과 대화하며, 세계보건회의의 토론을 출판하였다. 세계보건회의에서 이 문제에 대해 토론하고 해결책을 채택했다: 그러나 아직 대부분의 프로그램들에서 진지하게 실행하기를 주저하는 것이 지속되었다. WHO 밖에서의 권위자들과 정책 결정자들은 WHO조직이 이런 심리사회적 프로그램을 위해 좀 더 일하도록 재촉했다. WHO는 결국 보건과 관련된 인간 행동을 다루는 프로그램들을 얼마나 강화시킬 것인가에 대해 토론하기로 결정했다. 본부 관리 위원회—제네바에 있는 WHO 최고 행정가—에서 행동 문제들을 다루는 최선책에 대한 일련의 토론을 시작했다.

이러한 토론은 정신건강 프로그램들의 발전과 이것의 심리사회적 요소의 관리(management)에 관한 태도들을 환영하는 시금석이었다. 하지만 이 토론은 비공개로 진행되었고, 정신보건 프로그램 전문가들은 그 토론에 참여할 수 있도록 허락되지 않았을 뿐만 아니라 위원회의 토론들을 위한 배경 설명서도 제출할 수 없었다. 이 토론들을 주재한 팀의 리더는 열대질병 프로그램의 장이었다. 이 토론들에서 새로운 것을 전혀 이끌어 내지 못했고, 위원회는 또한 국가 보건 프로그램에 행동 및 심리사회적 요소들을 소개하는 것을 돕도록 고안된 활동들을 위한 기금들을 늘리지 않도록 결정된 사항도 빠뜨리고 수정하지 않았다.

또 다른 사건은 또한 정신의학에 붙은 낙인이 WHO에서 사라지지 않았고, 정신보건은 공중보건의 세계에서 아직 자리가 없다는 느낌이 여전히 강하다는 것을 보여 주었다. 1978년 세계보건회의는 WHO 조직의 전반적인 전략에 대해 조사하였다. 너무 많은 조직의 자원들이 제네바에 집중되어 있다고 결론을 내렸고 일 년 이내 조직의 자원의 재분배를 권고했다. 세계보건회의의 해결책은 구체적이었다: WHO 정규 예산 재원[9]의 적어도 60%를 지역 사무국과 국가 프로그램에 두도록 했다. 본부에 있는 모든 프로그램들에 지원되는 예산들은 세계보건회의의 권고로 각 프로그램들에 대한 자원의 재분배를 유지하기 위해 그 크기에 상관없이 삭감되었다. 정신보건국은 부서와 예산의 거의 30%—조직 내에서 최고의 비율—를 감축당했다. 비록 정신보건 프로그램은 세계보건회의의 권고안이 채택되어 어떠한 삭감이 있기도 전에 이미 60/40의 분배에 가까웠다는 항의가 있었음에도 이것은 진행되었다.

정신보건 프로그램의 예산을 증액하라는 요구들이 회원 국가와 실행 위원회에 의해 제기되었지만 소용없었다. 통상적인 답변은 예산의 크기는 집행부가 프로그램에 부여하는 중요도를 반영하지 않는다는 것이었다. 하지만 정신보건 프로그램에 대한 도덕적 지지를 확대하자는 요구들—이를 테면 연간 세계 건강의 날들 중에 하나를 정신건강을 위해 바치는 것—도 30년 동안 귀담아 들어주지 않았다.[10] 정신보건 프로그램은 자신의 존재를 이어가기 위해 협력 센터들의 네트워크와 세계 도처의 전문가와 서비스 리더들의 지속적인 지원에 의한 특별임시 예산 기금에 의존하여야만 했다.

1980년대 후반 Mahler 박사와 Lambo 박사는 WHO를 떠났고 세계보건회의는 일본인 정신과의사 H. Nakajima 박사를 새로운 사무총장으로 선출했다. Nakajima 박사는 그의 임기 초기에 마약과 알코올 의존을 다루는 프로그램의 부서들을 정신보건 프로그램으로부터 분리하도록 결정했다. 그는 아마 마약 의존에 집중하는 활동들이 좀 더 가시적인 성과를 낸다면 더 많은 특별임시 기금들을 확보할 수 있을 것이라고 기대한 것 같다. 이것은 정신보건 프로그램을 약화시켰고 프로그램의 요원과 기금을 줄어들게 했다. 역설적으로 이전의 경우처럼 다른 주요한 개혁과 감축들에 대항하여 프로그

9) WHO의 정규 예산은 WHO 회원 국가들의 정규적인 기부로 구성된 예산을 말한다. '특별임시예산' 자금은 통상적으로 WHO가 다른 재원들로부터 반드시 그 프로그램에만 사용되도록 제한되어 받는 기부금들을 말한다.

10) WHO는 이제까지 1959년과 2001년, 두 번만 세계보건의 날을 정신건강에 헌정했다.

램을 보호하기 위한 정신보건 프로그램에 대한 관심 부족은 지속되었다.

나의 퇴임—혹시 정당화될 수 있다면—무렵 정신보건국이 폐지될 것이라는 소문이 퍼졌다. 다양한 비정부조직(NGO)들이 그들과 국가 프로그램들에 그토록 유용했던 정신보건 프로그램이 지속될 것인가에 대해 사무총장에게 문의하는 목소리를 높였다. 정신보건 프로그램은 아직 안정화되지 않았고, 소문이 어떤 의도를 반영하는 것인지 또는 근거 없는 억측인지 앞으로도 결코 확실치 않을 것이다. 이렇게 정신보건 프로그램은 점차 줄어 가는 특별임시 예산에 거의 전적으로 의존한 채 지속되었다. 몇몇 지역 사무소의 활동은 중단되었고, 지역 사무소에서 정신보건을 다루던 요원이 떠난 자리는 채워지지 않았다. 새로운 연구조사는 시작되지 않았고, 이전에 시작되었던 연구들은 점차 중단되었다. 정신보건 프로그램에 관해 만들어졌던 출판물들은 찾아보기 힘들어졌다. 협력기관들의 네트워크는 활동은 지속됐지만 점차 줄어들었고 단지 소수의 센터들만 활동 중인 상태로 남겨지게 되었다.

Nakajima 박사는 두 번째 임기 말에 조직을 떠났고 세계보건회의는 G. H. Brundtland 박사를 의장으로 선출했다. 그녀는 바로 B. Saraceno 박사를 정신보건국의 새로운 국장으로 임명했다. Brundtland 박사는 그녀의 임기 2년째 지시사항에서 정신장애들은 WHO가 조직의 우선순위에서 상위에 두어야 하는 그런 차원의 공중보건의 문제라고 선언하였다. 이러한 언급에 대한 지지로서 그녀는 여러 다른 질병들이 만드는 기능손실(disability)의 양과 비교한 한 연구(Murray & Lopz, 1996)[11]의 수치를 인용하였다. Brundtland 박사는 이러한 언급을 하는 것에 멈추지 않았다. 2001년 세계보건의 날이 정신건강에 헌정되었고, 같은 해에 의장 연차 보고서도 정신건강에 바쳐졌다. 정신보건국은 요원 측면에서 과거와 같이 강화되었

11) 이 보고서는 수년 전에 발표되었고 정신보건이 그러했던 것처럼 WHO 집행부에 의해 통상적으로 무시되어 왔었다.

고 정규 예산과 특별임시 기금들 둘 다 증가되었다. 마약과 알코올 의존 프로그램들도 다른 다양한 개혁들이 한창일 때 정신보건 프로그램으로 다시 복귀되었다. 앞으로 정신보건 프로그램은 좋은 활동들을 지속할 것이며, 정신보건 문제들이 요구하는 심각성에 준하는 중요한 위치를 얻게 될 것이라고 예상해도 틀림이 없을 것이다.

이리하여 정신보건이 공중보건 프로그램에 완전히 소개되는 데 거의 50년이라는 시간이 걸린 것처럼 보인다. 이것이 가능할 수 있도록 자신의 역할을 한 개인들이 있었다. 하지만 정신보건 프로그램의 이야기는 보건의료를 좌우하는 집행부의 구조의 변화를 촉진하기 위해 행해질 수 있는 것은 거의 없다고 확증하는 것처럼 보인다. 이러한 일들에 그토록 오랜 시간이 걸렸다는 것은 소름 끼친다: 하지만 한편으로 시작할 때에는 거의 불가능하게 보였던 것이 성취될 수도 있다는 것은 믿기 어렵도록 놀라운 일이다.

참고문헌

Cooper, J. E. (1999). Towards a common language for mental health workers. In De Girolamo, G., Eisenberg, L., Goldberg, D. P., & Cooper, J. E.: *Promoting Mental Health Internationally*. London: Gaskell.

Murray, C., & Lopez, A. (1996). *The Global Burden of Disease*. Boston: Harvard School of Public Health.

Sartorius, N., & Janca A. (1996). Psychiatric assessment instruments developed by the WHO. *Social Psychiatry and Psychiatric Epidemiology, 31*, 55–69.

Sartorius, N. (1989). Recent research activities in the WHO' s mental health programme. *Psychological Medicine, 19*, 233–44

WHO (1996). *Basic Documents*, pp. 1–18. Geneva: World Health Organization.

WHO (2001). *The Report of the Director General on the year 2000*. Geneva: World Health Organization.

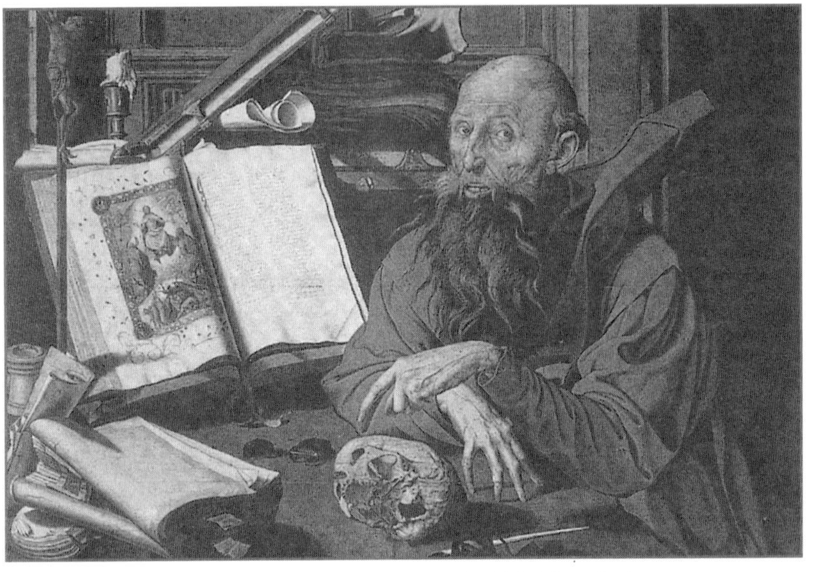

Marinus van Roejmerswaelen(c.1493~1567). 연구실에 있는 성(聖) Jerome.

La Muséé de la Chartreuse, Douai, France, and Bridgeman Art Library, London의 양해를 구함.

Chapter

11 노인 정신보건: 30년 이후까지 기다려야 할까?

세계 인구의 고령화가 점점 더 주목을 받고 많은 연구에서 이로 인한 정신건강과 신체적 문제들에 더 큰 관심을 가져야 한다는 것을 보여 주고 있지만, 정작 정부는 거의 예외 없이 이 분야의 보건의료에 대한 투자를 적게 하고 있다. 언뜻 보면 이러한 소극적인 투자가 매우 놀랍게 보이지만 정작 노년층과 관련된 정신보건 프로그램을 강화해야 한다는 논의의 실상을 보면 꼭 그렇지만도 않다.

유감스럽게도 세계의 많은 국가들에게서 노년층에서의 정신보건 문제가 그에 걸맞은 관심을 받기 위해서는 수십 년이 걸릴 것으로 보인다.

전 세계 인구에서 노인이 차지하는 비율은 급속히 증가하고 있다. 이러한 노년 인구의 증가는 특히 민주주의 국가에서 그들의 정치적인 중요성을 높이게 되었다. 역학적 연구들은 노년층에 필요한 보건의료 분야에 대한 견적을 잘 산출해 냈다. 과학과 경험은 노인의 정신장애들을 정의하고 적절한 치료를 제공하는 데 필요한 지식을 만들어 냈다. 보건의료의 광범위한 향상은 사람들이 노년기 이후에 더 오래 살 수 있도록 해 주었다. 과학 역시 노인의 삶의 질을 높이고 그들의 삶의 조건을 최적화해 줄 수 있는 지식들을 제공해 왔다. 노인 인구의 증가로 인해 그들에 대한 서비스가 발달하고 다른 남은 연령층이 좀 더 노인을 수용하고 관용적으로 대하게 될 것이다.

위에 나온 얘기들은 모두 과학 잡지와 신문에서 볼 수 있는 것들이다. 이런 것들은 대개 미래 시나리오의 공식을 산출해 내는 데 쓰이는 구조물을 담당하는 부분들이다. 이런 얘기들은 노인학자(혹은 노인의 삶의 질 향상에 관심이 있는 다른 사람들)가 계속 노력을 하고 용기를 얻을 수 있도록 도와준다. 그리고 연구 결과에 의해 지지를 받는다. 또한 명확하며 실제로 꼭 그렇게 될 것처럼 보인다.

그렇다면 왜 노인 정신보건은 그래야 하는 것만큼 더 빨리 향상되지 않고, 왜 많은 국가들에서는 이 문제들이 우선적으로 고려되지 않는 것일까? 왜 연구 및 사례들은 노인 정신보건의 향상이 매우 느리게 진행되고 있고 그것도 단지 일부 나라들에서만 이루어지고 있다고 보고하는 걸까? 왜 전 세계적으로 요양원 및 사회에서 노인 학대가 빈번히 이루어지고 있다는 최근의 보고들이 나오는 걸까? 위에 나온 낙관론의 근거는 그다지 굳건해 보이지 않는다. 아마도 그것들은 사실이 아니라 단지 사실의 일부분일 뿐이다. 그중 일부는 그릇된 생각에서 비롯된 것이며, 노인을 도와주기 바라면서 오랜 시간을 참을성 있게 기다리지 못하는 고상한 사람들의 희망 섞인 생각에 지나지 않을 것이다. 앞으로 이어지는 얘기들은 노인 정신보건의 발전을 위한 낙관적인 시나리오가 놓인 기반을 이루는 초석을 시험하는 것이다. 하지만 그전에 일단은 '노인 보건의료(health care for elderly)' 와 '노인(elderly)' 이라는 단어를 정의하는 것이 필요하다.

노인 정신보건의 정의

노인을 위한 정신보건 프로그램(mental health care for the elderly)의 내용에 대해서는 일치된 것이 거의 없다. 어떤 경우에 케어(care)는 효과적인 치료 방법이 존재하는 상황(예, 우울장애)에서 건강 상태에 대한 치료를 제공하는 것으로 정의된다. 또 다른 정의로 정신보건은 노인의 삶의 질을 향상시키고 그들을 더욱 오랫 동안 잘 그리고 건강한 상태로 살 수 있게 해 주는 모든 것들을 포함하는 야심 찬 작업으로도 생각된다. 이 논의의 목적을 위해서 정신보건을 광범위한 의미로 정의하겠다. 이 정의는 노인의 자율성과 독립성을 증가시키는 방법들은 물론 정신질환의 예방 및 치료를 포함하는 것이다. 그리고 노인과 그들을 돌보는 가족들이나 노인에게 서비스를 제공하는 다른 보호자 간의 상호 의존성을 촉진시키는 방법을 포함하기도 한다. 또한 더 나아가 일반 인구와 노인과 관련된 일에 종사하는 전문가들, 예를 들면 보건요원(health worker)에게 노년에 대한 교육을 시키는 것까지도 아우르는 것이다.

노인의 정의

노령(old age)은 여러 가지로 정의될 수 있다. 연대기적 나이(chronolgical age)는 출생할 때부터의 나이를 일컫는 것으로 출생 등록을 하거나 다른 방법으로 인구가 생존해 있는지를 체계적으로 기록하는 국가에서 설정하기 쉽다. 세계적으로 많은 국가에서 이러한 등록과 기록은 아예 존재하지 않거나 그 적용 범위와 정확도가 제대로 관리되고 있지 않다. 이러한 상황에서 인구의 연령 구조를 측정하는 것은 추측과 근사치의 게임일 뿐이다. 사람들은 때때로 자신들의 나이나 자신들이 태어난 연도를 당시 자신들이 살았던 곳의 중요한 사건(예, 홍수나 산사태)과 관련시킨다. 이것은 다양한 목적으로 사용될 수 있다. 그러나 이것은 정확한 통계학적 조사에는 굉장히 들어맞지 않는다. 산사태나 홍수는 그것을 겪은 사람과 그렇지 않은 사람들에게 서로 다른 측면을 지니고 있다. 이러한 사건들과 응답자의 나이를 연관시키는 것은 그래서 비상식적이며 가능하지도 않다. 기록이 잘 유지되는 나라라고 해도 전쟁이나 다른 재해들로 인해 실제 보고와 차이가 생길 수 있다: 또한 세계 대부분의 나라들은 비교적 최근에서야 신뢰성 있는 통계와 기록 시스템을 도입했다. 많은 나라에서 다음 세기에 사는 사람들은 지금보다 자신들의 출생에 대한 훨씬 더 나은 기록을 지니게 될 것이다.

신체적 나이

신체적 나이(Physiologic age)는 몸과 마음의 기능을 평가하여 산출되는 것인데, 각 개인과 인구마다 다양하다. 이것은 정확하게 측정하기가 쉽지 않은데, 일단 측정을 하면 연대기적 나이나 역학적 나이보다 개인의 치료에 있어서 좀 더 나은 역할을 할 수 있다. 또한 사람들이 문화에 따라 다른 속도로 나이를 먹는다는 약간의 증거도 있다. 그것이 유전, 음식, 평균 스트레스 수준이나 다른 어떤 이유 때문인지는 확실하지 않다. 한 예로 65세 이상 사람들에게서 운동을 하다가 입는 부상이 의학적 개입이 필요한 중요한 이슈로 의미 있게 받아들여지고 있다. 이것은 아마도 이들이 수십 년 전의 65세 이상의 사람들보다 더 활력적이고 능동적임을 반영하는 것이다. 지금 당장 이것은 우리 모두에게 더 이상 좋은 소식이 아니다. 이러한 발견은 곧 정부로 하여금 행정적으로 다르게 노령을 정의하고, 퇴직 연령(혹은 정부가 개인에게 추가적인 도움을 제공하는 연령)을 높일 것이기 때문이다. 일단 이러한 일이 생기면 전체 인구에서 노인 인구의 비율은 하향조정될 것이다. 그러나 하향조정은 서로 다른 나라에서 (혹은 부자와 가난한 계층처럼 서로 다른 인구 집단에서) 다르게 이루어져야 한다. 여기에서 비롯되는 복합적 요인들이 인구집단에서의 노인 비율을 설명하는 데 어려움을 야기할 수 있기 때문이다.

노인 정신보건에 대한 낙관적 전망에 관한 근거의 타당도

세계 인구 중 노인의 비율은 급속히 증가하고 있다

많은 국가들에서 나온 통계학적 보고서들은 65세 이상의 인구가 증가하고 있음을 보여 준다. 이 조사들은 노인 정신보건에 들어가는 투자와 서비스를 좀 더 늘려야 한다는 주장에 사용된다. 그러나 이러한 주장들은 종종 소귀에 경 읽기가 되어 버리는 수가 있다. 그건 아마도 이러한 주장에 결함이 있기 때문일 것이다: 비록 노인 인구의 숫자가 절대적으로 증가하며 상대적으로 명백한 비율의 증가를 보이고 있으나 아직은 전체 인구에 비해서 소수에 속한다. 이것은 기존의 노인 연령 기준으로 계산해 본다면 사실이다. 노령에 대한 더 높은 연대기적 나이를 적용한다면 더더욱 사실일 것이다. 그렇기 때문에 노인 인구의 수적 증가에 대한 보고서들을 무시하는 게 정당화되는 것이다. 매우 적은 숫자는 두 배로 해도 여전히 매우 적은 수일 뿐이기 때문이다.

노인 인구의 증가는 그들의 정치적인 힘의 증가로 이어진다

'늙은 호랑이(grey tigers)' 들이 정치적인 결정에 영향을 미치게 될 것이라는 발표는 노인과 그들의 복지 향상을 위해 일하는 사람들에게 매우 만족스럽게 받아들여졌다. 노인이 선거권자의 상당한 비율을 차지하기 때문에 정치 지도자들은 더 이상 노인을 무시할 수 없다는 주장이었다. 그래서 정치권력이 노인의 서비스와 삶의 질 향상을 위하는 데 사용될 것으로 기대되었다. 이런 변화는 노인이 더 열성적으로 자신들의 목적과 의지에 따라 힘을 행사하여, 장기적으로는 노인 인구의 생존자 수를 늘려 그들 집단을 더 크게 하는 데 도움이 될 것처럼 보였다.

그러나 이것은 단지 적은 수의 국가들에서 부분적으로만 사실이었다. 이유는 명백하다. 비록 어떤 국가에서 노인 인구가 가장 많다고 할지라도 노인들은 여전히 소수로 남을 것이며, 거기에는 두 가지 중요한 사실이 있다. 첫째, 노인은 하나의 목소리를 내는 균질의 집단이 아니다. 이들의 요구는 그들이 속한 사회적 계급과 문화적 집단에 따라 다양하다. 살아남은 사람들은 대개 상위 계급에 속하여 이미 그들이 누려 온 각종 서비스들을 그다지 더 요구하지 않는다. 둘째, 노인은 조직이 잘되어 있지 못하고, 그들의 역량을 모아 어떤 특정한 방향으로 압력을 가할 수 있는 열정과 기술이 거의 없다. 나이로 정의되는 정당이 생기는 것은 어렵다. 정치적으로 적극적인 너무나 많은 노인이 이미 다른 목표와 모습으로 정의되는 정당에 충성을 다하고 있다. 평생 자신이 지지해 온 정당에 투표해 온 사람은 다른 정당(일정한 나이 이상의 사람들로 구성되는 것으로 정의되는)의 존재가 다가온다는 사실은 상관하지 않은 채 앞으로도 계속 그렇게 할 것이다. 또한 주요 정당들은 대개 노약자들을 돕는 정책을 마련하여, 이들이 늙은 호랑이 당에 가입하는 것보다 기존의 정당에 남아 있는 것을 더욱 수월하게 만든다. 통일된 정치적 입장을 확립하는 것은, 노인이 된다는 것이 다른 누군가에게 의존하고 노쇠해지는 것을 의미하는 것이 아니라 다시금 명예로움의 징표를 의미하는 것이 되었을 때 더욱 쉬워질 것이다.

역학 조사에서 노인의 요구에 대해 훌륭한 근거를 제시했다

최근 수년 동안 노인의 정신질환에 대해 좋은 연구들이 많이 이루어져 왔다. 이들은 치매나 우울 장애와 같은 질병들의 빈도를 신뢰할 수 있을 정도로 산출해 냈다.[1)]

논의가 이루어지고 있다시피 지금 우리는 얼마나 많은 노인이 정신장애로 고통받고 있는지와 그 장애의 형태와 심각성을 알고 있기 때문에, 우리가 제공해야 하는 정신보건이 어떤 종류와 유형과 성질이어야 하는지 설명하기에 매우 좋은 상황에 있다. 건강한 노인과 병든 노인에 대한 코호트 연구 결과로부터 나온 자료들 또한 이용할 수 있으며 이는 향후 우리들의 입지를 더욱 넓혀 줄 수 있을 것이다.

그러나 불행히도 이러한 주장은 우리가 생각하는 것만큼 그다지 강력하지 못하다. 첫째, 노인의 정신장애에 대한 대부분의 신뢰할 만한 연구는 극히 적은 수의 나라들에서만 시행되었다. 다른 나라의 상황도 다 비슷하다고 생각할 수 있다는 말은 설득력이 부족하다. 같은 나라에서 시행된 역학 조사 결과가 서로 다르게 나타나는 것은, 비슷해 보이는 다른 지역에서 일반화를 할 때 더욱더 신중해질 필요가 있음을 보여 준다. 하물며 질병의 경과와 그 결과에 중요한 영향을 미치는 삶의 방식, 질병의 경험, 노화 속도, 문화적 전통 그리고 다른 많은 요인들이 다른 대륙에서 시행된 결과를 일반화할 때 신중함이 결여되면 그것은 명백한 과학적 오류로 이어지게 될

1) 그들은 또한 이러한 연구 소견들의 보고와 포괄적 접근의 중요성에 대한 근거도 확립했다. 예를 들면 우울 장애(ICD-10 이나 DSM-IV 에 따라 정의된)가 나머지 인구 집단에 비해서 노인에서 덜 나타난다는 결과는 반직관적이며 고령에서의 우울 장애의 높은 유병률을 강조하는 임상의에서 나온 보고와 부합되지 않는다. 전체적으로 나타나는 보고에는 노인에서의 우울 증상이 더 흔하게 나타나며 더 심한 고통과 장애에 이르게 한다고 되어 있다. 이것은 서비스를 계획하기 위해 낮은 유병률을 기반으로 삼아 서비스를 계획하기보다는 고령에서의 우울 장애를 정의하는 데 쓰인 진단 분류에 의해 작성된 임상적 범주들에 대해 재검사할 필요가 있음을 분명히 보여 준다.

것이다. 개발도상국에서 정신분열병의 결과는 산업화된 나라에서의 그것과 다르다. 도대체 왜 아프리카에서 시행된 우울 장애의 연구 결과가 핀란드에서의 결과와 같아야 한단 말인가?

그러나 이게 전부가 아니다. 설령 우리가 세계의 다른 인구들로 대표성 있는 표본을 사용하여 신뢰성 있는 연구를 수행하였다고 해도, 그것이 노인 정신보건에 대한 요구들을 예측하거나 평가하는 데 사용되면 우리는 여전히 비교적 불리한 위치에 놓이게 된다. 최근 몇 년 동안 케어의 요구에 대한 개념은 상당 부분 바뀌어 왔다. 케어의 요구와 정신질환의 유병률 및 발생률의 관계는 단순하고 직선적인 것과는 거리가 멀다. 케어의 요구는 그 인구 집단에서 장애의 빈도를 포함한 다양한 요인에 의해 정의되는데, 오히려 이렇게 주어진 자료들은 상대적으로 그 중요성이 점점 더 떨어지고 있다. 요구가 얼마나 되는지를 더 현실적으로 추산하기 위해서는 환자가 무엇을 원하는지 알아야 한다; 그들의 가족들이 보건이나 사회 서비스들을 통해서 무엇을 원하고 희망하는지 알아야 한다. 환자들이 어떤 사람들인지, 그들이 속해 있는 사회 계급과 문화 집단이 무엇인지, 그들이 처분하거나 매입할 수 있는 자원들이 무엇인지 알아야 한다; 의심되는 질병을 치료하기 위해 의료 서비스에서 이용될 수 있는 기술적 방법이 무엇이 있는지, 이러한 치료 방법들이 일반 인구집단과 환자들과 그들의 가족들에게 얼마나 받아들여질 수 있는지, 그리고 마지막으로 그 질병이 공중보건 문제[2]이기 때문에 정부로부터 우선적으로 고려될 수 있는지에 대해 알아야 하는 것이다.

2) 장애인지 아닌지 여부를 결정하는 기준은 공중보건상 매우 중요하며 따라서 공중보건 권위자들에 의해 자원이 할당할 때 장애의 빈도, 환자와 가족들에 대한 고통을 유발하는 측면에서의 심각도, 질병이 유발할 수 있는 기능손실이나 다른 결과들, 적절한 치료 혹은 처치 방법의 이용 가능성 그리고 개인과 모집단에 있어서 개입이 있거나 혹은 없을 때 질병이 진행하는 양상에 대한 것들을 포함해 우선순위를 고려해야 한다.

이 모든 경우에 대해 우리는 몇몇 극소수 국가들에서의 노인 정신장애에 관한 축적된 지식에도 불구하고, 전 세계 대부분의 인구에 대해 과학적으로 적절하게 노인 정신보건의 요구를 결정하기에 매우 어려운 입장에 놓여 있다. 물론 이것은 우리가 가장 시급하고 필수적으로 생각되는 케어에 대해 요구하지 말아야 한다는 것은 아니다; 우리의 요구를 만들어 가는 것은 강력하고 완전한 근거에 바탕 한 마스터플랜의 일부라기보다는 바로 그 상황에 부합하는(*ad hoc*) 것이라는 것을 염두에 두어야만 한다.

과학과 경험은 많은 노인 정신장애의 효과적인 치료법을 명료화하기 위한 충분한 지식을 쌓았다

정신의학은 다른 의학 분야와 마찬가지로 매우 최근까지도 환자들이 한 순간에 단 하나의 질병으로 고통받고 그 증상이 일련의 시간순서에 따라 매우 명확하게 나타나는, 이른바 꿈의 세계에 살고 있는 듯 보였다. 대부분 교과서의 정신장애에 대한 장(章)을 보면 대개 특정한 치료 방법을 제시하며 끝을 맺는다(어떤 약을 써야 하는지 등). 하지만 다른 (때때로 많은) 정신장애들이나 내과적 문제가 있는 상황에서 정신장애를 어떻게 치료해야 하는지에 대한 특별한 언급을 하는 경우는 거의 없다. 더 나쁜 것은 입원 환경에서의 치료와 사회생활 속에서의 치료가 차이가 있으며, 대부분의 치료에 있어서 약의 용량과 적용 방법이 치료가 이루어지고 있는 상황에 따라 달라진다는 사실이 망각된 채 거의 관심을 받지 못하는 것이다. 치료 경과의 지표는 모호하며 첫 번째 방법으로 제대로 치료되지 않아 다른 방법으로 바꾸는 기준에 대해서도 명확히 정의된 바 없다.

인구가 증가하고 있는 나라들에서 잘 시행된 연구들에서 정신질환을 가지고 있는 대부분의 사람들은 정신과보다는 일반 진료의사나 다른 과 전문의에게 상담을 받는다는 사실을 명확히 밝혀냈다. 또 이들은 환자들을 정신과로 거의 의뢰하지 않는다. 아마도 환자들이 정신분열병 삽화와 같은 주요 정신장애를 의심케 하는 증상을 보이거나, 그들이 환자에게 여러 가지 치료 방법을 시도해 봤지만 별로 나아진 게 없는 경우라면 정신과 전문의에게 의뢰할 것이다. 일반 진료의사(general practitioners)나 다른 과 전문의들은 종종 그들에 상담을 구하는 환자들에게 정신장애가 있는지 정말 모르기도 한다. 이것은 대부분의 상황에서 사실이다. 최근에 14개 나라에서 시행된 연구(Üstün & Sratorius, 1996)는 일반 진료 환자의 50%가 정신장애를 앓고 있음에도 정신장애라는 진단을 일반 진료의사에게서 받지 못했다. 오히려 일반 진료의사는 ICD-10에 해당하는 정신장애의 어떤 진단 기준에도 만족시킬 수 없는 환자에게 분류 체계에 동반되는 진단적 기준에 더해서 (혹은 그것들 대신에) 다양한 기준들을 바탕으로 정신장애로 진단을 내렸다. 그런 후 일반 진료의사는 그들이 정신장애라고 진단 내린 절반의 환자에 대한 치료를 시작했다. 일반 진료의사들이 이렇게 진단을 내린 환자들 중 얼마나 많은 수가 정신과 전문의에게 보내졌는지는 불분명하다; 혹 그런 경우가 있었다고 해도 매우 적었을 것이다. 이들 두 세계는 서로 섞이지 않는 것처럼 보인다. 정신과 전문의들은 정신장애들에 대한 기술을 대부분 그들의 경험과 그들에게 의뢰되거나 직접 찾아온 환자들을 관찰한 결과를 바탕으로 만들었다. 정신질환에 대한 기술은 그 정신질환이 내과 의사나 정신과 의사에게 절대 가지 않는 사람들에 대한 모습이라고는 도저히 생각되지 않는 것이다.

일반 진료의사들은 다른 종류의 환자들도 본다. 이들은 주로 정신과 전문의에 의해 기술된 것과 비슷하지 않은 정신장애들과 함께 다른 다양한 질환들로 고통받는다. 이러한 환자들에 대한 지식은 많은 정신건강 전문가들과 환자들에 대한 정확한 기술이 전통적으로 이루어지고 있는 나라들에서조차 제대로 체계화되어 있지 않다. 이러한 정신질환이 나타나는 형태와 이들이 치료되는 방법과 그리고 정신장애를 치료한 뒤의 결과에 대한 각 나라별 차이들에 대한 자료는 대체로 쓸모가 없다. 교차 문화적 연구는 정신보건 서비스를 접할 수 있는 사람들에게서 나타나는 정신질환에 집중되어 있다. 정신질환을 가진 사람들이 치료를 받기 위해 찾아가는 또 다른 장소들에서 발견되는 환자들, 예를 들면 민속적 치유자들이 돌보는 환자들에 대해서는 약간의 정보밖에 없다. 종종 신체 질환이 있는 상태에서 일반적인 처치를 받는 정신질환의 수많은 형태들에 대한 체계적인 연구는 아직도 부족하다. 특별한 환자, 노인 정신질환과 그들의 정신건강 문제에 대한 교차 문화적 정보는 더욱 부족하다. 소수의 선진 국가에서 검증된 치료법이 그에 관련된 모든 측면들이 다른 국가의 사람들에게 그대로 적용되고 있다. 이러한 치료적 개입에 대한 보고들은 얻기 어려우며 대개 정신건강 전문가들의 개인적인 관찰이나 일화 이상의 의미를 지니지 않는다. 더욱 나쁜 것은 수년 전에 얻어진 정신질환에 대한 형태 및 경과에 대한 지식들이 여전히 교육 및 치료적 지침의 기본으로 쓰인다는 것이다. 삶의 방식이 변하고, 질환들이 다른 형태를 지니며 사람들이 일, 식사, 외양 그리고 다른 부분들에 대한 태도를 바꿔 왔다는 사실은 그 저작들에 고려되지 않는다.

현재 의사들이 배우고 있는 의학지식은 아직 충분하지 않다. 이러한 지식은 더 확장되어야 하고, 다른 나라 사람들이 이해할 수 있는 용어들로 기술되어야 한다. 각 국가들 간에 더 많은 임상적 경험과 연구가 교류되어야 한다. 그럼에도 불구하고 당분간 우리는 적은 지식을 바탕으로 일을 해야 하며, 우리들이 충분히 알지 못한다는 이유로 보건 활동을 그만두어서는 안 될 것이다: 그러나 우리는 우리들의 의견과 지침이 불완전하다는 것에 대해 완전히 인식하고 있어야 하며 체계적으로 경험과 지식을 수집하여 이들을 활용할 수 있어야 한다.

인구 변화, 평균 연령 상승, 보건의료 수준 향상과 수입 증대는 퇴직 후 여생의 증가를 가져왔고, 이제는 여가시간을 위한 계획 수립이 필요하다

많은 나라들에서 퇴직 이후 남은 삶이 점점 길어진 것은 사실이다. 그러나 기능손실이 없는 기간은 매우 느리게 증가되어 왔고, 어떤 경우에는 전혀 증가하지 않았다. 사람들은 더 오래 살게 되었지만 그들의 병은 사라지지 않았을 뿐만 아니라 노화와 만성적인 질병의 상승 효과로 관리하기가 더욱 힘들어졌다. 연금을 가격 인상과 인플레이션에 맞게 증대시키는 일이 진척되지 않는 것은 퇴직한 사람들의 어려움을 더욱 가중시켜서, 이들은 구매력을 상실하고 과학 기술의 발달로 제공되는 생활 도구들을 살 수 없게 되었다. 개발도상국에서는 오직 소수의 사람들만이 퇴직 혜택을 받을 뿐이다. 그들은 할 수 있는 만큼 오래 일할 것으로 예상되며, 그 뒤에는 가족들이 그들을 보살펴 주게 된다. 핵가족화의 진행과 치료가 필요한 질병을 지니게 되는 고령까지 생존하는 사람들의 수의 증가는 더 이상 노인을 위한 케어와 음식과 숙소를 제공할 수 없는 정도로까지 가족 자원에 무리를 주게 되었다.

그러므로 당분간은 여생을 위한 계획을 세우는 게 중요한 것이 아니다. 더욱 중요한 것은 노인의 삶을 살만하게 해 주는 최선의 방법과 가족이 예상보다 더 오래 노인을 부양할 수 있도록 가족들을 지원해 주는 방법에 대해 생각하고 계획을 세우는 것이다. 개발도상국이 노인 인구와 이들에 대한 케어의 요구가 증가하는 것과 더불어 전염병과 다른 질병(높은 아동 사망률을 유발하는 것들) 모두에 신경을 써야 하는 두 가지 짐을 안고 있다는 것도 살펴볼 필요가 있다. 전염병에 맞서 싸우고, 영양실조의 감소와 공중보건 향상을 위해 싸우는 개발도상국들을 도와주는 것은 노인과 젊은이 모두를 도와줄 수 있는 길이다. 게다가 지금 적법한 절차가 마련된다면, 요즈음의 질병을 다루기 위해 지금 쓰이고 있는 자원들을—이러한 질병과 문제가 사라진 뒤에—노인의 관리를 위해 투자할 수 있을 것이다. 그러나 이 두 가지 전략 모두 허약한 지반 위에 있다: 전염병과의 싸움에서 빨리 성공할 수 있는 날이 곧 올 거라는 확신은 조금도 없다: 하나의 보건 분야에서 풀려난 자원이 노인의 케어를 위해 쓰인다는 확신 또한 없다.

노인 인구의 증가는 그들에 대한 다른 세대의 포용력을 증가시킬 것이다

이 주장은 반대로 노인 인구의 증가는 그들에 대한 다른 세대의 적대감을 불러일으켜 노인에 대한 거부감으로 이어질 수 있다는 말로도 쓰일 수 있다. 양쪽 말 모두 부분적으로는 맞고 부분적으로는 틀렸다. 소수에 대한 다수의 행동은 상당 부분 예측 가능한 경과를 따른다. 특정한 집단에 속한 개인이 매우 소수라면 그들은 호기심을 끌고 마스코트처럼 다뤄지면서 대개 좋은 쪽으로 생각되기 마련이다. 과거 노령에 다달은 사람들이 드물었을 때 이들은 존경을 받았고, 이들이 속한 많은 사회에서 그들 공동체가 노인에게 제공한 훌륭한 보살핌과 노인이 누렸던 특권에 대해서 자랑스럽게 말해 왔다.

하지만 소수의 숫자가 늘어날수록 그들에 대한 세대 간 태도는 변하게 된다. 특정 연령대의 대규모 증가는 어떤 이들에게는 적나라한 반대를, 어떤 이들에게는 그들의 숫자를 줄일 수 있는 최대한 자비로운 방법의 모색을, 그리고 대부분의 남은 사람들에게는 불편함을 야기할 것이다. 노인 인구의 증가는 그들의 인기에도 비슷한 효과를 낸다. 예를 들어 사람들은 노인의 교통 이용을 더욱 쉽고 안전하게 하는 데 돈을 많이 지출하는 공약을 내걸은 정당에는 잘 투표하지 않으려 한다. 나중에는 상황이 다시 변한다. 소수에 속하는 사람들이 증가하고 그들의 수가 많으며 앞으로도 많아질 것이 확실하면 그들에게 기꺼이 무언가 해 주게 되고 포용력도 커질 것이다.

노인 인구의 증가는 그들을 위한 더 나은 서비스의 발달을 촉진시킬 것이다.

노인 인구의 증가를 가져온 사회 경제적, 보건 서비스의 변화는 비단 노인에게만 영향을 미치는 것이 아니다. 평균 수명이 높아지는 사회에서 이러한 경향은 노인에게만 국한되지 않는다; 다른 연령의 인구 집단에서의 평균 여명 또한 증가하고 있기 때문이다. 이것은 보건 서비스 개발에 몇 가지 중요성을 지닌다. 첫째, 이러한 상황에서 노인에 해당하는 만큼의 활발한 서비스를 요구하는 성인 인구와 이들의 다양한 소집단이 자금을 확보하기 위해 경쟁하는 것은 예전과 마찬가지로 첨예하게 지속될 것이다. 둘째, 다른 연령대에서 전형적으로 나타나는 질병을 앓는 사람들 또한 증가할 것이다. 어린이 사망률이 감소하고 18~25세가 되는 사람들이 더 많아진다는 사실은 정신분열병을 앓는 사람 수를 증가시킨다. 35~45세 인구 집단의 팽창은 우울증이 발병할 위험을 높인다. 생식기 연령에 진입하는 인구의 증가는 성병의 전파와 싸워야 할 필요성을 증가시킨다. 고용됨으로써 직장과 의료에 막대한 투자를 불러일으켜 정부에 막대한 경제적 보상을 만들어 주는 인구집단들의 유지에 대한 요구의 증가와 경제적으로 활발한 인구의 보호라는 사실에 기인하는 어려움이 추가될 가능성 이전에도 노인을 위해 쓰이는 자원의 증가를 옹호하기 위해서는 많은 반대자들과 싸워야만 할 것이다.

사회학적 및 다른 연구들은 노인보건 및 다른 사회적인 서비스의 합리적인 발달을 가능케 해 주는 지식을 쌓았고 이는 노인의 삶의 질을 향상시켰다

지난 20년간 상당수의 노인이 새롭고 과거에 연구되지 않았던 생활 방식을 선택해 왔다. 트레일러를 통해서 혹은 다른 방법으로 이곳저곳으로 여행을 다니는 노인 수는 많은 선진국에서 증가하고 있다. 이러한 집단의 사람들을 위한 보건 기구는 떠돌아다니는 인구 집단에 대한 보건의료가 발달되고 있을 때에 직면해야만 하는 것과 비슷한 도전에 직면하게 된다. 평균 수명의 증가는 건강한 사람들에게만 일어나는 것은 아니다. 그것은 오히려 만성질환을 앓고 있거나 기능손실이 있는 사람들에게서 더 빠르게 증가한다. 보건서비스는 자신의 주된 보호자들이었던 부모들이 아주 늙어 가는 것을 지켜볼 만큼 오래 살아가게 될 것 같은 정신분열병으로 고통받는 사람들에게 케어를 제공해야 하는 상황에 직면해 있다. 이들은 자신의 정신분열병으로 인한 기능손실과 함께 매우 늙은 부모들을 돌봐야 하는 책임감을 짊어진 채 노년기에 접어들게 된다. 이렇게 곤경에 빠져 있는 사람의 수는 의학의 발달과 함께 우리가 질병이나 다른 이유로 인한 죽음을 뒤로 미룰 수 있는 능력이 커지는 것과 더불어 증가한다. 우리는 이러한 '새로운 노인(new elderly)' 을 위한 어떠한 관리 전략도, 이들에게 서비스를 제공하기 위해 다른 환경에서 시행된 척도들의 효율성에 대한 자료도 가지고 있지 않다.

노인에게 케어를 제공하는 데 대한 장애물은 주로 재정적인 것들이다

케어를 제공하는 것에 대한 걸림돌은 다양한 원인에서 비롯된다: 경제적 자원의 부족이 중요하기는 하지만 확실히 노인 정신보건 프로그램 개발의 주된 장애물은 아니다. 이들 중 일부는 노인 자신에게서 비롯된다. 이들의 태도와 기대는 아마도 정신보건 프로그램의 개발에 불리하게 작용할 것이다. 그들이 경험하는 질병의 증상이 노화의 징후라 믿는 노인은 보건 서비스에서 도움을 얻으려 하지 않을 것이기 때문에 노인을 교육하고 보건의료를 요구하는 노인을 찾기 위해서는 상당한 양의 시간과 돈을 지출해야 한다. 보건 담당자들은 종종 노인의 정신장애들을 규명하고 치료해 줄 수 있는 지식이 부족하다. 사회적 지형의 변화, 예를 들어 직업을 가지는 여성의 수적 증가와 이로 인해서 집에서 노약자들을 돌볼 수 없거나 그러지 않으려고 하는 것은 경제적인 투자 하나만으로는 교정될 수 없다. 모든 국가들에게 진행되는 도시화는 보건의료가 특히 노인들을 위해서 조직되었던 방식을 변화시킨다; 현재로서는 권장될 만한 명확한 계획도 없고, 이를 다른 사회 · 문화적 환경에서 발전시킬 수 있도록 해 주는 근거도 존재하지 않는다. 자주 일어났던 중대한 격변—전쟁, 집단 사고, 정치적 혹은 다른 혐의에 의한 이민과 도피—은 노인들에게 있어 치명적이며, 케어를 제공하는데 있어서 극복할 수 없는 걸림돌이다. 과학기술의 급속한 발달은 노인의 숙련된 기술을 구식으로 만들어 버렸고 그들이 생존을 위해 다른 이들에게 의지할 수 있는 가능성을 증대시켰다. 그래서 단순히(!) 노인을 위한 서비스 재정을 증가시키는 것보다 훨씬 더 많은 일을 하는 것이 필요하다. 그러나 위에서 열거된 다양한 장애물을 처리하기 위한 통합된 노력은 거의 없다.

그동안 무엇을 할 것인가

위에 나타난 경향과 사실들은 노인을 위한 정신보건 프로그램의 개발이 쉽지도 빨리 되지도 않으리라는 것을 시사한다. 그러나 그렇다고 좌절할 필요는 없다. 무릇 새로운 서비스들이 개발되고 완전히 쓰이게 될 때까지는 시간이 필요하다. 과학은 앞을 향해 거대한 발걸음을 내딛고 있고 이것은 우리가 지금은 생각조차 못 하는 해답을 가져다줄 것이다. 그러나 그동안 우리가 만약 수많은 사회에서 노인의 진정한 요구와 이에 부응하는 가장 효과적이고 효율적인 방법에 대한 스스로의 무지를 인정한다면 이는 유용하게 쓸 수 있다. 우리 연구의 상당 부분을 실용적이고 일상적 문제에 대한 해법을 찾는 쪽으로 돌리는 것도 필요하다. 이러한 예로 개발도상국 도시 환경에서 서비스를 제공하는 것, 보건요원에 대한 부정적인 태도를 다루는 것, 많은 다른 질병과 장애를 지닌 사람들이 가진 정신질환에 대해 치료를 제공하는 것, 노인의 기대치를 바꾸는 것 등이 있다. 또한 우리는 당분간 노인 프로그램에 대한 전적인 수용과 지원보다는 다른 여러 기회들을 따라 진보의 방향이 정해지게 된다는 사실을 받아들여야 한다.

참고문헌

Üstün, T. B., & Sartorius, N. (1996). *Mental Illness in General Health Care-An International Study*. Chichester/New York/Brisbane/Toronto/Singapore: John Wiley & Sons.

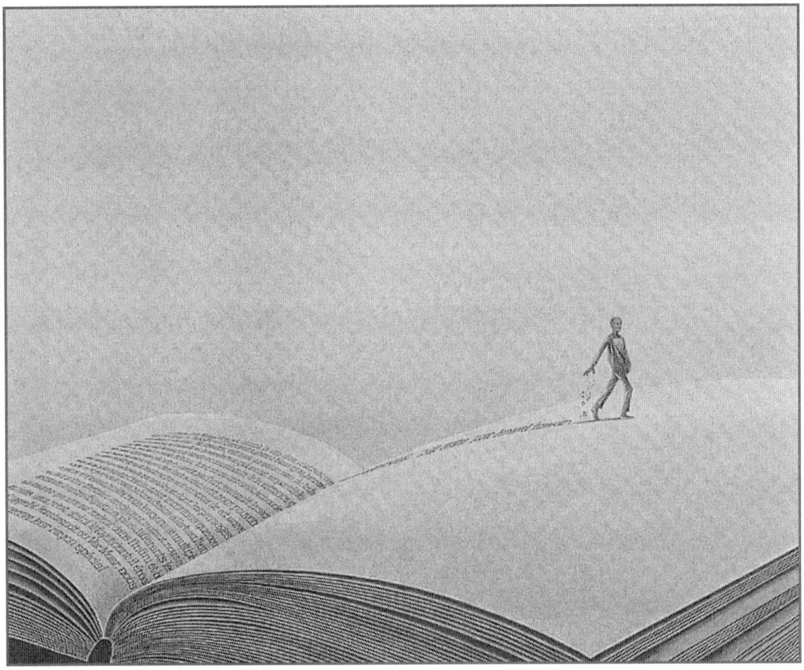

Bob Lescaux(b.1928). 언어를 뿌리는 사람.

Bridgeman Art Library, London의 양해를 구함.

Chapter

12 내가 싫어하는 용어들

새로운 개념을 설명하기 위하여 도입되었지만, 그 후에 본래의 개념뿐만 아니라 다른 의미까지도 함께 내포하면서 남용되는 용어들이 있다. 이러한 용어들은 개념 사이의 차이점을 모호하게 하고 메시지의 명료함을 감소시키며 혼돈을 유발한다. 때문에 이러한 용어의 사용은 해(害)가 된다. 나에게 있어 이러한 용어 몇 개는 '서방' '순응' '제3세계' '소비자' 등이다.

명백하게 잘못된 개념을 나타내는 용어들이 있다. 그러한 용어들은 폐기되어야 마땅한 개념에 그릇된 신용을 부여하면서 반대에도 불구하고 많은 사람들에 의해 지속적으로 사용되고 있다. 그러한 용어 중에서 어떤 것들은 특별한 목적, 예를 들면 정치적인 목적하에 창안되었다. 또 어떤 경우에는 그러한 용어를 소개한 사람들이 계획적으로 왜곡했음을 스스로 인지하고 있었다. 그중에서 가장 잘 알려진 것은 전쟁 중인 나라의 홍보담당 기관에 의해 사용되었던 용어다. 때로는 입안자들이 그 용어의 사용은 정확한 것이며 나쁜 의도 같은 것은 없다고 진정으로 믿고 있는 경우도 있다. 그러나 나중에 가서 결코 정확한 개념이 아니었다는 사실이 (혹은 더 이상 정확하지 않다는 사실이) 명백하게 밝혀진다 하더라도 입안자와 대중은 그 용어를 계속해서 사용할 것이다. 때로는 그러한 용어가 완곡한 표현법인 경우도 있으며, 때로는 진부한 말을 구체화하기 위하여 일상적인 단어를 라틴어나 과학적인 언어로 단지 번역한 경우일 수도 있다.

독자들과 사람들이 그러한 용어들의 목록을 계속해서 추가시켜 나갈 것이라는 생각과 언젠가는 모든 잡지가 그러한 용어—그것을 계속해서 사용하는 것은 진실을 오도하는 것이며 불필요하거나 유해한 것일 수 있는—를 배열하여 문단을 구성할 것이라는 생각에, 나는 반대하면서 그러한 용어 중 몇 개를 열거하려고 한다—마치 위험하거나 맛이 변질될 수 있으므로 유효기간이 지난 깡통 제품은 사용하지 말라고 알려 주는 깡통 바닥의 스탬프처럼 말이다.

서 방

'서방(western)' 이라는 용어는 모든 유럽의 국가들과 미합중국 그리고 캐나다 (그리고 호주) 등은 단일한 문화를 가지고 있으며 따라서 동방의 문화(마치 오직 하나의 동방 문화만이 존재한다는 듯이) 및 덜 산업화된 국가와 대조를 이룬다는 근거 없는 견해를 나타내기 위하여 자주 사용된다. 이 용어는 아마도 북아메리카의 인류학자들이 쓴 저술에 의해 널리 알려진 듯하며, 동(로마)제국과 구별하기 위한 방법으로 불렀던 서(로마)제국이라는 개념에도 그 뿌리를 두고 있는 것 같다.[1)]

서방이라는 명목하에 집단화시키는 것은 유럽의 국가들이 상이(相異)한 역사들을 가지고 있다는 사실과 유럽인이 상이한 언어를 사용하며 의식(儀式)과 관습이 각기 다른 종교들 속에서 신앙고백을 한다는 사실을 무시하는 것이다. 그것은 또한 유럽에 살고 있는 많은 집단들이 그들의 가족생활과 사회생활을 상이한 방식으로 구성한다는 사실과 그들이 매우 상이한 음식을 먹으며 상이한 기후에서 살고 있다는 사실을 간과해 버리는 것이다. 지리학적으로 보더라도 '서방' 이라는 말은 이치에 맞지 않다. 그리니치 자오선의 서쪽에 있는 유럽의 국가는 오직 아일랜드와 포르투갈의 일부 그리고 아이슬란드뿐이다: 그 밖의 모든 유럽 국가들은 지리학적으로 동쪽에 있다. 모로코는 유럽 대륙에 있는 모든 국가들보다도 더 서쪽에 위치하며 호주는 일본보다도 더 동쪽에 있다.

제3세계, 개발도상국

'제3세계(the third world)' 라는 용어는 1952년에 Alfred Sauvy가 뚜렷하게 공산주의를 표방하는 것도 아니고 자본주의를 표방하는 것도 아닌 국가들을 칭하기 위하여 논문에서 처음으로 사용했던(Lacoste, 1993) 프랑스 단

1) 영어에서 '서쪽으로 가다' 라는 말이 상실을 의미하기도 한다는 사실은, '서방의' 국가라고 하면 타산적이고 냉혹하며 유능한 사람들이 주로 살고 있는 곳으로 떠올리게 만드는 관념과 묘한 대조를 이룬다.

어인 '*tiers monde*'를 직역한 것이다. 신념에 찬 공화주의자였던 Sauvy는 18세기의 마지막 20년 동안 자신들의 권리를 위해 싸웠던 '*le tiers état*'(귀족과 성직자 다음에 위치하는)—도시인과 영세 농민—를 세 번째 계층으로 언급하며 소개할 수밖에 없었으며 그리하여 '*tiers monde*'라는 새로운 용어도 만들어 냈다. 한국전쟁과 그 배경하에서 Sauvy는 이러한 국가들은 진보를 위해 다른 방식을 추구하고 있는 것 같다고 막연하게 지적하였다. 이 용어는 영어로 번역되었고 극소수의 사람들에 의해 일관성 없이 사용되다가 1966년에 다양한 반제국주의 운동가에 의해 하바나에서 열린 3대륙 회의 동안 공식적으로 채택되었다. 이 말은 공산주의자도 아니고 자본주의자도 아니라는 그러한 뜻으로 사용되었다. 그러다가 1970년대 중반에 중국의 이론가들이 다른 계획을 의도하여 이 용어를 새롭게 해석하였다. 제1세계는 두 개의 제국주의자 권력인 USA와 USSR, 제2세계는 유럽의 국가처럼 제국주의자의 야망 없이 현재 산업화되어 있는 나라, 제3세계는 그 밖의 모든 나라(물론 USA나 USSR 어디와도 너무 밀접하게 연관되어 있지 않은)다. 그리고 중국은 이러한 제3세계 나라의 지도자라고 상정되었다: 이것은 몇몇 다른 나라의 마오쩌둥주의자와 중국 이외에는 거의 받아들여지지 않은 개념이다. 그 이후로 수년에 걸쳐 이 용어는 '결국 산업화되지 못한 나라들은 매우 많은 공통점들을 지니고 있다.'는 생각과 함께 사용되었다. 1970년대 후반 (몇몇 공산주의 국가들과 사회주의 국가들이 USA에 대항해서 싸우기 위하여 개발도상국들과 공조를 하였던) 베트남 전쟁과 베트남의 캄보디아 침공 이후에 '제3세계' 국가들은 서로 판이하게 다르며 그렇게 쉽사리 하나의 그룹으로 묶일 수 없다는 사실이 명확해졌다. 그 후 의미가 점차로 변화하여 빈곤과 채무 그리고 불충분한 보건 서비스와 기타 비참한 형세들을 특징으로 하는 산업화되지 못한 나라들을 기술하기 위하여 '제3세계'라는 말이 사용되기 시작하였다.

'개발도상국(developing countries)' 이라는 용어는 '제3세계' 라는 용어와 경쟁하다가 1980년대 초반에 좀 더 전반적인 용인을 얻었던 말이다. 이 용어가 '제3세계' 라는 용어보다 훨씬 더 나은 것은 아니지만 좀 더 낙관적으로 들리며 '3세계' 와는 달리 이데올로기적인 배경을 가지고 있지 않다. 이러한 꼬리표는 상이한 여러 대상 사이의 차이점을 모호하게 만들고 그 대상을 지나치게 단순화시켜 버리므로 꼬리표를 붙이지 않는 것이 바람직하다.

결국 각 나라는 그 나라만의 고유한 문화적, 경제적, 지적, 정서적 전통을 가지고 있으며 그 나라를 뚜렷하게 유일무이한 것으로 만드는 특징을 가지고 있다. 또한 이 세상의 거의 모든 나라들은 현대적인 부분과 전통적인 부분에 있어서 발달된 영역들과 발전 중인 영역의 모자이크며, 훌륭한 구성요소와 조악한 구성요소의 모자이크다. 이 중에서 각각의 영역이 차지하는 비율은 시대에 따라 그리고 지역에 따라 다양할 것이다. 그러므로 여러 국가들을 한 집단으로 묶는 것은 가급적 하지 않는 것이 좋다. 그러한 환원주의의 결과들을 명심하면서 말이다.

감당할 수 있는

'(비용을) 감당할 수 있는(affordable)' 이라는 말은 내가 매우 싫어하는 용어 중 하나다. 이 용어는 보건 정책, 국가 보건 프로그램, 지침서, 선언문 등 어디에서나 빠지지 않고 고개를 내민다. 이것은 끔찍한 용어인데 왜냐하면 이미 상정된 추천안이나 정책선언문이 이 용어로 인해 폐지되는 경우가 다반사이기 때문이다. 알마아타 회의에서 정의한 '일차 보건의료' 는 일차의료의 필수적인 구성요소—정부가 모든 국민들에게 제공하여야만 하는 의료의 요소인데 '감당할 수 있는' 상황을 전제로 한다—와 관련되며,

따라서 일차 보건의료는 정부가 더 중요하다고 간주하는 다른 무엇인가가 하나도 없어야만 제공될 수 있다. 그러므로 만약 당국이 더 중요한 것으로 간주하는 사안이 하나라도 있다면 그들은 그 사안에다가 돈을 사용할 것이며 이로 인해 일차 보건의료에는 비용을 감당할 여력이 없다고 공표할 것이다. 따라서 당국자들은 선언문을 채택할 때 함께 받아들였던 엄숙한 의무에 따라 일을 해 왔다. 단지 국민의 보건을 위해서 반드시 필요한 것들이라고 그들이 동의했던 사업에 지급할 자금이 충분하지 않은 상황이 발생한 것뿐이다.

전 세계 대부분의 지역에서 정신보건 프로그램—그리고 다른 보건 프로그램도 역시—은 감당할 수 있는 비용이라는 함정에 자주 빠진다. 시나리오는 간단하다. 당국은 정신보건 프로그램을 책임지고 맡은 사람들에게 어느 정도의 예산을 지급한다. 그 책임자들은 지급받은 예산을 사용하여 프로그램들을 개발한다. 다음 해에 당국은 더 적은 예산을 지급한다. 예산을 삭감하는 이유는 다양하며 그 이유들의 황당함에 자주 놀라게 된다. 정신보건 프로그램의 리더들은 더 줄어든 총 예산에다가 서비스들을 새로 맞추기 시작한다. 이와 같은 일이 그 다음 해에도 일어난다. 서비스는 질적으로 점점 저하된다. 그리고 정신질환 때문에 입원한 사람이 항생제나 음식을 구입할 수만 있었다면 성공적으로 치료될 수도 있었을 감염성 질환이나 굶주림으로 인해 사망하는 부끄러운 일들이 발생한다. 낮은 급여와 열악한 근로 환경은 대부분의 유능한 요원들을 떠나가게 만든다. 정서적인 소진은 보건 팀을 약화시킨다. 어정쩡한 동기를 가진 요원만이 주로 환자들 곁에 남아 있다 보니 질병으로 인해 이미 피폐해진 환자들의 삶이 이러한 요원들로 인해 더욱더 힘들어진다.

마지막으로 '그토록 형편없는 서비스를 제공한 보건 프로그램의 리더와 그 동료들이 왜 책임을 지지 않는가?' 라는 비난이 누군가에게 지어진다.

처벌이 이루어지고 정신과의 이미지가 한층 더 손상된 후에 틀에 박힌 일련의 과정들은 다시 자리를 잡는다. 어느 시점에서도 사회기준에 맞는 서비스를 제공하기 위해서는 그의 팀에 무엇이 필요한지 명확하게 표현하도록 프로그램의 리더에게 요청하거나 허용한 적이 없다. 용감한 리더들은 가끔씩 무엇이 필요한지를 이야기한다. 그러한 상황에서 당국은 일반적으로 '감당할 수 없는 비용' 이라는 보호막을 친다. 어쨌든 당국은 감당할 수 있는 만큼만 감당한다고 미리 말해 왔었다. 만약 정신보건을 위해 필요한 최소한의 의무들에 관한 국제적이고 국가적인 합의가 존재한다면 '감당할 수 있는 비용의 함정' 은 피할 수 있을 것이다; 이런 경우에 당국은 투표를 할 가능성이 있는 유권자들에게 정부가 최소한의 의료마저 공급하지 않은 것에 대해서 어떤 이유를 들어서라도 설명해야만 할 것이다. 현재 그들의 입장은 너무나도 편안하다. 그들은 서비스를 위하여 충분한(혹은 그들이 지급할 수 있는 최대한의) 예산을 지급해 왔으며, 의료가 양질이지 못한 이유는 운영능력의 미숙함, 지나치게 높은 급여(예, 의사), 서비스 공급자들의 불합리한 포부, 환자 가족들의 믿기지 않을 만큼 뻔뻔스러운 요구, 예산의 횡령 혹은 그 순간에 그들이 상상할 수 있는 어떠한 다른 이유 등에 기인한 것이라고 유권자들에게 말을 할 수 있다.

1970년대에 세계보건기구는 보건의료를 집행할 때 예산에다가 프로그램을 맞추는 대신에 프로그램에다가 예산을 맞추는 방식(예, 프로그램을 먼저 개발하고 그 다음에 그것들을 실행하기 위하여 필요한 예산을 결정하는)을 권장했었다. '프로그램에 맞춘 예산결정(programme budgeting)' 은 서비스 공급자가 그들이 어떤 사업을 왜 하고자 하는지 보고하기를 요구하였다. 그러면 당국은 그 사업계획안을 검토하고 프로그램의 실행을 위한 예산을 지급하도록 제안된 것이었다. 그런데 아무리 논리적이고 합리적인 사업계획안이 제출되더라도 거의 모두가 당국에 의해 기각되었다. 서비스 공급자들은 일반적으로 요구도의 사정, 운영하고 평가하는 기술, 특수한 사업계획안 준비, 중기(中期)계획 수립 등과 같은 사안에 대해서 수련받아 본 적이 없었다. 그래서 서비스 공급자들에게 그 과제가 실현 불가능한 것이었으며, 일이 이런 방식으로 행해진 적이 한 번도 없었기 때문에(이렇게 말할 때 그들의 말이 아주 틀린 것은 아니다) 어떤 경우라 하더라도 그 과제는 실패할 수밖에 없는 운명이었다고 말했다. 기꺼이 도전해 보고자 하여 경영(management)이라는 낯선 언어의 장벽을 극복하는 데 성공한 사람조차도 정신과 영역의 치료지침이라는 것에 직면해서는 대개가 항복하고 말았다. 대부분의 질병들에는 치료지침이라는 것이 존재하지 않으며, 혹 존재한다고 하더라도 그것이 전체의 동의를 강요하지는 않는다. 또한 특별한 장애로 고통받고 있는 환자들이 받아야만 하는 최소한의 케어가 무엇인지에 대해서는 동료 전문가들 사이에도 이견이 있을 수밖에 없다. 한편 당국은 이런 방식의 업무 추진—프로그램에 맞춘 예산결정—이 그들의 업무상 재량권을 축소시킬 것이며 그들이 스스로가 원했던 것보다 훨씬 더 프로그램에 친숙해지도록 만들 것이라고 (정확하게) 느꼈다. 정부 하부조직의 몇몇 부서들이 프로그램에 맞춘 예산결정을 적용하여 서비스를 집행하는 데 관심을 보인 경우도 있었지만 대부분의 다른 부서들은 그렇지 않았으며, 대개가 변화를 막아내는 데 성공하였다.

소비자

1960년대와 1970년대에 산업화된 지역의 몇몇 국가에서 파문을 일으킨 반정신의학(Anti-psychiatry)의 물결은 몇 가지 영향들을 남겼는데, 긍정적인 것도 있었고 부정적인 것도 있었다. 부정적인 것 중에는 정부가 정신보건 서비스의 유지 혹은 향상에 필요한 투자를 더욱 꺼리게 된 점, 성적이 우수한 의과대학 졸업생들이 선택하는 직업 분야로서 정신과의 매력이 떨어진 점 그리고 다른 보건 전문가 사이에 의학 분야로서 정신의학의 이미지가 나빠진 점 등이 포함된다. 일반인에게 있어서 정신과의 이미지는 이미 나빴었는데 더욱 나빠져 버렸다.

긍정적인 면에서도 역시 중요한 발전들이 있었다. 몇몇 나라에서는 정신보건 서비스의 조직과 기능이 향상되었다. 어떤 나라들은(예, 독일) 정부가 그들의 정신보건 서비스에 대해 철저한 검토를 하였으며 그것들을 향상시키기 위하여 실천하였다. 정치적으로도 역시 현저한 소득이 있었다. 여러 가지 상황에서 정신질환을 가진 사람들의 인권을 보호해야 할 필요성이 공식적으로 인정되었다. 정신질환을 가진 사람의 권리에 관한 쟁점들을 다루는 공식적인 결의문이 통과되었다. 그중에서 가장 중요한 것은 1991년에 국제연합 총회에 의해 채택된 UN 119 결의문이다. 그 결의문에서 가장 주목할 만한 특징은 정신질환을 가진 사람들의 인권을 보호해야 할 필요성을 인정했을 뿐만 아니라 국제연합에 속한 나라들은 이러한 질환으로 고통받고 있는 사람들이 의학적으로나 사회적으로 적절한 서비스들을 확실하게 받을 수 있도록 보장해야 한다고 역설한 점이다. 왜냐하면 이것 역시 인권[2]이기 때문이다. 동시에 아마도 반정신의학의 물결이 일던 시대 동안의 발전들에 의해 촉진되었던 환자와 가족으로 구성된 협회들이 여러 나라에서 출현하였다.

과거에 정신질환을 경험한 적이 있으면서 현재 정치적으로 활발한 활동을 하고 있는 사람들을 표현하기 위한 용어를 찾아내야 할 필요성에 의해 여러 가지 이름들이 제안되었다. 그중에서 몇몇은 편견을 내포한 것, 예를 들면 '정신과의 생존자(survivors of psychiatry)' 와 같은 것이어서 전체적인

2) 결의문은 이에 대해 구체적인 권고 사항들을 알려 주는 지침서를 첨부하고 있다.

용인을 받지 못한 채 점차 사용하지 않게 되었다. 주위에서 사용되고 있는 용어 중에서 내가 정말로 싫어하는 것이 '소비자(consumers)' 라는 말이다. 여기에는 두 가지 주된 이유가 있다.

첫째, '소비자' 라는 용어는 정신장애를 가진 사람(그리고 그들의 가족)이 재원을 소비하면서 그것을 고갈시키고 있다는 의미를 내포하고 있다. 이 용어는 그들이 사회에 기여하지 않고 있다는 것을 은연중에 나타낸다. 이 용어는 그들이 타인들에게 주지는 않고 받기만 한다고 전한다. 이 용어는 그들이 구성원 사이에 상호 지지적인 관계를 발달시키고 지켜 나갈 수 있어야만 생존할 수 있는 사회에 실질적으로 참여하지 않는다고 비난한다.

나는 소비자라는 용어를 싫어하는데, 왜냐하면 사실과 다르기 때문이다. 사회—다른 사람들—가 그들 능력의 한도 내에서 정신질환을 가진 사람들을 지원해야만 하는 것과 마찬가지로 정신질환을 가진 사람들도 그들 능력의 한도 내에서 사회에 기여해야만 하고 또 할 수 있다. 질병이 사람을 경제적인 면에서 생산적이지 못하거나 사회적인 면에서 활동적이지 못하게 만드는 상황에서조차도 그들을 돌보는 사람들은 도덕성을 진지하게 인식해야 한다. 이는 마치 정부가 사회를 보호하고 유지하기 위해서는 여러 가지 서비스들을 이행해야 한다고 진지하게 인식하는 것과 같은 것이다. 심각한 질환에 걸린 사람을 몇 년간 보살피는 것은 나라를 지키기 위하여 전쟁터에서 싸우다가 부상을 당하는 것에 못지않은 (더했으면 더했지) 치하를 받을 만하다. 질병을 가지고 살면서 그럼에도 불구하고 사회에 기여를 한다는 것은 대개가 엄청난 개인적 노력의 투입을 요구하는 위업이다. 그것은 인정되어지고 치하되어야 하는 것이다. 그것을 보건 서비스 소비라고 부르면서 무색하게 만들어서는 안 된다.

둘째, 보건 서비스의 소비자가 존재한다는 사실은 보건이 다른 상품, 예를 들면 설탕, 소금 혹은 솜처럼 사고팔 수 있는 하나의 상품이라는 것을 암시한다. 이 논리에 따르면 의학은 상업이다. 돈이 더 많을수록 더 많은 보건의료를 구매할 수 있다. 적은 돈은 오늘날의 의학이 제공할 수 있는 모든 것들을 다 이용할 수는 없을 것임을 의미한다. 아마도 이 시대의 의학은 의사들과 기타 의료 종사자들이 보건 서비스를 제공하고 그 대가로 보수를 받는 재정적인 업무 그 이상은 아닌 듯하다. 아마도 지금은 고통받고 있는 사람과 이를 도와줄 수 있는 지식 및 도구를 가진 사람 사이의 관계에 존재하는 연민의 정과 숭고한 요소가 더 이상 의학의 일부분이 아닌 그런 시대인 것 같다. 만약 그러하다면 의학은 좋지 못한 상황에 놓여 있는 것이다. '소비자' 라는 용어를 사용하는 것은 의학의 이러한 격하를 묵인하는 것이며 따라서 이는 옳지 못하다.

정신분열병자

오랫동안 지속되면서 이환된 사람의 일상생활과 그 가족에게 굉장히 중요한 근심거리가 되는 질병들이 있다. 더러는 병으로 고통받는 사람들이 개성을 지닌 인간으로서가 아니라 그들이 걸린 질병의 보유자로 기술될 수도 있다. 대개는 경멸적인 일군의 속성이 그것과 함께한다. 당뇨병자는 뚱뚱하고 다른 사람들처럼 먹기를 원하지 않으며 인슐린을 스스로 주사하는 화를 잘 내는 사람들이다. 정신분열병자(the schizophrenics)는 위험하고 환청을 들으며, 스스로를 나폴레옹이라고 생각하는 사람들이다. 우울병자는 항상 울고 일하기를 주저하여 물러나 있는 사람들이다. 나병환자는 생김새가 추하고 전염성이 높은 사람들이다. 꼬리표에는 흔히 낙인이 붙어 있으며 부정적인 차별이 빈번하다.

나는 이러한 용어들을 싫어하는데, 왜냐하면 그것들은 질병의 치료(그리고 재활의 과정)에 있어서 방해물이며 다른 면에서도 유해하기 때문이다. 꼬리표에 붙어 있는 낙인은 사람들이 치료를 받으러 앞으로 나오는 것을 주저하게 만들 것이다. 그것은 또한 그들이 자존감을 다시 획득하거나 유지하는 것을 방해할 것이다.

낙인과 관련된 차별은 적절한 서비스와 지지를 가장 절실히 필요로 하는 사람들에게 그것들을 제공하는 것을 어렵게 만들어 이러한 결과들을 더욱 악화시킨다. 사람들에게 개성을 지닌 인간으로서가 아닌 질병의 보유자로 꼬리표를 붙이는 것은 치료 과정에도 역시 해로운 영향을 준다. 똑같은 질병에 걸렸다 할지라도 그 사람들은 서로가 다 다르다. 더구나 질병 역시 그처럼 각기 다른 사람들에게서 서로 다른 방식으로 증상을 나타낸다. 제대로 한다면 의학적 치료는 마땅히 개별화되고 질병의 유형에 따라 맞추어 제공되어야 하며, 질병에서 고통받고 있는 그 개인의 욕구들에 맞추어 조절되어야 한다. 질병을 가진 사람들을 그들의 질병 이름으로 호칭하는 것은 이러한 상이함을 부정하는 것이며 이로 인해 그 질병으로 고통받고 있는 사람들의 치료를 방해하고 사회재활 기회를 감소시킨다.

이러한 용어는 또한 불공평하다. 우리 대부분은 이러저러한 질병으로 고통받으며 이를 다소 잘 견뎌 낸다. 이러한 질병들의 대부분은 심각한 상태에서조차도 스스로의 개성을 상실하게 만들거나 우리 동료와의 공동체 집단에서 소속자격을 잃게 만들지 않는다. 만약 폐렴으로 고통받는 사람들을 폐렴병자들이라고 부르면서 그들이 갑자기 기침을 시작할 수 있고 만약 그러면 자동차를 제대로 운전하지 못할 수도 있기 때문에 운전면허증을 취득할 수 없도록 한다면 난리가 날 것이다.

질병을 가진다는 것은 일반적으로 그 병을 가진 사람들과 그들을 돌보는 사람들 모두에게 매우 좋지 않은 일이다. 그들에게서 그들의 정체성을 앗아가는 것은 장해에다 모욕까지 더하는 행위며, 질병을 악화시키고 인간의 기본적인 권리 중 하나—집단의 구성원이 되고, 다른 사람들을 도울 수 있는 사람으로 기대되며, 힘들 때 도움을 받을 수 있는 권리—를 짓밟는 것이다.

순 응

의학의 영역에서 순응(compliance)—소망, 요청 혹은 명령 등에 따르는 행위—이라는 용어는 처방된 치료의 과정에 기꺼이 따르고자 하는 마음을 기술하는 데 사용되어 왔다. 그런데 이 용어가 의학의 영역에 도입된(혹은 유행하게 된) 지는 얼마 되지 않은 것 같다. 앞선 시대의 동료들은 그들의 의학 연구에서 이 용어가 사용되었거나 토의되었는지를 기억하지 못하는 것 같다. 치료가 행해지지 않으면 치료가 행해진 경우보다 치료효과가 못할 것이라는 진부한 사실에 대단한 의미를 부여하면서 치료에 관한 보고서들이 오늘날 지속적으로 반복해 발표되고 있다. 치료의 유용성에 대한 평가에 약을 잘 먹는지 그리고 효과가 있다고 간주될 만한 행동들이 이행되었는지에 관한 증거들이 포함되어야만 한다는 것은 당연한 사실이다.

그렇다면 다른 자명한 사실들은 왜 그처럼 대단한 의미를 얻지 못하고 있는가? 왜 의사와 과학자는 지금에 와서야 순응에 관하여 이야기하고 있는가? 과거에는 환자가 약을 제대로 먹는지 여부가 그들의 관심 밖이지 않았던가? 의사(doctor)라는 용어는 라틴어인 'docere(가르친다)' 에서 유래했다. 의사는 그들 자신을 환자에게 무엇이 최고의 치료인지를 말해 주는 선생님으로 여겨 왔던 것 같다. 그리고 그 다음엔 그들의 교육적 직무를 환자에게 넘겨서 환자가 배운 바 그 길을 따라서 진행할지, 나가서 다른 의사를 찾아갈지, 치료에 관한 것들을 완전히 잊어버릴지 혹은 그들의 욕구에 따라 그것을 변형시킬지 등의 여부를 환자들이 결정하게 했다. 과거의 환자는 의사들의 지시를 언제나 잘 따랐기 때문에 순응이 문제가 되지 않았던 것일까? 또는 순응에 관한 강조는 치료들이 효과를 나타내지 못하는 것에 대한 놀람의 표현이고 따라서 잘못을 환자의 행동에 돌리고자 하는 시도일까? 혹은 환자들이 처방된 약을 잘 먹고 있는지를 의사가 반드시 관찰해야만 한다는 인식을 야기하는 데 제약회사가 일조를 하였을까?

어쨌든 간에 순응이라는 용어는 의사-환자 관계에 있어서 받아들일 수 없는 전제를 나타낸다. 의사와 그의 환자는 치료과정에서 동반자가 되어야만 한다. 동반자들은 행동의 과정을 토의한다. 동반자들은 적절한 설명 없이 제안된 과정대로 행동했을 경우의 결과에 대한 토의 없이 그리고 치료를 받는 가장 좋은 방법에 관한 동의 없이 그들의 요청이 수행되기를 기대하지 않는다. 때로는 질병의 영향 때문에 그러한 토의를 하는 것이 어려울 수 있으며, 치료와 그 밖의 의학적 중재를 위한 틀을 만들기 위하여 조직적으로 세워 왔던 규칙에 따라서 행동이 진행되는 상황에서는 그것이 어려울 수 있다. 그러나 대부분의 상황에서는 의사의 명령에 의해서가 아니라 의사와 환자가 함께 치료 계획을 세우면서 의사와 환자 모두가 순응에 관한 합의와 치료에 관한 합의에 도달하는 것이 가능하다.

미국 전통 영어 사전은 순응이라는 단어에 대한 몇 가지 정의를 담고 있다. 그중 하나가 '부당한 묵종(默從, unworthy acquiescence)'이라는 뜻이다. 치료과정을 따른다 함이 그러한 의미(부당한 묵종)의 순응과 같아서는 절대 안 된다는 것이 좋은 치료를 위한 핵심적인 필수조건이다.

참고문헌

Lacoste, F. (1993). *Dictionnaire de Geopolitique*. Flammarion.

Psychiatry and mental health programmes

PART III

정신의학과 정신보건 프로그램

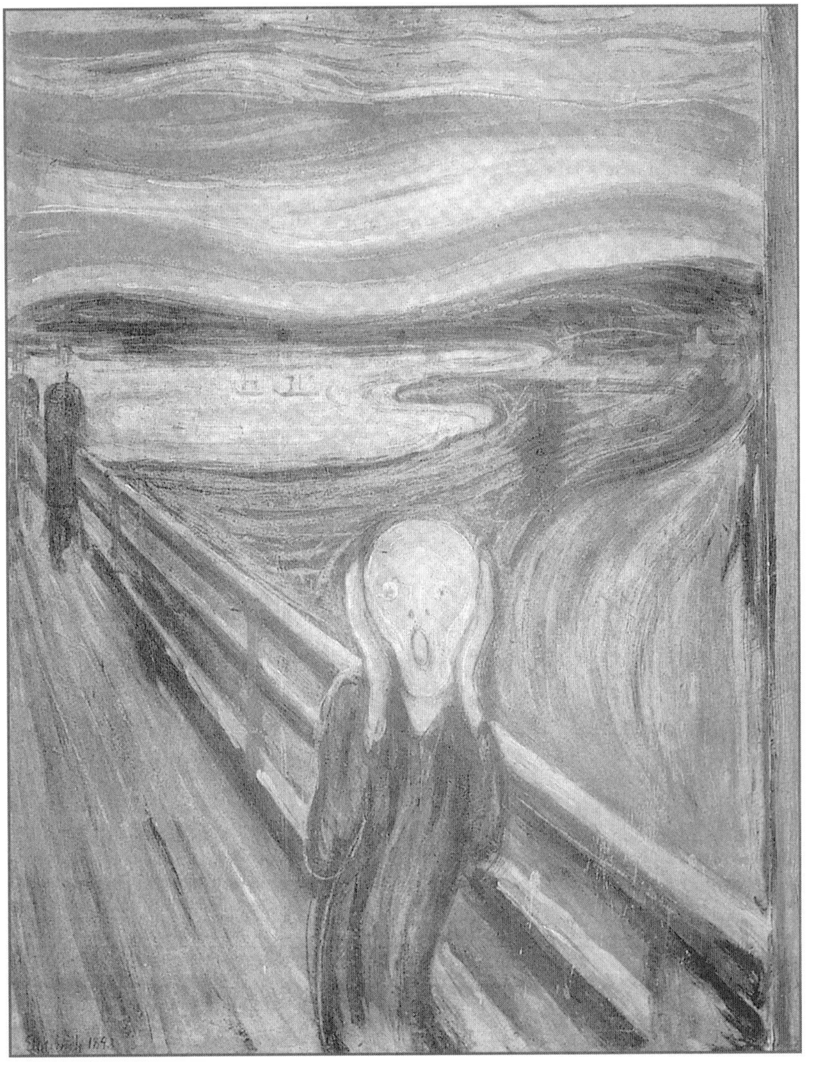

Edvard Munch(1863~1944). 절규(The Scream).

The Nasjonalgalleriet, Oslo, Norway 양해를 구함.

Chapter

13 정신의학적 서비스에 대한 요구도 평가

공중보건의 원칙 중 하나는, 보건의료는 계획에 입각해서 시행되어야 하고 합리적으로 구조화되어야 한다는 것이다. 타당한 계획을 세우는 첫 단계는 우선 요구도 평가하는 것이다. 과거에는 이 과정이 역학적 자료를 해석하는 것으로 이루어졌었다. 최근에는 이환율과 발병률의 평가들이 더욱 과학적으로 되고 있는 것은 분명하지만(예, 질병의 위험요소에 대한 검색 등), 보건의료의 계획을 세우는 데는 몇 가지 다른 종류의 자료들을 함께 고려하여 평가되지 않으면 안 된다. 여기에는 질병에 걸린 사람들과 그들의 가족들에 의한 보건의료의 요구에 대한 정보와 문제를 줄이기 위해 사용되어야 할 중재의 비용과 효과에 대한 정보, 보건의료를 계획하고 있는 지역에서의 사회경제적 그리고 다른 변화들의 속도와 특징에 대한 평가가 포함된다.

삶은 나날이 더 복잡해지고 있다. 과거에는 특정한 정신적 또는 육체적 질환에 대해 서비스를 제공하는 데 얼마나 투자를 해야 하는가를 물으면, 그러한 질환에 걸린 사람들의 대략의 숫자를 제공할 수 있었다. 그리고 우리는 얼마나 많은 인원, 약 그리고 병상이 적당한 치료를 위해 필요한지, 그것들이 어떻게 사용되어야 하는지를 말할 수 있었다. 오늘날에도 그렇게 하는 것이 가능하지만 많은 상황에서 그것들은 더 이상 정확할 수 없게 되었다.

여기에는 몇 가지 이유가 있다. 첫째, 환자들과 지역 공동체, 정부의 요구(needs)가 단지 일부분만 중첩된다는 것이다. 예를 들어 정부들은 특히 질병 조절을 위한 높은 비용 지출을 피하는 것에 관심이 있다. 반면 지역사회는 사회가 정상적인 방식으로 제 기능을 발휘하는 것을 방해하는 것들을 줄이거나 예방하는 것에 높은 우선순위를 둔다. 환자들과 그들의 가족들이 좀 더 주장하는 것은 치료 전과 치료 기간 동안의 삶의 질이 치료에 대한 만족에 있어서 중요한 판단 기준이라는 것이다. 따라서 이들 세 집단들 사이의 협의는 요구도를 평가하는 데 필수불가결한 부분이다.

둘째, 평균값을 이용한 요구와 지출 또는 비용의 산출 방식이 판단을 그르칠 수 있다는 것이 점점 받아들여지고 있다. 평균적인 (인구학적으로) 시민, 치료에 대한 평균적 반응 그리고 평균적 지출은 종종 개별적 경우에 적용될 수 없다.

사람들은 건강하든 아프든 서로 다르다. 그들은 다른 문화에 속해 있으며 다양한 성격, 체질과 개인력을 가지고 있다. 그리고 이 모든 것이 그들로 하여금 자신들의 질병을 독특한 방식으로 인식하게끔 한다. 그들은 각기 다른 방식으로 질병의 영향에 대처하므로 다양한 형태의 도움을 필요로 한다. 어떤 이들은 어떤 도움도 원치 않는가 하면, 다른 이들은 상식적으로 그들의 질병이 야기하는 장해나 고통에 주어져야 할 도움의 정도 이상의 것을 원한다. 어떤 이들은 건강을 다루는 공공기관으로부터의 도움을 원하지 않는 경우도 있다. 만약 그들의 질병이 어떤 사람의 마법적인 영향에 의한 결과라 생각하면 그들은 민속적 치유자들, 악령을 쫓아내는 사람 또는 흑마술을 다루는 사람들의 도움을 구하는 것을 선호하기도 한다.

셋째, 보건 전문가들의 요구는 보건 서비스의 계획과 아픈 사람들을 위한 보건의료를 할당하고 준비하는 데 있어 특히 중요한 역할을 하지만 지금까지는 무시되어 왔다. 예를 들어 보건 인력들은 그들의 자녀들이 다닐 만한 학교에 갈 수 없는 지역에서는 직장을 잡지 않을 것이다. 일부 국가에서는 이것 때문에 농촌 지역에서 보건의료 담당자들의 수가 늘어나지 못하게 되고, 이것은 농촌 주민들을 위한 보건의료의 요구와 가용성을 인식하는 데 영향을 끼친다.

넷째, 오랜 기간을 담당하도록 만들어진 계획들은 모호하고 단지 전반적인 대상과 목적들만을 다루고 있을 뿐이라는 것이 분명해지고 있다. 동유럽 지역에서 장려되었던 정밀하면서 잘 정비된 세부 항목이 포함된 5개년 계획을 세워야 한다는 주장은 이를 시행했던 지역에서 서비스들이 계획들과 일치하지 않는 방향으로 진행되고 그런 계획들을 세우고 알리는 것이 주로 정치적으로 이용되었다는 것이 분명해짐에 따라 그 매력을 상당히 상실하였다. 이러한 이유와 다른 것들—예기치 않은 정치적 변화, 계획을 세우고 평가하는 과정에서의 방법적 문제, 충분히 훈련받지 못한 입안자들의 무능력—이 이전의 표준화된 방식을 이용한 계획 세우기가 매우 유용치 않다는 인식을 증가시켰다. 1970년대 후반과 1980년대 초반 동안 이러한 형태의 정책 입안 실패는 많은 국가에서 정책 연구소, 보건 담당 부서 안의 정책 입안 부서들 그리고 공공 보건의료 훈련 프로그램 속에서 정책 입안 과정들이 점차 사라지게끔 하는 결과를 야기하였다.

좀 더 최근에 서비스에 대한 정책 입안과 평가들이 경제적 요소(주로 정부와 또는 보험회사의 보건의료 비용을 줄이려는 바람으로 표현되는)의 압력과 좀 더 양질의 보건의료를 더 받기를 주장하는 대중들을 통해서 다시 힘을 얻고 있다.

그러나 이러한 새로운 흐름의 정책 입안은 그것이 새로운 방식으로 세 가지 요소를 규정짓기 시작했다는 점에서 앞선 경우와 다르다.

1 투자액은 총 지출액으로 가늠한다. 즉, 서비스를 개설하고 보건의료 인력들에게 지불되는 비용만이 아닌 아픈 환자를 돌보기 위해 그들의 친척이 투자한 시간과 같은 잠재적 비용도 포함한다는 것을 뜻한다.

2 보건의료 생산성의 주요 지표는 현재 호전된 건강이란 측면에서의 결과로 평가된다. 반면 이전에는 보건의료 제공 과정의 개선으로서 평가되었었다.

3 보건의료 서비스에 대한 요구들의 정의가 변화하고 있다. 보건의료 서비스에 대한 요구를 정의하는 과정에는 네 가지 요소가 있다: ① 보건의료의 요구는 공동체의 표현된 부담들(demands)을 고려해야만 한다; ② 보건의료 전문가의 삶의 질에 대한 요구들이 평가되고 다루어져야 한다; ③ 보건의료에 대한 요구에 대해서 효과적이고 윤리적으로 받아들여질 수 있는 해결책이 가용한가를 고려해야 한다; ④ 보건 분야의 개입은 해결책이 얼마나 보건 분야의 권한과 의무 이행 능력 안에 놓여 있는가에 달려 있다.

이러한 네 가지 요소에 대한 고려는 몇 가지 해결되지 않는 논쟁을 야기할 것이다.

누구의 요구가 가장 적절한가?

질병을 앓고 있는 사람에 의해 표현되는 요구는 그들의 가족의 요구와 반드시 같지는 않다. 앞에서 언급한 대로 보건 서비스에 대한 계획을 세우는 것은 환자와 그들의 가족, 지역 사회에 의해 제기되는 요구들 사이에 불일치가 존재하기 때문에 점점 더 인기가 없어진다. 요구를 확인할 때 관련된 모든 사람들의 의견을 듣는 것이 불가피하다. 이론적으로는 이것이 합리적으로 들리지만 실행 과정에 있어서 어려움이 있는데, 모든 관련된 사람들이 새로운 행동 양식을 배우는 것이 필요하기 때문이다.

요구들이 질병, 질환, 아픔과 연관되는가?

영어에는 병을 가진 상태의 세 가지 측면을 표현하기 위해서 사용할 수 있는 단어가 사치스럽게 세 개나 있다: 질병(disease)은 특정한 병리학적인 실체를 가리키는 말로 건강 상태의 특정한 경과와 예후를 갖는다; 질환(illness)은 병이 있는 상태에 대한 주관적인 경험에 해당하는 말이다; 아픔(sickness)은 질환이 개인으로 하여금 사회에 기여하지 못하도록 막는 것에 대한 사회적 인식에 해당하는 말이다. 정신과 의사들과 다른 보건의료 인력들은 그들의 임상 업무에서 질병과 질환을 다루어야 하고, 그들이 사회적 역할을 할 때에는 아픔을 다루어야 한다. 질병과 질환, 아픔은 서로 다른 분야를 담당하는 말이다(3장 참조). 사람들은 때로 그들의 질병으로 인해 생길 수 있는 일반적인 정도보다 더 많이 아프다고 호소한다; 때로 사람들은 질병을 가지고 있음에도 불구하고 아프다고 느끼지 않는다; 때로 아픔이라는 단어는 질환으로 느끼지도 않고 그들의 상태에 상응하는 병리학적 실제를 보이지도 않는 사람을 묘사하기 위해 사용되기도 한다. 그렇다면 '올바른' 개입이란 무엇인가? 질병에 대해 반응하는 것인가? 혹은 질환에 대해? 혹은 아픔에 대해? 아니면 세 가지 모두가 겹쳐지는 영역에만 해당하는 것인가?

무엇이 효과적인 개입인가?

보건의료 서비스에 의해 제공될 수 있는 효과적이고 윤리적으로 합당한 개입(intervention)이 존재할 때 하나의 문제는 하나의 요구가 된다. 그러므로 효과적인 개입이라는 것을 명확히 할 필요가 있다. 개입의 가치는 과학적인 연구의 결과에 기초해서 평가되어야 한다는 데에는 의견이 일치되고 있다. 그러나 이것이 모든 문제를 해결하지는 못한다. 때로는 개입은 질병과 그 결과들까지를 총체적으로 다루기도 하고, 질병에 의해 발생한 문제의 일부만을 다루기도 한다. 질병으로 인한 문제의 서로 다른 부분들에 각각 서로 다른 개입들이 효과적일 수도 있다. 그래서 (질병으로 인한 문제의 서로 다른 부분을 각각 다루는) 서로 다른 개입을 사용했을 때 얻는 이득을 동등하다고 할 것인가? 그리고 누구의 관점에서 볼 때 그런가? 하는 의문이 제기된다. 대중의 관점인가? 대중의 관점이라고 하더라도 일반 대중들의 관점인가? 혹은 질병을 앓는 대중들의 관점인가? 아니면 대안으로 질병의 사회적 영향에 대한 전문가 등의 견해를 구해야 하나? 오랫동안 정신과 의사들은 얼마나 증상을 경감시키는가에 의해 개입을 평가해 왔다. 반면 환자들은 증상의 경감이 완전하지 못할지라도 가능한 부작용이 없는 치료법을 선호해 왔을 것이다. 대중은 기능손실을 감소시키고, 다른 사람에게 의존하지 않도록 해 주고, 사회의 혼란을 없애 주는 치료나 다른 개입의 적용에 특별히 민감했을 것이다.

또한 누가 어떤 개입을 담당할 것인가에 대해서도 혼란이 있다. 만약 개입이 보건 서비스 요원에게만 있는 지식과 기술을 요한다면 문제 해결은 간단하다. 불행하게도 많은 질환에 있어서 상황은 그렇게 명확하지 않다. 예를 들어 과학이 치매에 대한 해답을 주지 못하고 있기 때문에 보건의료 요원들은 이 질병에 걸린 사람들의 문제에 관여하기를 거절해야 할까? 말하자면 가족들은 치매의 결과로 나타나는 대변 실금의 증상을 다루는 데 도움을 필요로 하고 있다. 보건의료 요원이 기저귀의 공급과 치매환자가 그것을 착용하도록 설득하는 데 관여해야만 할까? 한편으로는 이것은 의학의 주된 관심 사항인 욕창을 예방하는 것으로 볼 수 있다. 그러나 다른 한편으로는 기저귀를 공급하고 사용법에 대해 교육하는 것은 노인을 위한 일반적인 서비스의 소관사항일 수 있다. 비슷하게 만약 만성 정신병 환자가 적절한 주거 환경이 마련될 때까지 약 먹기를 거부한다면, 적절한 숙소를 제공하고 숙박비를 지불하는 것이 보건의료 서비스의 소관사항일 것인가? 보건과 교육, 보건과 아동보호 서비스, 보건과 주거 서비스 혹은 보건과 교정 관련 서비스 사이의 경계는 개별적인 경우에 있어서 매우 불분명하고, 각각의 서비스가 그들의 주된 업무에 예산을 충분히 사용할 수 있도록 하기 위해서 많은 절충이 필요하다. 의학의 경우는 질병에 대한 개입이지만 좁은 개념보다는 넓은 개념을 갖는 것이 더 유용할 것이다.

책임을 할당하는 것에 있어서 두 번째 문제는 더욱 심오한 성격을 갖는 것이다. 그것은 질병을 갖고 있는 사람을 돕고자 하는 어떤 의학적 개입의 정당화에 대한 것이다. 이것은 근래에 혼란스러워진 이슈다. 지금까지는 사회적 비용의 절감을 위해 질병은 치료되어야만 한다고 여겨져 왔다. 수백만 원의 돈을 써서 어떤 사람의 질병을 치료하면 오랫동안 경제적으로 사회에 기여할 수 있을 것인가, 투자된 비용을 갚을 수 있을 것인가 하는 것이 논란이 되고 있는 것이다. 물론 이 논란에는 문제가 있다: 질병을 가졌던 사람이 직업을 구하고 일을 계속하면서 사회에 기여할 것인가는 확실하지 않다. 그 사람이 질병으로부터 벗어나서 국가가 더 이상 그 사람의 건강을 위해 돈을 쓸 필요가 없을 것이라는 보장도 없다. 질병에서 완치된 사람이 얼마나 오랫동안 살고 은퇴연금을 받을지 등은 확실하지 않다.

그러나 비록 경제적인 논란에 아무런 문제가 없더라도 경제적 측면이 보건의료를 제공하는 주된 이유가 될 수는 없다. 상당한 돈이 들고 벌충할 수 없더라도 사회의 아픈 구성원을 치료하는 것은 윤리적으로 불가피한 일이다. 이러한 고찰이 중요한 것은 그것이 어떤 사람이 진료를 받아야 하는가를 결정하는 부담이 보건의료 체계로부터 정치의 세계로 옮겨지게 되기 때문이다. 보건의료 전문가의 임무는 건강하지 못한 사회 구성원에게 가능한 가장 좋은 치료와 지원을 제공하는 것이다. 그 나라의 정치 조직은 보건 분야에 쓰일 돈의 총량을 결정해야만 한다.

이러한 고찰을 기억한다면 보건의료를 위한 요구를 다음과 같이 규정짓도록 제안하는 것이 가능하다.

건강에 문제를 가지고 있는 사람들, 그들의 가족, 그들의 지역사회의 요구 전체에 대해 보건의료 체계는 효과적인 개입으로 반응할 수 있다. 이러한 맥락에서 효과적인 개입은 문제에 대한 예상 가능하고 의미 있는 긍정적 효과를 가지고 있고, 문제를 가지고 있는 사람들과 그들의 보호자에게 받아들여질 수 있는 것이어야 한다.

이러한 정의는 보건의료에 대한 요구를 실용적으로 평가하는 것을 가능하게 해준다. 그리고 그것은 환자와 그들의 가족, 지역사회, 보건의료 체계 사이의 동맹을 구하는 정신의 시험이다. 이것을 받아들이게 되면 기질적 실체가 없는 질환은 도움을 구하고 받을 합당한 이유가 될 수 없다고 결정하는 함정에 빠지는 것을 피할 수 있다. 비슷하게 그것은 정신장애로 인한 요구를 담당하는 보건의료 분야의 능력과 무관하게 정신장애의 역학적 유병률의 추정치와 요구도를 같게 보려는 오류를 피하게 해 줄 것이다. 그것은 개입을 과학적으로 평가할 필요성을 강조하고 효과적인 개입만이 사용될 것이라는 것을 보장한다. 또한 그것은 최고의 치료를 제공하는 데 필요한 자원을 공급할 것인지 아닌지를 결정하는 것이 정치적인 영역에 남아 있기는 하지만, 윤리적이고 과학적인 바탕하에서 어떤 개입이 적용될 것인지를 결정하는 것은 보건의료 분야의 책임이라는 것을 의미한다.

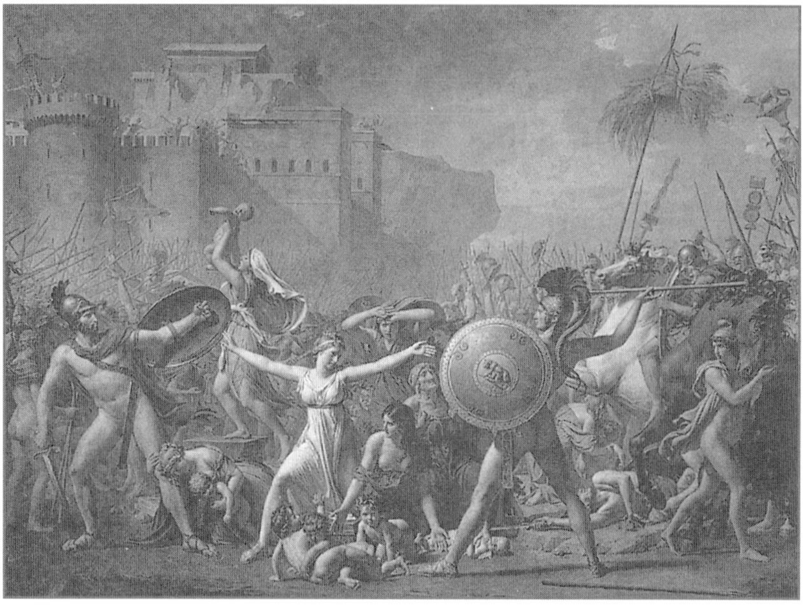

Jacques Louis David(1748~1825). 사빈지방의 여성들(Les sabines, 1799).

The Louvre, Paris and Bridgeman Art Library, London의 양해를 구함.

Chapter

14 왜 신경 · 정신장애들은 예방되지 못하는가?

많은 경우에서 신경 · 정신장애들의 일차예방이 가능하다. 일례로 젊은 여성에서 요오드결핍을 교정하는 것은 넓은 의미에서 크레틴병(cretinism)[역자주: 갑상선기능저하증의 특수형으로 선천성으로 갑상선발육부전으로 일어나는 병. 신체의 발육이 현저하게 늦어져 성인이 되어도 유아의 체격 정도밖에 되지 않으며, 정신지체가 되기도 한다]의 발생을 예방하는 것이다.

그러나 정신장애들의 일차예방은 공공연하게 정신의학의 목표나 의무로 규정되어 있지는 않다. 어느 정도는 많은 예방적 조치들이 의학적 영역 외에 속하는 것에 기인하기도 하고, 보건 서비스 영역에 속한다고 하더라도 전통적인 정신의학의' 영역에 속하지 않기 때문이다. 그렇다고 하더라도 정신의학은 신경 · 정신장애들의 일차예방을 위한 조치들을 취하는 데 역할을 게을리 해서는 안 된다. 정신과 의사와 다른 정신보건 전문가들은 예방적 개입을 옹호하기 위한 자신들의 역할을 받아들이고, 일차예방이 자신들의 연구에 있어 중요한 초점이 되도록 하며, 신경 · 정신장애들의 일차예방에 대해 가르치는 데 자신의 시간과 노력을 투자하여야 한다.

10여 년 전에 세계보건기구의 사무총장이 세계보건회의에서 신경·정신장애들의 일차예방을 위한 가능한 방법들을 나열한 문서를 발표하였다. 그 보고서에는 이차예방(정신장애의 치료)과 삼차예방(정신장애로 인한 기능손실의 감소)에 대해 언급이 되어 있었으나 이들을 강조하지는 않았다: 그 보고서는 정신·신경장애들의 일차예방에 초점이 맞추어져 있었다. 세계보건회의는 보건영역에 있어 세계 최고의 권위를 가진다. 세계보건기구에 속한 국가의 장관이나 공식적인 대표자들이 참석하여 국내적, 세계적인 수준에서의 보건정책이나 프로그램들을 논의하는 것이다. 이 회의에서는 상기 문서에 담긴 제안들을 검토하고 열렬하게 지지하며 승인하였다. 많은 대표들이 발언하였고, 결의안은 만장일치로 승인되었다. 회원 국가들은 사무총장이 제시한 문서에 담긴 권고안을 도입하도록 요청되었고, 사무총장은 3년의 기간 후에 각국의 진행 상황을 정리하여 회의에서 보고하도록 되어 있었다.

3년이 흐른 후 사무총장은 추후 보고서를 발표하였다. 긍정적인 분위기였지만 보고서에는 세계보건기구 회원 국가들의 많은 예방적 개입에 대한 신선한 소식들이 담겨 있지는 못하였다. 일부 국가에서는 예방적 개입에 대한 준비단계를 보고하기도 하였다. 지역적 또는 국내적 수준에서의 회합이 열리기도 하였다. 소수의 출판물이 생산되었고 배포되었다. 다양한 상황에서의 소규모 개입의 효과를 보이는 연구결과가 세계보건기구 앞으로 보고되었다. 그러나 전반적으로 정신·신경장애들의 일차예방은 전 세계적으로 정신보건과 공중보건 프로그램의 경시된 영역으로 남아 있었다.

국내적 노력도 같은 운명을 맞은 것으로 보인다. 국가적 수준에서 도출된 선언적, 정책적 문서들과 가능한 개입안을 나열한 보고서들은 결집된 효과를 내지 못하였다. 일차예방 사업을 수행하겠다고 선언한 국가나 그렇지 않은 국가에서나 똑같이 신경·정신장애들의 일차예방을 위한 거대한 잠재력이 사용되지 못하였다.

왜 그런 결과를 낳았을까? 과거나 최근의 보고서에서는 모든 국가에 있어 정신 · 신경장애들은 고통과 기능손실을 일으키는 심각한 공중건강의 문제며, 경제적으로도 막대한 손실을 준다고 되어 있다. 신경 · 정신장애들의 치료는 가능하고 때로는 효과적이다. 하지만 세계 대부분의 국가에서 대규모의 치료 도입은 아직도 꿈의 영역이며 요원한 미래일 따름이다. 일차예방 방법들을 동원하는 것은 국가적 보건 자원이 빈약한 국가에서 신경 · 정신장애들로 고통을 받는 많은 사람들을 구할 수 있는 효율적인 방법이 될 수 있다(Sartorius, 2001).

〈표 14-1〉에는 세계보건기구 의장의 보고서에 포함된 일차예방의 방법들이 제시되었다. 다른 보고서나 권고안들도 다양한 개입법을 서술하고 있으며, 일차예방이 가능한 다양한 장애들을 나열하고 있다.

그 후로 일부 고도산업국가에서 정신장애들의 일차예방을 위한 다수의 조치들을 개발하고 도입하였다. 그중 일부는 불완전하게 수행되어, 일부 인구집단이 포함되지 않은 상태로 남아 있기는 하였지만 적어도 좋은 출발은 이루어진 것이다. 그러나 일부 기관과 국가에서의 프로그램의 성공적인 도입에도 불구하고 일차 예방적 방법들은 전 세계의 대부분의 국가에서 인기가

표 14-1 정신 · 신경장애의 일차예방에 기여할 수 있는 개입법의 예

(1) 임신 중인 산모에게 담배, 술, 다른 약품의 이용 자제를 체계적으로 권유
(2) 적어도 가임기 여성들의 요오드의 보충을 옹호
(3) 아동의 감각결핍의 조기 발견과 교정(예, 근시)
(4) 중추신경계 손상의 예방(예, 안전사고, 교통사고)
(5) 당뇨환자들에게 말초신경병증 예방을 위한 교육
(6) 보건서비스의 초기시점에서부터의 위기상황 대처
(7) 주간보호시설의 개선
(8) 정신보건과 밀접한 사항에 대한 법률적 검토(예, 아동입양이나 아동 노동과 관련된 것)

없고, 도입조차 되지 못하는 실정이다. 현재 가장 많이 회자되는 원인은 특정 정신·신경장애들에 대해 특효의 예방책이 없기 때문에 예방적 조치들을 위한 자원을 동원하기 힘들다는 것이다. 특정 상태를 예방하는 조치를 도입하는 것이 여러 질병의 발생에 관여하는 잠정적 문제들—위험인자—을 다루는 조치를 도입하는 것보다 항상 쉽다. 현재 사용 가능한 특정 방법들의 일부(예, 학교에서의 예방적 개입)는 인적, 물적 투자뿐 아니라 상당한 전문적 지식을 요구한다는 단점도 있다. 하지만 내 생각으로는 더 중요한 다른 이유는 정신보건 영역에서 일차예방을 경시하는 풍조에서 기인한다고 본다.

첫째, 대부분의 일차예방 개입의 실행은 보건영역이 아닌 사회적 영역에서의 조치에 의존한다. 정신, 사회심리 장애들(폭력과 같은 것)은 단일 원인을 가지지 않고, 유전과 같은 다른 취약성과 환경적 위험요인들, 개인적인 행위와 생활양식(종종 한 개인이 선택할 수 있는 문제가 아니기도 하다) 등의 복합적 효과에 기인한다: 그러므로 예방적 방법들은 다른 서비스 영역에서 동시에 적용되어야 하는 어려움이 있다. 교육부장관은 일차와 이차 교육과정에서 얼마나 많은 시간을 보건교육에 할당할지, 또 질환이나 다른 이유에 의해서 자신과는 다른 동료를 관용하는 태도를 교육시키는 데 할당할지를 결정하여야 한다. 노동부 장관은 정신질환을 경험하는 사람들을 위한 일자리 창출이나 유지를 위한 규약들에 대한 결정을 내려야 한다. 복지부 장관은 질환을 앓고 있는 사람의 가정에 도움을 줄 수 있는 사회사업가나 다른 사회기관요원들에 대한 규정을 책임지고 있다. 내무부 장관은 위기상황에 대응할 수 있도록 하는 경찰관 교육을 진행할지를 결정하여야 한다. 상기의 장관들과 다른 장관들 그리고 많은 기관들은 사실 정신장애들을 일차예방하거나 정신질환에 이환될 위험성을 줄이는 규정들을 만들어 내고 있는지도 모른다: 그러나 그들 중 아무도 그러한 현실을 인식하거나 그들의 행위가 정신질환의 이환율에 미치는 영향과 관련된 보고서를 내지 않는다. 더 나쁜 것은 많은 장관들은 자신의 행위에 따른 부작용에 대해 전혀 인식이 없다는 점이다. 예를 들면 교육부장관과 보건부장관은 가정을 이루어 사는 것을 고무시키고 교육시키는 반면, 재정부장관은 젊은 사람들이 독신으로 살 때에 비해 가정을 이루게 되면 더 많은 세금을 내도록 만드는 것이다.

둘째, 일차예방 사업이 보건부장관의 책임인 경우에도 정신보건과가 사업수행의 책임을 맡고 있지 않을 수가 있다. 향상된 주산기 진료는 출생 시 뇌손상의 가능성을 감소시킨다. 그러나 주산기 진료는 모자보건과의 소관이다. 식염의 요오드화는 식약청의 소관일 수 있으며, 아동에서의 감각결핍을 다루는 부서는 학교 보건과이기도 하고, 모든 영역에서의 일차 보건요원의 (위기관리를 포함하여) 교육은 일차 보건진료과의 소관일 수도 있다.

셋째, 정신과의사와 다른 정신보건전문가들은 다른 사람들이 책임지고 있으며, 그들이 전혀 권한이 없는 방법들에 대해 관심을 가지고 시간을 쓰도록 교육을 받지 않았다. 정신과의사는 정신과 질병과 그 위험요인에 대한 지식을 가지고 있으며, 그러한 이유로 인해 예방적 사업보다는 정신보건 서비스를 개발하기 위해서 주변의 도움들을 구할 가능성이 크다. 정신장애에 가장 관심이 많다는 사람들조차도 예방을 우선순위로 생각하지 않는다는 사실은 보건당국의 입장에서 볼 때 정신장애의 예방사업이 유용하지 않다고 인식하게 할 따름이다. 예방사업이 이 분야의 다른 전문가(예, 심리학자)에 의해 점유되는 것도 전혀 도움이 되지 않는다. 그들의 영역에서는 좋을지 모르지만 이런 다른 정신보건 전문가들은 공중보건을 다루는 정부기관 공무원들과 의료분야에서 그다지 신뢰감을 얻지 못하는 단점으로부터 고통을 받고 있기 때문이다.

넷째, 예방적 중재는 매력적이지 못하다. 식품의 생산을 담당하는 부서 직원에게 식염에 요오드 첨가를 촉구하는 편지를 쓰거나 제안서를 쓰는 일은 다시 말하지만 신경영상학이나 심장이식술 또는 인간유전체의 비밀을

푸는 일의 경이로움에 비교되기 힘들다. 게다가 예방적 사업을 하는 것으로 즉각적인 보상을 받기도 힘들다. 이러한 개입의 결과물은 때로는 10년, 20년, 30년 후에야 기대될 수 있기 때문이다. 그러므로 예방적 사업을 지속하는 동기는 일반적으로 이차적인 것이다. (일반적으로 낮은) 월급을 받아서 살아남고, 더 큰 즐거움을 주는 물품들을 구입하기 위해서 행하는 것이다. 다른 종류의 보건 사업의 매력과 비교하면 예방은 그 자리를 잘 잡고 있지 못하다. 사람을 구하는 것으로 감정적인 연대나 즉각적인 보상이 주어지는 응급의학이나 높은 급료의 사립병원의 경우 우수하고 재능이 있는 의대졸업생을 유혹할 가능성이 크며, 이런 결과들은 의대생들의 예방과목에 대한 흥미와 당국의 예방사업을 지지하려는 의욕을 감소시키게 된다.

다섯째, 예방적 개입은 상대적으로 낮은 성공률을 보인다. 예를 들어 예방적 개입에서 행동의 변화와 같은 긍정적인 결과가 표적 인구집단의 5~10%에서 나타났다고 하자. 감염성 질환에서 항생제의 투여와 같은 치료개입에 따른 효과와 비교하면 예방적 개입의 효과는 그다지 인상적이지 않으며, 이런 인식으로 인해 예방적 개입은 쓸모없다고 매도되고 포기될 수 있다. 그러나 예방적 개입으로 인하여 전체 흡연자의 10%를 금연하게 만든 것의 결과는 10만 명 아니 100만 명의 인구집단이 자신의 습관을 변화시킨 결과로 나타난 것이다. 이것은 많은 생명을 구하였기 때문에 중요하다는 것뿐만이 아니다: 금연을 하게 된 흡연자들(ex-smokers)이 비흡연 소수군의 발언권을 강화시키고 나아가 그 사회 내에서 다수 군으로 만들 수 있으며, 이것은 여론과 정부에 압력이 되어 정부에서 금연을 위한 투자를 늘리게 할 수 있다. 정신과 사회심리적 장애들(mental and psychoscial disorders)에서의 일차예방의 성공은 단순한 치료개입보다는 좀 더 세련된 형태의 평가가 요구된다. 예방과 치료에 있어 성공을 측정하는 기준의 차이점은 보건당국에서 충분히 인식되지 못하고 있으며, 건강관리 개입법의 선택에 사용되지 않고 있다.

마지막으로 정신(혹은 신체)장애의 발생에 기여하고, 이를 유발하는 일부의 행동들은 국가 예산에 방대한 영향을 끼친다. 담배에 부과되는 세금, 주류산업이 유발하는 많은 일자리, 빠르고 위험한 교통수단(두부손상의 발생에 기여할 수 있다)의 판매로 인한 수익, 그 이외 사회를 위한 많은 이득은 흡연, 음주, 위험감수 행동을 줄이기 위한 일차예방 개입이 성공적인 경우에 사라질 수 있다. 장기적으로 사회에서 이러한 행동들을 지속함으로써 얻는 이득보다 손실이 큰 것이 사실이라고 할지라도 즉각적인 이득으로 인해 정부와 산업체는 그들의 예방적 노력에 있어 성의를 보이지 않을 수밖에 없다.

그럼 정신과 의사와 다른 정신보건 전문가들은 정신 · 신경장애들의 일차예방을 위하여 무엇을 해야만 하는가? 뒤로 물러나 앉아 통탄만 하고 있을 것인가? 다음 네 가지의 행동들이 사리에 맞는 듯하다: 첫째, (전문가로서, 정부에 대한 조언자로서 그리고 한 시민으로서) 일차예방을 위한 조치들이 도입되는 것을 옹호해야 한다; 둘째, 정신 · 신경장애들의 원인에 대한 연구를 지속하고 장려해야 한다; 셋째, 정신의학의 졸업 전, 졸업 후 교육에 있어 정신의학의 일차예방의 가능성(한계까지도)에 대한 설득력 있는 서술이 포함되도록 하여야 한다; 넷째, 정신질환의 일차예방을 위한 사업에 연관된 사람들과 적극적으로 연대하고 지지를 제공하여야 한다.

참고문헌

Sartorius, N. (2001). Primary prevention of mental disorders. pp. 487-494. In Thornicroft, G. and Szmukler, G. (eds.) *Textbook of Community Psychiatry*. Oxford: Oxford University Press.

World Health Organization (1988). *Prevention of Mental, Neurological and Psychosocial Disorders*. Document WHO/MNH/EVA188.1 Geneva: WHO.

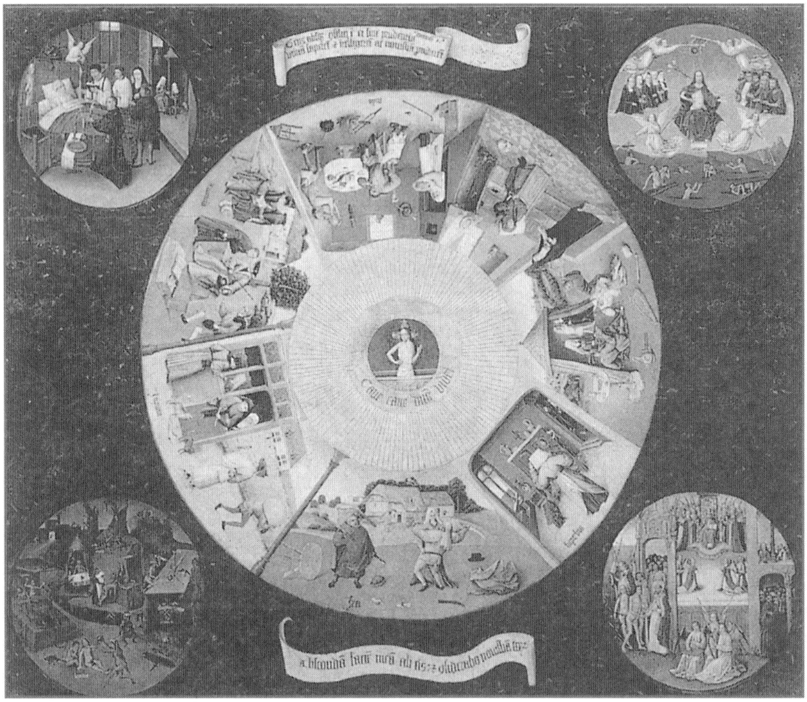

Hieronymus Bosch(c1450~1516). 일곱 가지 악덕과 네 가지 종말(상세도).

The Museo del Prado, Madrid, and Bridgeman Art Library, London의 양해를 구함.

Chapter

15 정신의학의 일곱 가지 악덕

정신의학은 광범위한 정신적인 문제를 다루고 그것들을 효과적으로 중재할 수 있음에도 불구하고 일반적으로 존경을 받지 못하고 있으며 정신보건 프로그램들은 계속해서 순위가 낮게 매겨져 있다. 정신질환에 대한 편견, 동시에 극적으로 나타나는 문제들 그리고 최근에야 효과적인 치료 방법들을 사용할 수 있었다는 점에서 어느 정도는 이런 현상들을 설명할 수 있다. 그럼에도 정신과 의사들은 이런 상황들에 대해 심각하게 자기 자신을 비판해야만 한다. 만약 정신과 의사들이 그들의 방식을 변화시키지 못한다면 정신보건 프로그램들은 계속적으로 긴 세월 동안 어렵게 그리고 더디게 발전할 것이기 때문이다.

전 세계 대부분의 나라에서 정신의학은 다른 의학적인 분야와 같이 인식되지 못하고 있다. 정신과에 종사하고 있는 사람들은 실제적인 도움을 주지 않고 심지어는 악행을 저지르는 허풍쟁이로 종종 취급을 받고 있다. 정신질환을 앓는 사람들은 도움을 필요로 하는 사람들로 보이지 않고 허약한 사람, 악행을 저지르거나 병을 흉내 내는 사람들로 간주된다. 그들의 인간적인 권리는 종종 존중을 받지 못하고 그들이 받는 치료는 보통 수준 이하다.

이런 서글픈 상황에는 여러 이유들이 있다. 여기에는 정신질환에 붙여진 낙인, 정신질환의 특성과 그것을 다루는 방식에 대한 일반 대중과 정책 입안자들의 무시, 진부한 전통과 법률들이 포함되어 있다. 그러나 정신의학 또한 이런 비난에 한 부분을 감당해야 한다. 이러한 정신의학의 죄들은 가톨릭교회가 제시한 죽어 마땅한 죄들—천국에 들어가 영광을 얻기 위해 막아내야 하는 것들인 탐욕, 교만, 질투, 분노, 폭식, 색욕 그리고 태만—의 표제하에 적절히 열거될 수 있다.[1]

탐욕(Avarice)

정신의학은 돈을 갖고 있지 않기에 돈과 관계되어 불행해질 수 없다. 세계 널리 퍼져 있는 자원의 대부분은 정신병원 건물과 그리고 그것이 세워진 땅과 연계되어 있다. 공중 보건에 있어 낮은 순위가 매겨져 있고 그리고 일반 대중이 정신의학의 필요성을 잘 이해하지 못한다는 것은 비참한 일이 아니다. 그것보다 더욱 비참한 일은 정신의학의 지식을 정신과 의사보다는 다른 사람들이 종종 더 잘 사용할 수 있다는 점이다. 정신과 의사들이 일반 진료의사들과 그리고 다른 건강 종사자들의 수련에 기꺼이 자신의 시간을

1) 최근 논문에서 Fabrega(Fabrega 2000) 또한 국제정신의학의 일곱 가지 항목의 죄를 기술하였다. 그러나 그것들은 이 장에서 논의된 것과는 매우 다르다.

많이 투여하려는 의지를 찾아보기는 어렵다.

일반 의사들에게 정신의학을 소개할 필요성은 의과대학생이 정신의학을 공부하지 않았거나 오직 몇 주간만 정신병원에서 정신의학을 경험했던 커리큘럼이 있던 국가들에서 특별히 중요하다. 이러한 나라들에서 정신장애의 유병률은 다른 나라들과 비슷하다. 정신과적인 문제 때문에 일반 진료의사를 찾아가거나 일차 의료기관을 찾아가는 비율은 상당히 높다. 이러한 나라들에서 정신과 의사들이나 정신건강전문가들은 종종 다른 건강 전문가들을 훈련시키는 것을 회피하고 있다. 이러한 회피의 주된 변명은 정신과 환자들을 진료하는 임상적인 업무가 너무 부담스럽기 때문이라는 것이다. 하지만 정신과 의사들이나 정신건강 전문가들 자신이 그 나라의 정신질환자의 적은 수의 치료에만 전념을 할 수 있기 때문에 교육을 하고 권한을 위임해야 한다는 논쟁은 공중보건 담당가에게는 듣기 좋은 소리지만 대부분의 임상가들은 여기에 비중을 두지 않고 있다.

정신과 의사들은 또한 내용과 구조에서 종종 잘못된 대학생 교육을 바꾸려는 전투에 진지하게 관여하지 않고 있다. 대학생 커리큘럼의 대부분은 매우 심한—그러나 또한 매우 드문—정신장애를 가르치는 데 사용되고 있다. 교육은 정신장애의 관리보다는 그것의 형태에 대한 지식을 제공하는 데 방향 지어 있다. 몇몇 사실들이 반감을 갖게 하는 방식으로 제공되고 있다. 즉, 교육에 쓰이는 언어는 무디고 특수 용어들은 횡설수설이 되고, 간단한 일들이 복잡하게 이야기된다. 일반 진료에서 만나는 장애의 빈도와 그것을 가르치는 데 소용되는 시간의 양과는 상관관계가 없다. 대부분의 정신과 교과서들은 의과대학생을 위해 임상적으로 유용한 것들에 대해 너무 적은 부분을 할애하고 있다. 거기에는 환자들이 자신의 질환을 가지고 살아갈 수 있도록 어떻게 교육시켜야 하는가에 대한 조언은 거의 없고, 가족들에게 아픈 가족의 구성원을 도와주도록 어떻게 가르치는가에 대한 조언도 전혀 없다. 의과대학생들은 이런 것을 알아차리고 정신의학은 특별한 상황에서 특별히 의미 있는 도움을 제공하지 못한다는 것을 확신하고 공부를 마치게 된다.

상황은 태도를 설득시킬 때 더욱 어려워진다. 정신과 영역에서 그리고 다른 과목들을 가르칠 때 정신질환과 관계된 선입관과 낙인을 쫓아버리도록 교육을 시키는 것은 상당히 필요하지만 이와 같은 교육목표에는 거의 시간과 노력이 주어지지 않고 있다. 교육의 장소는 종종 만성적인 정신질환 또는 기능손실을 가진 사람들을 보살피는 정신병동에서 시행되고 있다. 표본으로서 주어지는 환자들은 종종 가장 기이한 증상들을 가지고 있는 환자들이다. 좀 덜 심각한 장애를 갖고 있는 사람들에 대한 면담의 표본은 무시되고 있다.

또한 정신질환의 관리에 필요한 기술들에 대해서는 많은 교육들이 없다. 대부분의 국가들에서 정신의학을 가르치는 교사들은 진료의사들(medical practitioners)에게 성공적으로 지식을 전달하더라도 그들이 치료적 기술들을 활용할 수 있거나 활용할 의지가 있다고 믿지를 않는다. 가르침들은 보통 진료의사들이 정신질환을 의심할 때 전문가들에게 의뢰하는 것 이외의 행동에 대해서는 조언하지 않는다. 장기 유지 치료에 대해 교육을 할 때 정신과 의사들은 환자들이 적극적인 태도로 자신의 치료에 참여할 수 있는 동기를 부여하는 방법을 가르치거나 또는 가족 구성원들이 집에서 정신질환자들을 치료하는 방법에 협조를 구하는 방법에는 거의 시간을 할애하지 않는다.

정신의학은 또한 다른 의학 분야의 동료들에게 그들의 지식을 제공하는데 있어 비참해진다. 새로 나온 정신과 약물들은 정신과 의사들에 대한 자문 없이도 많은 전문가들에 의해 사용되고 있다. 그리고 신체적 질환을 동반한 정신장애로부터 고통을 받는 사람들에 대한 정신약물치료는 대학교 교육과정에서 거의 시간이 주어지지 않고 있다. 면역체계에 대한 심리적 요소들에 대한 증거들은 일반의학과의 가교로서 사용되기보다는 오직 정신의학에 관련되어서만 고려되고 있다. 다른 의학 분야가 존경을 얻고 새로운 사실들과 이론들에 관한 강연들이—비록 이러한 것들이 충분히 증명되지는 않더라도—모든 영역에 넘쳐나 있다면, 정신의학의 이론들은 너무나 복잡해서 그것의 임상 적용과 시행들이 명백하지 않다거나 임상의들이 감추어진 지식을 가지고 있다는 식의 힌트를 제공하고 있을 뿐이다.

정신의학은 방법을 바꾸고 지식을 검사하여, 의학 분야 그리고 다른 분야의 사람들이 이해할 수 있는 언어로 번역되어야 한다. 정신의학은 더 이상 비참해져서는 안 된다; 정신의학적 지식은 의학이 기여한다고 생각되듯이 사람들에게 그리고 일반 과학의 발전에 유용할 수 있고 또한 그러해야만 한다.

교만(Pride)

나는 자주 자긍심/교만이 죽을 만한 죄라고 선택된 데 대해서 의문을 갖는다. 왜 어떤 사람이 노력을 하거나 또는 자연스럽게 얻은 성취에 대해서 자긍심을 가지면 안 되는가? 화가가 그림에 대해서 감탄을 하고 조각가가 토르소를 보고 기쁨을 느끼는 것이 잘못된 것인가? 왜 정부가 남쪽으로 웅장하고 안전한 길을 건설한 것에 대해서 자랑스럽게 발표를 하면 안 되는가? 왜 외과의사가 심장, 간 또는 신장을 교체하는 능력에 대해서 자긍심을 가지면 안 되는가?

자긍심/교만은 눈을 멀게 한다. 교만은 우리의 단점, 여전히 해야 할 일, 성취할 것의 불완전성에 대해 제대로 알아차리지 못하게 한다. 그러한 진척 상황들을 알아차려야만 우리는 동기를 만들어 갈 수 있다: 교만을 갖는 것은 우리를 자기만족에 빠지게 할 수 있다. 지난 세기 많은 저자들이 심리적 비정상에 대해 정확한 기술을 하고 다수의 경우에 대해 진단과 분류에 세부적인 기준을 공식화한 것은 원칙을 가지려는 임상의들에게 그들의 성과에 대해 교만을 가지게 하였다. 그러나 이것은 충분한 지식이 사용될 수 있다면 기각될 수도 있는 작업 가설(working hypothese)에 불과하다는 사실은 은폐되었다. 성취에 대한 환상과, 조작적 기준으로 진단들을 주요 분류의 범주에 넣어 광범위한 체계를 발전시키는 것에 대해 자긍심/교만을 갖는 것은 어느 시점에서의 사례에 해당될 뿐이다. 일단 분류에 대한 범주화가 이루어지면, 일반적으로 정신장애에 대한 진실로 받아들여지게 된다. 정신장애들의 분류에 종종 많은 불확실성이 있다는 사실은 더 이상 중요하지 않게 된다. 분류체계를 만들었던 사람들 간의 합의로 만들어진 범주들은 원인과 치료적 연구가 시행되어야 함에도 불구하고 갑자기 진정한 질병들로 나타나게 되었다. 정신의학자들은 분류에 대한 교만을 가지며 의심의 여지가 있는 사실들을 거절하게 된다. 치료약물이 특정 진단을 받은 사람들 모두에게 효과가 없을 때 진단을 의심하기보다는 치료약물을 거부하게 된다. 정부는 전문가들의 충고에 따라 심한 증후군들을 경감시키는 특별한 치료 약물들을 수용하는데 일정한 기준으로 한정한다. 정부는 어떤 증후군을 가진 사람들 중 일부분에는 효과가 있고, 다른 사람들에게는 효과가 없다는 약물의 시장성을 인정하지 않는다.

그런 교만이 눈을 멀게 할 수 있다는 것은 진실이다; 그러나 이와 같은 영향은 죽을죄를 저지른 정도로 심하지는 않을 것이다. 교만은 쉽게 거만함을 낳을 수 있다. 즉, 상대방이 누구이든, 무슨 일을 하였든 간에 상관없이 그들을 존중하지 않고 과장된 교만의 태도를 갖기 쉽다. 지적 거만은 많은 경우에 있어 정신의학의 죄가 된다. 정신의학이 일보 나아가며 거만함을 채우고 성과에 대한 교만을 나타낼 때마다 정신의학은 많은 것들을 잃게 된다. 전문가 구성원들은 자기만족에 빠져 다른 사람들의 충고를 쉽게 저버린다. 정신병원들이 다른 의학의 영역과 물리적으로 분리되어 도심의 중심부와 의과대학의 건물에서 떨어져 있음으로써 정신의학이 다른 의학적 원칙들에서 멀리 떨어져 있게 된 것은, 정신과 의사들의 발견과 성과의 불완전성에 대한 중대한 비판을 감소하게 하여 다른 의학의 전문가들이 그것을 잘 깨닫지 못하게 함으로써 교만을 유지하게 한다.

질투(Envy)

정신의학보다 다른 진료 과목들이 의학 교육과정에서 더 많은 시간을 차지하고 있다. 흉부외과 의사들은 많은 돈을 받고 있다. 정부가 인증하는 전임의(fellow ships)의 분포가 진료과목에 따라 불균등하여 다른 진료과목의 의사들이 정신과보다 전임의를 더 많이 차지하고 있다. 다른 진료과목의 의사들은 고가약을 처방할 수 있지만 정신과 의사는 그렇지 못하다. 공중 보건에서 정신장애를 중요하게 다루어야 함에도 불구하고 정신의학은 주목과 지지를 덜 받는 사례가 많아 정신과 의사들은 이에 불평을 할 수 있다. 더욱이 정신과 의사들의 다른 진료과목의 성취, 자원들에 대해 부러움을 많이 가지고 있다.

부당한 대우와 정당한 불만의 이유들은 거의 검토되지 않고 있다. 전 세계 대부분에서 정신의학은 오랫동안 공중보건에 기여하지 않는 분과로 여겨져 왔다. 정신분열병, 조울병 그리고 다른 소수의 경우에 집중하여 다른 빈번한 정신장애들을 전혀 수긍하지 않았고, 그와 같은 많은 정신장애들의 치료 방법을 의과 대학생들에게 가르치지도 않았다. 정신의학의 주요 초점이 위와 같았기에 정신의학은 예방적 개입을 거의 할 수 없었다.

정신과 의사들은 그들의 견뎌야만 하는 불이익에 대해 자주 불평하거나 동료나 정책 결정자들로부터 사랑을 받게끔 많은 일을 하는 다른 진료과목에 대해 질투 어린 관심을 가지는 것 이외에는 아무것도 하지 않았다. 예를 들면 그 분야가 가진 잠재성을 강조하거나 문제의 심각성을 보여 주는 쉽게 이해할 수 있는 믿을 만한 수치를 분명히 제시하는 것과 같이 다른 분야들이 진보하도록 만든 것이 무엇인가에 대해 연구하는 대신에 정신과 의사들은 부당한 처우와 무시받았던 사항들에 대해 계속 불평만 늘어놓았다.

다른 진료과목에 대해 비판적으로 정신의학과 비교하는 것은 정신의학에게 해를 줄 수도 있다. 이것은 그 누구도 정신의학이 부당하게 취급을 받고 있다고 여기지 않고 오히려 공공 분야에서의 장점이 반영되고 있다고 보기 때문이다. '당신들 모두는 훨씬 더 많이 가지고 있고, 이 부당함은 계속된다.' 는 질투 어린 말보다 '우리가 직면하고 있는 문제들이 얼마나 심각하고 우리가 얼마만큼을 해낼 수 있는지를 보아라.' 고 하는 것이 많은 사람들로부터 지지를 받고 일을 더 잘할 수 있는 얻을 수 있는 방식이다.

정신의학은 다른 분야의 발전에 대해 찬사를 보내야 하지만 또한 기초 과학에 상당한 발전에 근거를 둔 원칙들에 대해 명료해야 한다. 환자들과 일반인들에게 효과적으로 효율적으로 그리고 받아들일 만한 많은 실제적 예방, 치료개입들이 발전되고 있다는 것을 명료하게 보여 주어야 한다. 질투는 개인들에게 그리고 전문가 전체에게 실천과 발전의 가치와 가능성을 인식하지 못하게 만들기에 죽을 만한 죄다.

분노(Anger)

Ora tument ira(분노는 입을 삼켜버린다), 분노에 찬 사람이 제대로 이야기하는 것은 불가능하다. 분노는 또한 실제 상황에서 올바르게 생각하고 효과적으로 판단하며, 그리고 분별력을 가지는 것을 어렵게 만든다. 심지어

신(神)들도 화가 났을 때는 판단력을 잃고 다른 신을 파멸하는 악행을 저지르며, 원인이나 이유 없이 많은 사람들에게 벌을 내린다. 신화에서 보면 신들은 때때로 그들이 한 행동에 대해 후회를 표현하고 있다. 그러나 그들이 저질렀던 손상들을 거의 고치지 못하고 있다.

인간의 가장 심각한 형태의 분노는 전쟁으로, 이것은 적으로 보이는 사람들에게 고통과 손실을 불러일으킨다. 이와 함께 자기자신에게 주어진 손상도 거의 고려하지 않는다. 오랫동안 그리고 정당한 이유 없이 전쟁은 정신의학에서 생존의 한 방식으로 존재해 왔다. 정신의학의 학파들은 서로 싸웠다. 정신기능을 이해하기 위해 생물학적 접근을 시도하는 일파들은 '마음이 없는(mindless)' 정신의학의 모든 방어자들을 향해 언제든지 항상 공격을 계속하려는 정신역동적 방향성을 가지고 있는 사람들을 비웃어 왔다. 학문을 하는 정신의학자들은 병원의 정신과 의사들이 지적으로 이류라며 내쫓고 정신병원의 의사들은 지역사회 정신의학 또는 학문적인 정신의학의 지도자들을 거의 이해하지 않고 칭찬도 하지 않는다. 사회정신의학자들은 종종 사회적 요인들을 강조할 뿐 아니라 다른 정신의학자들의 방향성에 대해서도 공격을 한다. 이것은 자신을 제외한 모든 방식들을 공격적으로 비난하면서도 깨달음을 찾기 위해서라고 자행되었던 종교전쟁과 종교적인 영역에서의 관찰을 상기시킨다. 다른 의학 분야에서 서로 다른 이론적 그리고 실천적 방향성을 지키고자 하는 사람들 사이에 이렇게 서로 다른 방향성으로 인해 심한 증오를 갖는 경우는 없다. 분노의 신과 같이 정신의학 분야는 그들 자신이 가지고 있지 아니한 모든 지식 또는 통찰들을 기꺼이 거부하려는 것처럼 보인다: 다른 이들이 가지고 있는 선과 악 모두를 똑같이 심하게 공격해 왔다. 심지어 절충주의자로 선언한—정신의학의 모든 방향성에서 최고의 것을 받아들이겠다고 말하는—정신과 의사들조차도 투쟁하는 어떤 그룹과도 평화를 이룩하려는 노력을 하지 않고 있다.

정신의학의 발달에 있어서 중요한 단계는 통합에 있다. 정부와 다른 의료분야에서는 수많은 서로 반대되는 목소리를 내는 정신의학 전문가들의 말을 들으려 하지 않는다. 이것은 인식론적으로 말하자면 서로 다른 방법들을 사용하여 진리를 모색하는 풍요로움이 있다고 할 수 있지만 정신의학이 지난 100년 이상에 걸쳐서 해 왔던 방식은 위험하고 손해를 끼치는 행동이었다. 오늘날 정신의학 앞에 놓여 있는 가장 중요한 임무는 제일 좋은 지식과 경험을 활용하여 정신질환을 진단하고 치료하는 방식에 있어서 합의를 발전시키는 것이다. 그렇게 발전된 지침들이 영원히 가치 있는 것은 아니다: 지식의 발전은 아마도 얼마 가지 않아 그것들을 개정하도록 할 것이다: 그러나 이러한 개정은 전체 전문가들의 동의에 의해 다시 한 번 이루어져야만 한다. 정신의학 안에서 전쟁과 분노는 쓸모없는 것이고 그리고 이것은 지식과 그것의 유용한 적용을 발전시켜 나가는 가능성을 줄어들게 한다.

폭식(Gluttony)

과거 중세 말기의 요양소들(hospices)은 가난한 자, 병든 자, 노령자, 정신병자, 낙오되어 뒤처진 자들에게 보호소를 제공하였다. 시간이 가면서 이러한 수용소(asylum)는 수용된 사람들이 양로원, 치료를 제공하는 병원, 범죄적인 비인가 시설로 이동하면서 수용자가 줄어들었다. 정신질환 또는 장애를 겪고 있는 사람들은 종종 갈 곳이 없었다. 도시화가 되면서 이들의 숫자가 늘어났다. 그리고 정신질환을 가지고 있는 사람들이 가정에서 다른 사람들이 알아채지 못하게 음식을 제공받을 수 있고 마을의 참을성 많은 바보나 양치기, 일꾼으로서 경력을 가질 수 있는 기회가 줄어들게 되었다. 도시가 발전하면서 혼란스러운 행동을 보이는 사람들, 매우 가난한 사람들 그리고 어떤 일도 갖기 어려울 정도로 기능손실이 심한 사람들을 주로 수용하는 수용소의 수가 증가하게 되었다.

곧이어 수용소들이 병들어 있고, 완전히 또는 부분적으로 회복되었으나 갈 곳이 없는 사람들에게 주거를 제공하는 병원으로 성장하게 되었다. 어디 갈 곳이 없는 만성적으로 기능손실을 갖고 있는 사람들의 숫자가 질환을 앓고 있는 사람들의 수보다 더 빠르게 늘어났고, 그리고 이것은 때때로 마을의 크기만큼 병원들의 규모가 확장되었다. 그때 당시 필그림 주립병원은 1만 3,000명의 수용자가 있었고 대략 그에 해당하는 많은 치료진들이 있었다. 그리고 마닐라 또는 리우데자네이루 정신병원들은 각각 8,000명 이상의 수용자들이 있었다. 특히 유럽에서 정신병원으로 데려온 피폐하고 빈곤한 사람들의 숫자가 또한 증가하였다. 수용소들의 감독관들 그리고 정신질환을 다루는 의사들은 사람들이 정신병원에 오게 된 이유에 특별히 관심을 가지지 않았다. 종종 그들이 입원한 것은 굶주림, 유기 그리고 학대로 죽어가는 것을 방지하기 위한 유일한 방법이었다. 정신 이상 정도는 정신병원에 입원하는 주된 이유가 아니었고 또한 유일한 기준도 아니었다. 이것은 지금도 여전히 많은 개발도상국에서 일어나고 있다.[2)]

정신과 의사들이 이런 행동을 한 가능성 있는 이유는 위에서 기술한 역사와 정신병원들이 사회적 문제를 다루어야 할 것이라는 관습적 기대들 때

2) 불과 얼마 전까지 정신병원에 수용하는 것은 처벌이나, 국가정책을 반대하자고 했던 사람들을 거리에서, 사람들의 접근이나 언론 매체들 그리고 직장 동료들로부터 제거하기 위한 확실한 방법으로 이용되었다. 정신의학을 남용하는 이런 형태가 지금도 일어나는지 여부를 말하기 어려울 때가 간혹 있다. 예를 들어 국가 지도자 같은 외국에서 오는 중요한 손님들의 방문은 드물지 않게 문제를 야기한다고 여겨지는 어떤 사람들을 예방적으로 입원시키기 위한 충분한 이유로 간주되었다. 그 사람들은 아마도 이전에 이런 일로 병원에 입원했었고, 이런 조치는 최소한 이런 사람들이 국가 지도자들의 방문을 환영하기 위해서 일찍 학교수업이 끝나 즐거운 어린이들을 대신하여 비웃고 야유하지 못하게 한다. 남용의 다른 형태는 정치적 이유는 아니지만 일어날 수 있다. 어쨌든 과거 수십 년 동안 이러한 일들은 거의 사라졌고 더 발견되기 어려워졌다.

문이다. 어쨌든 일정 부분에 있어 정신과 의사들도 시설의 규모를 줄이려는 과감한 조치를 기꺼이 취하지는 않을 것 같다. 왜냐하면 모든 의료체계에서 침상 숫자의 감소는 또한 권력과 자원의 감소를 의미하기 때문이다. 정신의학이 놓여 있는 위치상 그 지식이 가난한 사람들을 점점 부자로 되게 도와줄 수 없다는 사실이 이러한 공식에 이차적으로 내포되어 있다. 특히 가난한 사람들이 거리에 있는 것보다는 꽤 잘 운영되고 있는 정신병원에서 종종 더 잘 지내고 있는 것은 의심의 여지가 없다. 그리고 병원의 예산은 그곳에 있는 침상이 많을수록 늘어날 것이고 그리고 이 침상들에 있는 환자 또는 수용자가 늘어날수록 증가할 것이라는 것도 의심의 여지가 없다.

그러나 정신의학은 이 게임에서 지게 된다. 더 많은 침상, 더 많은 자원들, 더 많은 치료진들, 더 많은 영향력을 갖고자하는 탐욕은 이 상황에서 정신의학을 의학의 다른 분야로부터 다르게 멀어지게 만들게 된다. 병원들은 사회적 문제들을 해결할 수 없다. 과밀화와 이에 동반한 불량한 관리는 일반인들과 의학의 다른 분야로부터 정신의학에 대한 존경을 줄어들게 한다.

정신의학의 과다한 식욕을 나타내는 또 다른 표출은 정신의학이 제공할 것이 거의 없는 지식분야에 대한 과다한 주장이다. 정신과 의사들은 전혀 본 적이 없고 그렇게 하도록 받아들여진 적도 없는 정치가들의 심리적 상태를 그려 보라는 요구를 받는데, 이런 업무를 위한 자격을 부여해 주는 것은 정신과 의사라는 직업에는 전혀 없다. 이런 요구를 받는 것은 그들의 잘못이 아니다: 업무가 있기에 받은 것이다. 정신과 의사들은 그들이 연구한 적이 없는 또한 연구할 자격을 부여받은 적이 없는 문화적 상황에서의 의례(儀禮)들의 심리학적 의미에 관해 다른 사람들의 초청으로 또는 자발적으로 의견을 내놓는다. 정신과 의사들은 국가의 인격, 전쟁의 이유들에 대해 그리고 다른 많은 일들에 관한 '정치적 정신의학(political psychiatry)' 에 대해 글을 쓴다. 그들이 말하는 대부분은 합리적으로 보이고 그들이 믿고 있는 정신의학의 이론과 조화를 이루고 있다. 그러나 생활의 모든 발자취들에 대해 권위를 가지려는 탐욕은 원칙에도 맞지 않을 뿐만 아니라 정신의학이 반드시 다루어 전문성을 가져야 할 분야에 힘을 모으는 데도 도움을 주지 못한다.[3)]

정신의학은 능력 또는 자원들로 작용하지 않는 활동의 부담을 반드시 떨쳐내야 한다. 이 과정을 좀 더 잘 규명할수록 더 빨리 더 나아지게 된다.

색욕(Lechery)

오랜 기간 정신장애의 원인에 대한 정신의학의 탐구는 원인 기전들 중 하나의 상황이 정신기능과 그것의 비정상을 설명할 것이라는 희망과 주장에 의해 특징지어졌다. 잠시 성적 경험과 탈선이 심리적 비정상의 중심점으로 그리고 인간 심리발달에 있어 가장 중요한 요인으로 보였다. 이전에는 타락과 악덕이 정신질환과 범죄적 경향의 중심 원인으로 보였다. 어떤 때는 조건화와 그와 관계된 과정들이 원인에 대한 모든 질문에 대해 대답을 할 수 있는 기전으로 보였다. 더욱 최근에는 중추신경계에 있는 수용체의 교란이 설명할 수 있는 논법들 중에서 우선순위를 갖는 것으로 보인다. 인간의 마음과 그 작동에 대한 복합적 양상을 이해하는데 이 시도들의 각각은 장점을 가지고 있었다. 뇌 기능을 설명할 수 있게 제안된 기전들은 정교한 건설의 아름다움과 진리의 한 조각이 들어 있는 가치를 가지고 있었

3) 이것은 정신보건 프로그램들이 정신장애들의 인식, 예방, 치료에 제한되어야 한다고 말하는 것이 아니다. 정신보건 프로그램들은 넓은 초점을 가지고 일반적인 정신사회적 측면의 건강과 발달을 다루는 데 필요한 행동뿐 아니라 정신질환의 예방 또는 관리하는 중재들을 다루어야 한다. 그러나 정신보건 프로그램들은 많은 사회적 분야와 원칙들을 반영하는 지식과 지지에 의해 이루어져야 한다. 정신의학은 오직 이들 중 하나일 뿐이다.

다. 그것들을 제안하는 데 또는 그것들이 근거에 대한 시험을 견딜 수 있는지를 탐구하는 데 잘못된 점은 없다. 잘못된 점은 이러한 탐구들이 각각의 시대에 있어 대답으로 여겨졌다는 것이다. 이러한 탐구들이 대답의 하나로 또한 대답의 한 부분으로 보이지 않고 그 자체가 진리의 전체로서 충분하다고 여겨지는 데 잘못이 있다.

성(性)적 활동이 색욕의 악덕은 아니었다: 이것을 지나치게 탐닉하였기에 죄를 지은 것이었다. 정신의학도 설명적인 이론들에 너무 탐닉되었기에 죄를 지었다. 정신의학은 원인되는 이론으로 선택하여 모든 관심을 오로지 하나의 (아마도 확언을 하는) 설명 근거로 제한하며 다른 탐색들을 가로막았기에 죄를 지었다. 동부유럽에서 소련의 지배를 겪는 동안 정신의학책들은 Pavlov의 관점들을 지지하고 강화하는 자료들을 책에 제시하는 방식을 취한 명료한 설명을 책의 서문에 두어야만 했다. '생물학적인 지향' 을 나타내는 저널에서는 숫자가 포함된 자료들을 함유하고 있지 않으면 논문으로 출판되기 어렵다. 정신분석은 더욱 생산적이고 성숙한 방식들로 정신 문제들을 해결하고 인격을 재건하는 방법으로 환영되었다. 오랫동안 정신분석적 방법에 대한 충성은 다른 방법들을 모색하려는 진행들을 차단하였다. 과거에—어느 나라들에서는 현재도 여전히 그렇지만—정신분석적 사고에 반대하고 정신분석을 정당화하는 길을 따르지 않는 치료들을 적용하는 것은 죄받아 마땅한 것으로 여겨졌다. 그렇게 시도하는 것은 종종 스승과 그의 가르침에 대해 병적으로 반대하는 징후로 해석되었고 자신의 경력에 좋지 않은 결과를 가져다주었다.

정신의학은 아마도 다른 어떤 분야보다도 더 많이 각자의 이론들에 지나치게 몰두함으로서 고통을 받았으며 그리고 전망이 좋다며 다른 분야들을 무시하는 대가를 치르며 오직 하나의 분야만을 과도하게 탐색하여 시간을 낭비하였다. 좀 더 통합적인 태도들이 좋았을 것이다. 정신의학이 다른 동업자 회원들이 하는 연구의 접근방식과 방향이 서로 다름을 인내하며 심지어 기뻐할 수 있을 때가 곧 온다면 그렇게 될 수 있을 것이다.

태만(sloth)

태만은 가장 심한 악덕으로 가톨릭 교리에서 다른 무엇보다도 치명적인 죄로 여겨진다. 태만은 야망, 노력 그리고 자신감(self-reliance)의 적이다. 이것은 모든 개인들 또는 그룹의 기능에 영향을 끼치는 악덕이다. 태만은 (다시 활성화될 조짐(兆朕)에 대한 무사 안일한 기대로 나타나기도 하는) 변명과 사과(謝過) 속에 숨겨져 있다. 그러나 그 조짐은 다시 나타나지 않을 것이며 나타나더라도 무시될 것이다.

정신의학에서 발전은 어떤 다른 분야보다 더욱 정신보건 전문가들의 시간과 노력의 투자 양에 따른다. 정신과 의사들이 정신병원의 상황들을 개선시키는 데 책임을 가지고 많은 시간을 여기에 투자하지 않았기 때문에 많은 정신병원들의 상황들이 변화하지 않고 오히려 시간이 갈수록 악화되었다. 새로운 프로그램과 그 역할에 대해 그 누구도 동기, 인내 그리고 참을성을 가지고 치료진, 가족들, 언론매체 그리고 일반인들의 태도를 변화시키고 교육하지 않기 때문에 정신보건 프로그램들의 개혁들은 실패하였다. 많은 경우에 있어서 정신의학의 리더들이 상황들에 대해 정신과 환자들을 설득하지 못하였기 때문에 보건 분야에서의 결정사항들을 환자들에게 지역사회 서비스로 제공하지 못하였다. 그러나 매우 가난한 나라들에서도 정신과의사들이 서비스의 상황들을 오랫동안 힘들게 극복하고자 할 때마다 재정적 빈곤, 전문가들의 편견 그리고 다른 문제들이 동시에 출현함에도 불구하고 훈련과 연구가 향상되었다. 다른 처방들이 효과를 발휘할 것 같지 않다. 치료진과 리더들이 태만에 감염되어 있을 때는 심지어 정신보건 서비스에 대한 중대한 예산 증가가 있더라도 그것은 오직 단기간 지속되는 효과를 가질 것이다.

그러나 정신의학 분야의 사업을 위한 에너지를 발견하기는 쉽지 않다. 많은 요소들이 복합적으로 작용하여 야망(ambition)을 잃어버리게 하고, 사람들에게 일상생활과 그들의 경력에 실망을 주며, 소진 증후군에 이르게 하는 것처럼 보인다. 전문성은 오명 지어졌으며, 최근까지 어떠한 방법들도 치료적 가능성이나 예방의 효과성을 극적으로 보여 줄 수 없었다.

시설에 변화를 도입하고 지역사회 프로그램들을 발전시키려는 시도는 그들의 실제적 또는 지각된 이익들을 감소시킬 수 있는 어떠한 변화들에 대해서도 맞서 싸우려는 강력한 치료진들을 대상으로 한 영웅적 전투(heroic battle)를 종종 요구한다. 병원의 폐쇄는 때때로 그 지역에 높은 실업률을 일으킬 수 있다. 정신의학분야에서의 개혁들은 종종 사회적 개입들을 요구하기 때문에 멀리 뿐 아니라 가까이에 있는 정치적 관심들이 일깨워져 보건 서비스들의 변화들을 정치적으로 직면하도록 돌아서게 만들 수 있다. 학교 정신건강 프로그램의 도입은 보통 학교 당국자들과의 장기간 협상들, 수련가와 선생님에 대한 긴 수련 과정들 그리고 프로그램에 대한 중단 없는 지지를 의미한다. 정신의학과 정신보건 분야의 전문가들 모두에게 가장 위험한 악덕은 정신보건 프로그램에 에너지와 시간을 투자하기를 꺼리거나 거절하려는 것이다. 그리고 이것이 이러한 현실 상황들의 이유다. 정신보건 전문가들의 헌신과 많은 수고가 없다면 정신의학은 가까운 또는 먼 미래에서도 개선될 수 없을 것이다.

결론과 종결

정신의학은 상당한 진보를 만들었지만 실제적 또는 가능성 있는 주요 악덕들과의 전투에서 성공이 없다면 사회적 역할을 성취할 수 없을 것이다.

아무리 많은 정신과 의사들이 훈련을 받고 활용될 수 있다고 하더라도 정신과 의사들만으로는 정신장애의 문제들을 다룰 수 없다고 예상되기 때문에 저널리스트로부터 간호사 그리고 가족 보호자들 등 치료에 참여하는 다른 모든 사람들이 사용하기에 적합한 방식으로 축적된 지식들을 일괄포장해서 내놓아야 한다. 이것의 성과를 인식하고 오만함을 떨치며, 배움을 가져다주었고 같이 일하였던 많은 사람들에 대해 존경을 표해야만 한다. 다른 이들보다 덜 유리하다고 낙담하지 말고 스스로 만들어 가야 한다. 반드시 뭉쳐서 한 목소리를 내어 정신의학의 이론과 실행의 중요한 사항들에 대해 의견의 일치에 도달하며, 새로운 과학의 발전과 추가된 경험들이 변화를 요구할 때마다 이 의견의 일치를 다시 점검해 나가야 할 것이다. 다른 사람들에게 기대어 의지해야 하며, 좀 더 정확히 규정하자면 사회적 문제들에 대한 책임을 떨치고 인간 행동의 모든 분야에서 조절자 그리고 지도자로 있으려는 정당하지 않은 야심을 물리쳐야 한다. 정신의학은 어떤 특정한 이론 또는 독단적인 패러다임에 갇히지 말고 개혁과 진흥이 허용되어야 한다. 마지막으로 정신의학이 사회적, 과학적 그리고 인도주의적인 역할들을 수행하기 위해서는 많은 에너지를 투자하고 계속적으로 실행해야 한다. 휴식을 취하며 자기만족에 빠져 있을 여유가 없다. 정신의학 앞에 너무 많은 과제들이 있으며, 정신의학, 의료 그리고 인간의 발달이 광범위하게 진전될 수 있도록 이 과제들을 수행해야 한다.

참고문헌

Fabrega, J. J. (2000). Culture, spirituality and psychiatry. *Current Opinion in Psychiatry*, *13*, 525-543.

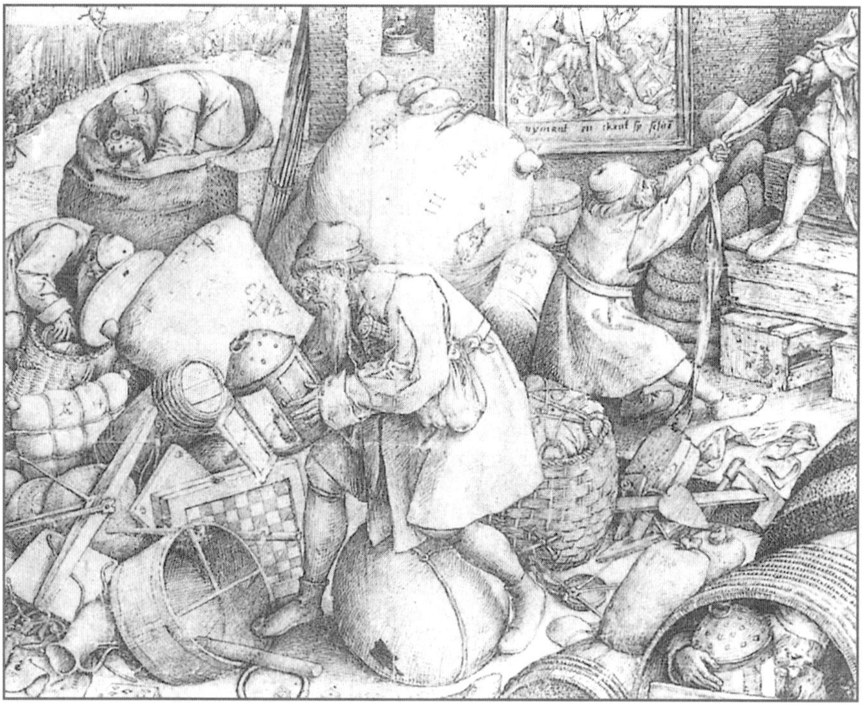

Hieronymus Cock(c. 1510~1570). 판화(c1558). Pieter Brueghel the Elder(c. 1515~1569). 만인(萬人, Everyman).

개인 소장품, Bridgeman Art Library, London의 양해를 구함.

Chapter

16 브뢰겔의 만인(萬人): 정신의학 연구 서적의 표지

정신의학 분야 연구는 수많은 어려움에 직면한다. 그중 일부는 대체로 질병(disease)보다는 증후군(syndrome)으로 기술되는 질병분류학적 상태의 불확실성에서 나온다. 또한 다른 의학 분야로부터 분리되어 성장한 정신의학의 전통도 정신장애의 연구를 방해한다. 역학적, 사회적, 생물학적 그리고 기타 연구 사업들 사이의 간극도 발전을 늦추고 건강과 질병에 대한 정신 기능의 포괄적인 이해를 더욱 어렵게 만든다. 최근의 사회-경제적 변화, 예를 들어 G7 국가에서 연구에 사용할 수 있는 자원과 개발도상국 및 동유럽에서 연구에 쓸 수 있는 자원의 차이가 더욱 커지는 것은 정신의학 연구에 유익하지 못한 영향을 미치고 있다. 현재 개별적으로 진행되고 있는 그룹 간의 연구 성과를 통합하거나 그렇지 못하다면 적어도 의사소통을 보장하려는 노력이 앞으로 유용할 것이다.

만인(萬人, Every man)이라고 불리는 브뤼겔(Brugel)의 그림의 제명은 "자신을 아는 사람은 없다(Niemat en kent he selve)."라는 것이다. 이 그림은 다양한 사람들을 보여 준다. 일단의 물건더미 속에서 무엇인가를 찾고 있는 각각의 사람들에게는 'elck' (만인, everyone)이라는 라벨이 붙는다. 그 물건은 과학 기구, 체스 판의 일부, 비거나 가득 찬 가방 등으로 어떤 것은 라벨이 붙어 있고 또 어떤 것은 라벨이 붙어 있지 않다. 이 장면에서 벽의 그림 속에 있는 어떤 사람—또 다른 만인(everyone)—이 마스크나 머리를 응시하고 있다: 이 사람도 잡다한 많은 물건 앞에 서 있다. 그림 속의 사람들 중 일부는 다른 곳을 수색하기 위해서 랜턴으로 무장하고 벌판으로 멀리 모험을 떠났다.

판화의 아래쪽 시구(詩句)는 만인은 자신의 동기를 전혀 깨닫지 못한 채 부자가 되려고 한다고 되어 있다. 판화 아래쪽의 라틴어 설명도 같은 점을 이야기하고 있다. (A. Klein의 번역으로) "어느 곳에서나 자신의 이익을 추구하지 않는 사람은 없고, 그가 행한 모든 것에서 자신을 추구하지 않는 사람은 없고, 어디에서나 사(私)적 이익을 갈망하지 않는 사람은 없다. 한 사람은 이것을 당기고, 다른 사람은 저것을 당긴다. 모든 사람들은 똑같은 소유욕을 가지고 있다."

어느 비관적인 순간 사람들은 세계적인 정신의학 연구를 묘사하는 어떤 서적의 표지를 위해서 이 판화를 제안할지도 모른다. 그림 속에서 일하고 있는 많은 사람들은 그림 속의 다른 사람들과 거의 관계가 없는 것처럼 보인다. 어떤 사람들은 도구(랜턴)를 가지고 있지만 또 어떤 사람들은 가지고 있지 않다. (그들이 무엇인가를 찾을 수 있을 것이라는 불확실한 희망을 가지고) 그들의 시간을 수색에 보내는 특권을 가진 사람 중 다수는 상당히 나이 들어 보인다. 조사 면적은 광대하고 물건들은 어질러져 있으며 찾고자 하는 물건이 무엇인지는 분명하지 않다.

생물학이나 기타 다른 과학은 최근 수년 동안 많은 새로운 사실을 양산해 냈지만 그 사실들이 의미 있는 관계를 맺는 데 도움이 될 만한 통합 이론은 만들어 내지 못했다. 정신장애의 질병분류학적 사정(司正)에 대한 근거(evidence)가 거의 없다는 사실은 전혀 도움을 주지 못하고 있다. 어떤 상태에 대해 그것의 원인과 병리가 알려질 때, 임상적 모습이 잘 묘사될 때, 자연 병력이 알려질 때, 치료와 다른 개입에 대한 반응이 예측 가능할 때 어떤 질병(disease) 상태를 가진다고 고려될 수 있다. 어떤 정신 및 행동 장애도 이 요건을 만족시키지 못한다. 그럼에도 불구하고 정신장애는 설명되고 분류되고 계속해서 재분류된다. 이 영역에서 이러한 현재의 노력에 대한 Cloninger의 적절한 유추—측면의 구멍 때문에 침몰하고 있는 배의 상갑판에 있는 의자 주위를 도는 사람들로 분류학자들을 비유—는 이 상황을 매우 잘 묘사한다. 증후군의 그룹화에 의한 현재의 분류의 불확실성은 정신과 질환(psychiatric illness)의 본질을 반영한다. 그럼에도 불구하고 정신의학 연구는 똑같은 증후군을 보이는 개인의 생물학적, 심리학적인 상태를 그들의 표적으로 삼으며 그 질병의 원인을 발견하기를 바란다. 말초신경장애의 모든 형태나 실명의 유형에 관한 연구는 모두 우리에게 당뇨병에 대한 많은 것들을 말해 주지 않는다. 말초신경장애와 과민성, 망막증, 비만, 기타 당뇨병 증상을 연구의 주제로 삼지 않는다. 이것은 모두 원인론적 연구나 다른 연구의 주제가 될 수 있는 당뇨병의 특징인 기저 대사 장애와 관련된다.

정신의학 연구는 오랫동안 유사한 증상을 보이는 사람들이 동종 그룹이고, 그들에 대한 조사가 충분히 오랫동안 지속된다면 발견될 동일한 근원적 생리적 장애를 앓는다는 것을 전제로 진행되었다. 그러나 근거가 충분한 정신질환 이론이 없다면 정신의학 조사의 소견이 그 질병의 원인과 경과와는 관계가 없는지, 아니면 그 결정인자를 나타내는지의 여부를 말할 수 없다. 정신분열증이 하나의 질병인지 아니면 많은 질병에 일반적으로 존재하는 하나의 증후군인지를 알지 못한 채 정신분열증의 원인을 찾는 것은 위험성이 높은 모험이다. 그러한 상황에서 수행되는 연구는 해석하기 곤란한 결과를 낳는다. 도파민 대사의 변화는 정신분열증과 전혀 관계가 없거나 또는 증후군과 똑같은 원인에 의해서 일어나거나 아니면 발병의 중대한 병리 기전의 일부를 나타낼지도 모른다.

정신과 질병(psychiatric disease)의 본질과 분류의 불확실성에서 일어나는 어려움에는 과학자와 임상의사 간의 간격 또는 연구 방향이 다른 과학자들 사이에서의 간격 증가가 뒤섞여 있다. 역학적, 생물 정신의학이나 정신의학의 다른 하위 분야 안에서 연구의 초점은 다른 정신의학의 하위 분야가 취하는 연구 방향과는 거의 관계가 없이 그 하위 분야의 선행 연구결과와 연구 멤버들이 현재 관심을 가지고 있는 입장에서 선택된다. 정신의학의 각 하위 분야에서 사용되는 특수 용어와 수많은 전문용어로 인해서 자신의 연구 영역을 제외한 어떠한 연구의 발전도 알아차리기가 어렵다. 다른 하위 연구 분야에 소속된 과학자들을 포함하는 협력 연구와 공동 연구 수행은—그들이 똑같은 부서와 연구소에서 일할 때에도—극히 드물다: 오히려 같은 시설의 연구자들은 외부에 있는 공동의 적과 싸움을 해야 할 때에만 함께 행동한다. 그런 경우가 아니라면 그들은 평행 세계에 살면서 가끔 만나 정신의학 이외의 문제들에 대해 이야기하며 안락함을 얻는다. 연구의 궤변이 늘어나고 조사의 초점이 협소해질수록 질병이나 증후군에 대한 다른 하위 분야의 연구 조사 결과를 단일한 틀 안에 담아 내기는 더욱 어렵다.

임상 진료를 하고 있는 정신과 의사는 정신의학적 지식 개발에서 활성 인자가 되는 것을 그만두고 있으며, 오늘날 정신장애에 대해 알려진 것들의 대부분의 기반이 되는 임상적 관찰은 점점 가치가 없는 것으로 여겨지고 있다. 정신의학적 상태에 대한 표준화된 평가가 갖는 주요 장점은 특정한 측정에 있어 동질적인 집단의 창설을 허락한다는 것이다. 단점은 사용된 평가 절차를 만든 저자가 중요하지 않다고 여겼던 현상들을 무시하게 된다는 점이다.

진단의 조작적 기준(operational criterion)의 광범위한 사용은—다른 조사 연구에서 얻은 결과의 비교 가능성을 증가시켰지만—진단 기준에 해당되는지 여부를 결정하는 데 기여하지 않는 증상과 증후에 대한 관심을 연구에서 감소시켰다.[1] 현존하는 분류에 포함된 기준과 진단이 대부분의 경우 단지 주어진 시점의 지식에 기반을 둔 정신과 의사 사이의 관례일 뿐이라는 사실은 흔히 망각된다. 결과로서 생겨나는 기준과 진단 시스템의 구체화(具體化)—그것들이 질병 간의 자연적인 경계라는 신념—는 새로운 증후군 또는 증상과 실험실 소견, 역학적 자료 사이의 예기치 않은 관계를 발견할 기회를 감소시킨다.

바로 최근까지 여러 연구들은 각기 다른 나라에서 다른 방식으로 자금을 조달받았다. 어떤 나라에서는 문헌 검토와 실험 목적 및 가설의 설명, 실험에 사용될 방법에 대한 자세한 설명과 연구 결과로 기대되는 가능한 효과와 이용에 대한 검토 등을 포함하여 상세하게 신청서를 작성해야만 했다. 또 어떤 나라에서는 연구 자금이 의과대학의 부서와 건강 연구에 관여하는 기관에 고르게 배분되었다. 또 다른 나라에서는 부서 예산안에서 연구에 합당한 액수를 제공하고 재단이나 다른 기증자에게 추가 자금을 신청하는데, 관심이 있는 사람에게 기회를 제공하는 방식으로 두 개의 시스템이 혼합되었다. 또한 연구를 수행하고 있거나 연구의 일부를 수행하

1) 진단적, 치료적 작업에서 조작적 기준에 대한 정확하고 체계적인 사용은 공공 보건의 의사 결정에 의미를 갖는다. 정신장애의 모습을 완성하거나 황문화적 연구를 할 때는 현재의 분류 기준으로는 분류해 오지 못했던 임상적 상황에 대한 기록으로 반드시 보완되어야 하는 표준화된 기술들은 별 도움이 되지 못한다.

기 위해서 다른 기관과 도급 계약을 맺고 있는 중앙 시설에 모든 연구 자금이 주어지는 경우도 있었다. 대부분의 나라에는 특별히 연구를 위해서 사용이 가능한 자금이 전혀 없고, 부서장이 그들 부서의 다른 비용과 함께 연구비용도 책임진다.

이러한 시스템들은 각각의 장단점을 갖는다. 신청서를 제출할 필요 없이 자금을 받는 경우 일부 연구자들은 제안서나 연구 계획서를 개발할 동기를 느끼지 못했다. 그렇게 받은 돈 중 일부는 전혀 사용되지 않았을지도 모르고 또 그중 일부는 연구에 사용되지 않았다. 그 이유는 임상의 부담이 너무나 거대하기 때문이고, 부서장이 다른 우선권을 가졌거나(예, 교육) 아니면 다양한 사적인 이유 때문이다. 하지만 이런 시스템의 장점도 중요했다. 연구자들은 보조금 신청서를 제출하고 연구에 필요한 돈을 뒤쫓는 대신에 연구를 수행할 것이다. 자금 기관의 우선권보다는 연구자가 개인적으로 선택한 주제에 연구의 초점을 맞출 수 있다. 어떤 돈은 진행 중에 있는 연구와 관련하여 떠맡아지는 예기치 않은 비용이나 출장을 해결하기 위해서 사용될 수도 있다.

자세한 신청서를 근거로 배분되는 자금도 많은 장점을 가지고 있었다. 자금을 투자하는 기관은 연구가 어느 방향으로 나아갈지를 알 수 있었다. 신청서의 품질은 연구자들이 자신의 영역을 잘 알고 있다는 것을 일부분은 보장했다. 편중이나 투자 편견이라는 비난에서 자신들을 보호하기 위해서 투자 기관은 동업자 검토를 이용할 수도 있었다.[2] 연구는 간과되었던 특정한 방향으로 서서히 나아갈 수도 있었다. 하지만 보조금에 대해 배타적인 신임을 얻는다는 것은 종종 자금 탐색에 연구보다 더 많은 시간을 투자했다는 것을 의미하는 어두운 면이 있다. 일부 최고의 과학자들은 연구 자금

2) 그러한 방법이 악용되지 않을 것이라는 확실성이나 보증은 없지만 어떤 나라에서는 그 시스템이 작동하는 것으로 보인다.

을 얻는 데 시간을 바치기 위해서 다른 사람에게 그들의 연구를 위임해야만 했다. 때로는 우수한 신청서를 제출하는 역량이 연구를 수행할 역량에 상응하지 않았다. 자금이 부족하게 되었을 때, 때때로 자금 기관의 지시적인 역할은 압제적이었고, 혁신적인 연구는 지원받을 많은 기회를 가지지 못했다.

최근에 동유럽 국가에서 일어난 일은 연구 자금이 조달되는 방법의 차이에 새로운 의미를 부여했다. 동유럽 국가의 연구자들은 예전처럼 연구 자금을 얻을 수 있을 것이라는 확실성을 갑자기 잃어버렸다. 갑자기 부서의 생산성과 관계없이 자금이 더 적어지거나 국가의 지원이 없어졌다. 물론 연구를 위한 다른 공식적인 자금 출처도 없어졌다. 유일한 자금 출처는 다른 곳에 있었다. 다른 곳에서 나온 자금은 두 가지 방법으로 사용 가능했다. 첫 번째 방법은 동유럽 연구자들이 연구 합류를 요청받았을 때 종종 비난을 받았던 공동 연구에의 참여였다. 이들 중 일부는 특정한 치료 방법의 효과에 관심을 갖고 있는 제약 회사에 의해서 조직되고 관리되었다. 또 어떤 연구는 협력에 대한 정치적인 합의의 일부였다. 또 어떤 연구는 미국과 서유럽 산업화 국가 출신의 연구자에 의해서 지휘되었다. 연구 계획의 전체 과정에 동유럽과 중앙 유럽의 연구자들을 포함하는 연구는 극히 드물었다. 일부 통탄할 만한 대단히 비윤리적인 예로 부자 국가 출신의 연구자들은 그들 국가의 더 엄격한 연구 윤리 규칙을 피하거나 또는 동유럽과 개발도상국의 연구 인력의 봉급이 서유럽이나 미국보다 훨씬 낮기 때문에 적은 돈으로 더 많은 연구를 수행하기 위해서 동유럽에서 연구를 수행했다 (Sartorius, 1988).

다른 방법은 유럽 연합에서, 재단에서 그리고 나라 바깥의 연구에 자금을 대는 (서유럽) 국가 정부 기관에서 자금을 얻으려고 시도하는 것이었다. 그런 자금을 위한 신청서의 작성은 성취하기가 그다지 쉽지 않은 시간의 재분배를 의미했다. 서면 신청서는 배울 수도 없고 보급되지도 않은 기술을 요구했다. 자세한 연구 계획서의 사전 개발은 관례적이지 않았고, 불필요한 부담처럼 보였다. 허가를 주는 기관이 지정한 특정한 우선권으로 연구의 방향을 돌리는 것은 학문의 자유를 제한하는 것으로 이해되었다. 대부분의 경우에서 신청서는 외국어, 보통 영어로 제출되어야 했으므로 (이것은 주요한 추가적인 어려움이었다) 언어적으로 너무나 서투르게 만들어졌다는 이유 때문에 자금 신청은 실패되었다. 시간이 지나면서 동유럽과 중앙 유럽의 연구의 품질과 양, 독창성이 저하되었고 서구 유럽으로 그리고 연구보다는 다른 전문적 역할로의 두뇌 유출이 촉진되었다. 지금 시점에서 이러한 인적(人的) 잠재력 상실의 결과를 예측하기는 어렵지만 오랫동안 부정적으로 정신의학 분야에 영향을 미칠 것이다.

만일 브뢰겔의 판화가 연구 저서의 표지로 허가를 받는다면 단지 탐색만 추구하거나 추구하는 것에 대한 분명한 생각이 없다면 무익할 것이라는 것 이외에, 그것은 또한 다른 메시지를 전달할 것이다. 그것은 다른 인간 노력의 영역처럼 이기적인 동기가 아마도 진리 탐구와 과학적인 발전에도 존재할 것임을 독자들에게 상기시킬지도 모른다. 한편 판화 하단의 시구(詩句)는 연구를 행할 때 우리는 종종 자신에 대해, 다른 사람의 행동에 대한 우리의 관용에 대해, 우리의 참을성과 인내력에 대해 많은 것을 배우고 우리보다 더 불행한 사람들과 나누고 도우려는 우리의 의지에 대해서 배운다는 것을 관찰자에게 말해 줄 것이다.

참고문헌

Sartorius, N. (1988). Cross-cultural and international collaboration in mental health research and action. Experience from the mental health programme of the World Health Organization. *Acta Psychiatrica Scandinavica, 78*, Suppl 344, 71-74.

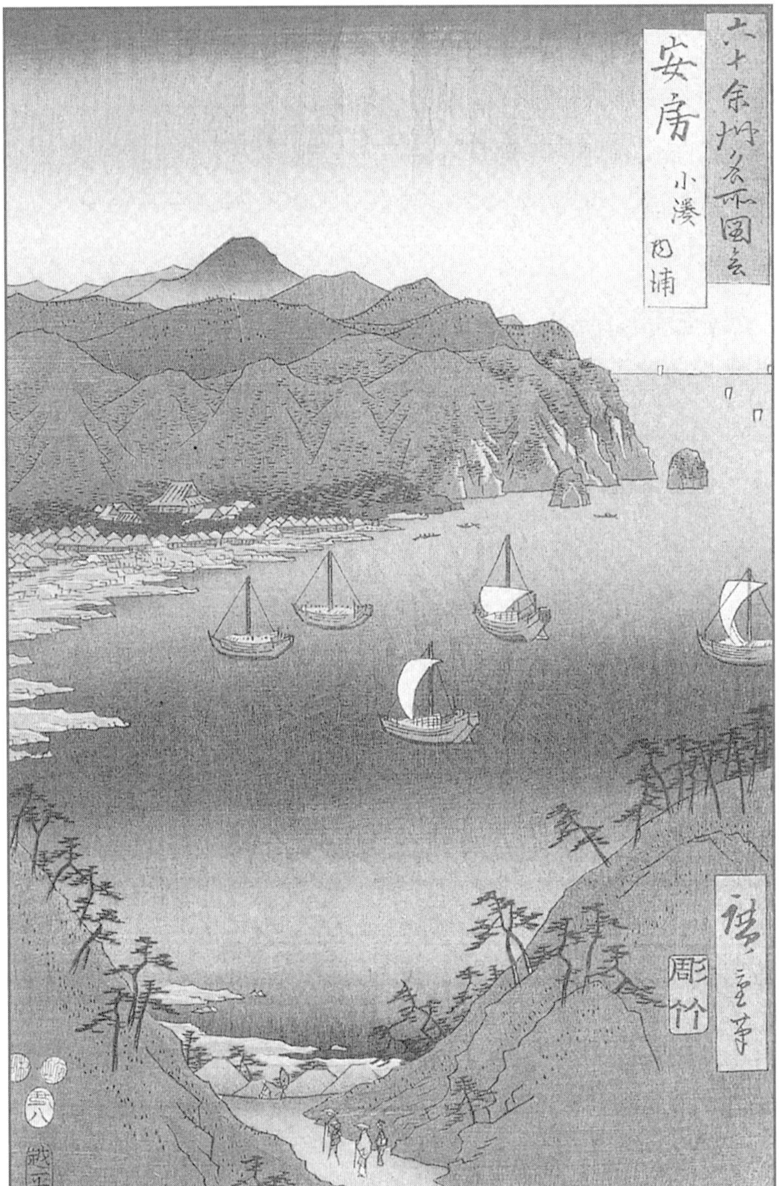

Hiroshige Ando or Utagawa(1797~1858). Kominato 항(港), Awa 지방.

The Leeds Museums and Galleries(City Art Gallery), Leeds, England and Bridgeman Art Library, London의 양해를 구함.

Chapter

17 그리고 다섯이 있었다…

정신건강 문제는 누구의 도움도 받지 못하고 조용히 간직되었다. 시간이 지나면서 사람들은 종교기관이나 민속적 치유자, 가족, 최근에는 조직된 정신보건 서비스에서 위로와 도움을 구하고 있다.

연구와 여러 보고서들을 통해 많은 정보들이 이용 가능해질수록 충분한 정신보건 서비스가 의사 단독으로는 제공될 수 없음이 분명해지고 있다: 그것은 환자와 보건의료 종사자의 협조로 성취될 수 있다. 최근에 케어를 제공하는 다른 파트너들-가족 조직과 자조 그룹, 보건부뿐만 아니라 그 밖의 정부기관들, 보건의료산업-에게도 정신건강 문제의 평가와 그것을 해결할 방법을 찾는 데 참여하도록 권장되고 있다.

Brewer의 경구 · 우화 사전에 따르면 5는 신비한 숫자로서 2와 3의 합이고, 첫 번째 짝수와 첫 번째 홀수가 합해진 것이다. 1 또는 단일성은 신(神)뿐이고, 2는 다양성이며, 3은 1과 2의 합으로 모든 자연의 힘을 대표하는 단일성과 다양성을 결합시킨다.

나는 남아프리카에서 광범한 기반을 가진 정신보건 프로그램의 이행에 대한 논의를 시작할 가장 좋은 방법에 대해 생각하다가 이러한 구절(句節)을 뜻밖에 발견하게 되었다. 그것은 기묘하게도 내 이야기의 요점에 부합됐다: 나는 다른 파트너를 포함시키기 위해서 의사와 환자와의 양자 관계를 확장할 필요성을 강조하기를 원했다. 숫자 게임은 이상한 연상으로 이어졌다. 1은 의사가 그들의 일에서 취하는 것으로 알려진 온정주의적이고 거룩한 지위였고, 2는 정신질환을 가진 사람들의 방대한 다양성이었다. 3은—환자의 방대한 다양성을 의사가 인식하게 하는—성공을 위한 필수 요소였다. 내가 제시하고자 바랐던 것은 이 방정식에 다른 중요한 파트너—환자의 가족, 정부 기관, 보건의료산업—를 동등하게 대우하고 더해야 할 필요성이었다. 그것은 양자 대화(dialogue)(의사/환자)나 또는 기껏해야 가족을 포함하는 3자 대화(trialogue)가 필요하다는 현재의 사상을 대체할 5자 대화(pentalogue)의 필요성이었다.[1)]

이러한 다섯 분야의 파트너가 협력해야 하는 5자 대화로의 변화는 최근 몇 년 동안에 일어난 다음의 변화 때문에 필수적이 되었다. 그것은 의학 풍조, 사람들의 의학에 대한 기대치, 능력(의사, 환자, 가족)의 한계, 보건의료의 책임 소재, 보건의료 중재의 성공 기준의 변화였다.

---

1) 환자와 가족을 언급할 때, 나는 그들이 만든 자조 조직과 정신질환을 가진 사람들이 나아지기를 염원하며 모인 자원봉사들의 연합도 언급한다. 유사하게 이 글에서의 '의료종사자(health worker)'는 비정부 전문가 조직(non-governmental professional organization)에 대한 약칭이다.

그중 의학 풍조의 변화가 아마도 가장 중요할 것이다. 그 변화는 아마도 지식과 과학기술의 진보와 후기공업화 사회의 가치관의 새 질서 때문에 지난 30년 동안 아주 미세하게 일어났다. 의학은 마법과 같은 사업으로(magical enterprise) 시작되었고, 의료인들은 이것이 그들의 직업이라고 느꼈기 때문에 동참했다. 대부분의 의사에게 고통받는 사람들을 도와주려는 바람과 히포크라테스 선서에 포함된 다른 의무가 재정적 이익이나 물질적 이익보다 더 중요했다; 최소한 그렇게 보였다. 역사적으로 최근까지 소설속의 가공의 의사와 진짜 의사들—Martin Arrowsmith 박사[역자 주: Sinclair Lewis가 1925년 쓴 소설 Arrosmith의 등장인물]에서 슈바이처 박사까지—이 지원자들을 의학에 입문하도록 유인했다.

의학의 진보와 보건의료 서비스 시스템의 광대한 발전은 의사가 매우 유능한 전문가라는 새로운 패러다임—심장이식과 간이식, 최상의 지식과 기술을 이용한 생명 구하기—을 소개했다. 게다가 최근에 의료는 새로운 화신(化神, avatar)인 체하고 있다. 미국의 managed care와 다른 나라의 비슷한 발전은 점차 의학을 장사로 변형시키고 있다. 이것 자체는 참을 수 있다 하더라도 더 참을 수 없는 것은 의료 종사자들이 의료를 상품처럼 판매하는 과정에 활발하게 참여하고 있다는 점이다. 그들은 점차 경제적인 입장에서 의학적 결정을 내리고 그것을 받아들일 것을 요구받고 있다. 예를 들어 최상의 치료를 처방하는 대신(가장 최신의 신뢰할 만한 과학적 조사결과에 기준해서), 그들은 가장 값이 비싸지 않은 약을 처방한다; 최상의 치료(그것을 제공하지 않는 것을 정부가 책임지도록 내버려 두면서)의 강직하고 완고한 방어자가 되는 대신에 그들은 사용가능한 자원에 자신의 입장을 적응시킨다(정부가 보건의료의 부적절한 배치로 도주하도록 내버려 두면서).

직업(vocation)에서 전문가(profession)로 그리고 이제는 장사(trade)로 의학이 변천한 것 못지않게 의학 목표의 우선권도 변화하고 있는 것 같다. 의

사는 우선적으로 생명을 구하고, 병을 치료하고 환자의 고통을 줄여야 한다고 생각되었다. 다른 목표는 이차적이었다. 순서가 변하고 있는 것 같다: 환자의 살 의무와 생명을 구하고 유지시켜야 할 의사의 책임은 환자의 죽을 권리와 환자가 그들의 삶에서 하고자 하는 것을 행하도록 도울 의사의 의무로 대체되고 있다. 몇몇 선진국에서의 안락사의 법제화 제안과 대부분의 중재에서 환자의 고지에 입각한 동의(informed consent)(생명을 구하는 데 필요한 것을 포함해서)는 아마도 조만간 의사의 사회적 역할과 의학 구조에 강력한 영향을 미칠 변화의 징후다.

다른 변화들도 중대하다. 그중에서도 중요한 것은 통증(pain)에 대한 태도다. 예전에는 어느 정도의 통증은 예상되었고 환자와 의사 모두 그 필요성을 받아들였다. 세계의 대부분의 나라에서 충치 치료를 준비할 때 치과의사가 환자에게 마취를 제안하는 것은 상상도 못할 일이었다(많은 나라에서는 아직도 그렇다). 최근 몇 년 동안 통증 제어의 중요성이 강조되었다. 통증을 가라앉히고 환자의 삶의 질을 향상시키는 것이 교육되고 장려되어야 할 의학의 특수한 일부라는 것이 받아들여지고 있다. 말기질환을 위한 호스피스와 통증클리닉은 그 숫자가 점점 늘어나고 있다. '통증 없는 병원'을 만들기 위한 운동이 지지자를 얻고 있다. 이것은 20년 전에 세계보건기구가 암으로 고통받는 환자들을 위해서 아편을 포함한 다양한 약물로 통증 조절 스케줄을 제안했던 것에 대해 의료 전문가와 정부 당국이 너무도 강력하게 반대를 제기했던 상황과 아주 다르다.

진단과 치료에 사용하기 위한 강력한 신기술의 출현도 의학풍조의 변화에 기여했다. 정신의학에서 신기술은 선진국과 개발도상국 모두에서 가난한 사람들과 부자의 격차를 넓혀 가고 있다. 이러한 신기술은 역사상 유례없는 윤리적 · 정치적 문제를 일으켰다. 올바른 진단을 내릴 수 있도록 크게 도움을 줄 수 있는 현대의 영상기구 한 개의 비용은 잠비아 크기의 국가에서 간질에 걸린 사람들을 모두 치료할 수 있는 비용과 맞먹는다. 개발도상국에서 그런 기구의 취득이 선행되어야만 하는가? 의사들은 두 개의 의학—가난한 사람들을 위한 의학과 부자를 위한 의학—이 존재한다는 것을 받아들여야 하는가? 또 '그것의 비용을 감당할 수 있는' 나라에 연구를 일임해야 하는가? 아니면 의료전문가는 각기 다른 종류의 질병의 최상의 치료에 대한 합의에 이르는 것(그래서 어느 곳의 사람들이든지 최상의 의학에서 이익을 얻을 수 있을 기금을 자유롭게 하기 위한 정치적 투쟁의 기반을 제공하는)을 우선 과제로 삼아야 하는가? 이러한 질문과 또 이와 유사한 질문에 대한 합의의 부재는 의학적 의무론의 규칙의 명료함을 감소시켰고 그래서 의료전문가는 과거 어느 때보다 훨씬 더 애매모호함 속에서 일한다.

의학 풍조의 변화는 또한 의학에 대한 기대치—주민과 보건 종사자 모두의—의 변화에 영향을 받았다. 의학이 모든 질병을 해결할 수 있는 마법의 탄환(silver bullets)을 발견할 것이고, 인류의 전염병을 박멸하는 것은 시간의 문제일 뿐이라는 수십 년 전의 무모한 기대는 시간이 지날수록 더욱 합당한(때로는 너무나 비관적인), 현대에 성취할 수 있는 것에 대한 평가에 자리를 양보했다. 2차 대전 후에 전 세계의 말라리아 박멸은 거의 성취되는 것 같았다. 20년 후에 더욱 영원히 사라지기를 바랐던 중요한 살인 질병(천연두)이 박멸되었다. 그 직후 세계보건기구의 모임에서는 주저함 없이 2000년의 목표를 만인의 건강으로 채택하고 이 고상한 목표가 세계의 국가가 어디서나 지체 없이 곧 도입하기로 약속된 일차 보건의료를 통해서 성취될 것이라고 선언했다.[2]

시간이 갈수록 만성적인 비전염성 질병의 부담은 점차 더 무거워졌고,

2) 세계보건기구의 목적이 모든 사람이 가능한 최상의 건강 수준을 획득하는 것이라는 것을 지금 기억하는 것은 흥미로운 일이다. 이 정의는 '가능한 최상' 이란 '그 환경 아래에서의 최상' 이고 따라서 벌써 성취된 것이라는 해석을 가능하게 한다.

전염병은 예전보다 더 치명적으로 치료 저항성을 가지고 예기치 않게 되돌아왔다. 질병을 박멸하려는 노력은 점차 사람들에게 질병과 허약함과 함께 사는 방법을 교육하는 노력으로 대체되었다. 많은 나라에서 보고되는 기대수명의 연장이 기능손실이 없는 햇수를 증가시키지 않는다는 것을 보여 주는 과장 없는 사실적인 통계가 나왔고 그제야 의학의 신발견이 대부분 보건의료 비용을 증가시켰음을 깨닫게 되었다. 또한 이러한 발전들은 의료전문가와 특히 공중보건 담당공무원에게 기술의 진보보다는 여러 요인들에 의지해야만 하는 필요성을 보여 주었다. 공중보건은 가족의 역할과 민속적 의료 종사자[3]의 힘, 종교적인 신념과 철학적 지향의 잠재력, 비참과 고통을 다루는 전통적이고 문화에 따른 특정한 방법을 이해할 필요성 그리고 이전의 수십 년간 다소 무시했던 다른 요인들을 재발견하게 되었다.

이 같은 맥락에서 서비스 계획과 제공에 관여한 사람들이 과학 탐구의 결과와 보건 인력의 경험뿐 아니라 환자와 가족 그리고 지역사회에서 만성장애 환자를 돌보는 사람들의 경험을 신뢰하기 시작한 것은 피할 수 없는 귀결이었다. 증가하는 의료 지식의 세계화 시대에서 이렇게 특정 지역 내의 정보는 조정하고 균형 잡는 역할을 한다: 이런 정보의 사용을 옹호하는 이들이 직면한 도전은 정신과 의사를 포함한 대다수의 의료 전문가들이 이런 정보의 사용을 썩 내켜 하지 않는다는 것이다. 환자의 병은 치료의 대상이고 환자는 단지 의사와 질병이 싸우는 전장일 뿐인 의사-환자 관계는 부분적으로 과거의 유물이다. 의료전문가들이 이런 정보를 사용하기를 꺼려하는 이유의 일부분은 환자와 친척들로부터 정보를 구하는 것이 과중한 업무로부터 자유로울 수 없는 의사들의 시간과 노력을 요구하기 때문이다.

3) 민속적 의료의 종사자들(practitioners of traditional medicine)은 개발도상국과 선진국 모두에서 많다. 1980년대 이러한 종사자들과 의사의 수는 프랑스와 산정된 다른 나라에서 거의 같았다.

또 다른 이유는 질병 외의 문제에 대해 환자들에게 정보를 얻는 것—예를 들어 진단에 의한 낙인의 결과에 대해서—은 그런 정보들이 혼란을 주고 아마도 정신과 의사들에게 그들의 진단이나 다른 중재의 불쾌하고 불필요한 부작용을 생각나게 한다는 사실 때문일 것이다.

낙인찍힌 처벌적인 질환을 가진 삶을 살아가는 환자나 가족들의 전문적 의견은 의사보다 질환에 대해 더 많은 정보를 갖고 있는 것처럼 보이는 유일한 원천은 아니다: 언론과 최근의 인터넷은 많은 사람들이 의학의 진보에 대해서, 어떤 경우에는 의료 종사자보다 더 많은 것을 알 수 있게 만들었다. 그러나 그 결과는 보건 교육의 주창자가 예견한 것처럼 의사와 환자의 신뢰적인 관계는 아닌 것 같다. 의사는 그들의 질병에 대해서 많은 것을 알고 있는 환자(그리고 가족들)와 대면하는 것을 싫어한다. 반면에 환자는 웹 사이트보다 덜 알고 있다고 여겨지는 의사에게서 신뢰를 잃으면서 일반 진료의사를 회피하고 최고의 전문가에게 도달하는 방법을 찾는다.

정신보건(모든 보건의료)에서 5자 대화를 자진해서 추진하도록 영향을 준 다섯 번째 변화는 보건의료에 대한 책임 소재의 이동이다. 수세기에 걸쳐 건강문제의 해결책을 찾는 책임은 먼저 환자와 그들의 가족에게 있었다. 그 다음 그것은 종교나 민속적 치유자에게 이전되거나 공유되었다. 그 후 그것은 공동체와 전체로서의 사회의 지원에 전적으로 의존하기 시작한 기관으로 이관되었다. 특히 20세기 중반에 향상되었다고 여겨지는 의료 시스템은 보건의료의 책임을 대부분 중앙 정부 당국에 맡겼다. 정부 당국은 말단 보건의료 기관들의 예방 및 치료 노력을 관리하고 자원 및 다른 방식으로 그들의 노력을 지원했다. 여러 해가 지나면서 그 시스템의 많은 이점은 줄어들었고 반대의 과정이 시작되었다. 탈중앙화는 말단 단위에 권력과 자금을 제공하고, 그에 따라 그들이 일하고 있는 지역사회 내의 공동체들과 동맹을 만드는 것으로 여겨졌다. 그러나 탈중앙화는 종종 권한과 자금의 이관 없이 책임의 이관만을 의미했고, 그 결과 실망스럽고 빈약한 서비스가 되었다. 책임의 이관은 계속해서 더욱 심화되었고, 환자를 돌보는 일차 책무는 가족(또는 입양가족)이나 환자 집단 또는 환자 자신에게 되돌아갔다. 어떤 환자들은 대단한 호전을 보였고 또 어떤 가족들은 특별한 추가의 부담이 없었던 반면에, 이전의 중앙 집중화된 조치와 비교해서 일부 가족들과 환자들은 뚜렷한 불이익을 받았다. 종종 정부들은 단지 자금(이제 가족이 환자를 돌보기 위해서 구해야만 하는 자금 비용)을 절약하는 방법으로 책임의 이관을 바라보았다. 그 결과 추가의 부담을 떠맡은 가족과 스스로 살아야만 하는 환자에 대한 지원은 이러한 개혁에서 드물게 그리고 마지못해 제공되었다. 어떤 경우 책임을 되돌려주는 과정은 중단되었고 다음 단계에 대한 불안한 불확실성이 의료시스템을 특징짓는다.

그러므로 5자 대화에 참가하는 구성원의 신동맹 뿐만 아니라 다섯 명의 파트너의 협력을 지배하는 규칙의 필요성이 명백해졌다.[4)]

이 규칙의 첫 번째는 당사자 각자가 이해관계를 가지고 있으며, 이 이해관계가 모두 적어도 어느 정도는 만족되어야 한다는 것을 인지할 의무다. 환자는 빠른 진료를 원하고 그것이 그들 각 개인에게 요구에 따라 전달되기를 원한다. 가족은 자신의 생산적인 삶과 기능을 계속하기를 원하고 나쁜 평판을 면하기를 원하며 환자의 삶과 도덕적 측면에서 최소한 승인되어야 하는 행복에 그들이 기여하기를 원한다. 정부는 추문을 피하길 원하고 많은 다른 의무를 위해서 돈이 필요하기 때문에 될 수 있는 대로 돈을 적게 쓰기

4) 모든 관계자들이 이러한 규칙을 수용하는 것은 모두가 인생의 낭비를 피하고, 건강과 번영을 위해 부딪쳐야 하는 도전이다. 규칙들 가운데 일부는 비행기 납치범과 투쟁 정당의 대표가 이야기하는 데 사용되어 그 가치를 증명하였고, 다른 일부는 상품을 파는 데 사용된다: 그 어떤 것도 놀랄 만한 것이 아니다. 그 이유는 5자 대화 구성원들은 종종 현재 서로 전쟁 중에 있고, 쓰라린 경험을 통해서 5자 대화의 다른 구성원에게서 선물처럼 보이는 것을 받기를 꺼리기 때문이다.

를 원한다. 의료 산업은 이익을 내기를 원하고, 나쁜 명성과 정당하지 못한 박해를 일으킬 수 있는 비윤리적 행위를 예방하기를 원한다. 보건 의료 전문가들은 보건 활동을 하기를 원하고 의심으로부터 보호받고 과도한 행정 부담에서 벗어나며, 그들의 노력에 대해 정당한 보상을 받기를 원한다. 5자 대화 구성원은 각각 그들의 노력을 과장하고 다른 사람의 이익은 무시하면서, 상대가 부적절하고 비도덕적이고 과도하고 무가치하고 다른 사람에게 해롭고 일반적으로 불성실하다고 일방적으로 선언하는 것으로 알려져 왔다. 올바른 동맹은 공평한 교환(give and take)의 필요성을 함축한다: 특히 잠재적인 파트너가 서로 맞서 싸우는 데 시간과 에너지를 낭비한다면 모든 관련 당사자들의 바람과 필요, 이익이 만족될 가망은 없을 것이다.

합리적인 요구들과 타협 해결책에 대한 협상은 모든 파트너가 다른 파트너를 존중하고 그것을 전제로 토론을 진행하지 않는다면 영원히 가치를 가질 수 없다. 어제의 적이나 오늘의 적을 존중하는 일이 항상 쉽지는 않다: 그러나 존중은 이 분야에서 모든 성공적인 중재의 선행조건이다. 존중은 세 번째 규칙—증명된 능력에 따라 이 영역에서 업무를 분배하는 것—의 수락을 가능하게 한다. 가족과 환자는 현재는 행하는 것이 허락되지 않은 많은 일들을 할 수 있고, 이 점에서 신뢰를 받아야 한다. 의료 산업은 통상적으로 정부나 의료 전문가보다 약물 공급의 규칙성과 의료 서비스로서의 환자 수송, 병원의 호텔 서비스 관리 그리고 다른 임무를 더 잘 보장할 수 있다. 적절하게 교육받은 의료 전문가들은 경제적이고 행정적인 면에서 요구되는 것으로 간주되는 일을 수행할 것을 강요받을 때보다 인간적 의학적 과학적 원리로 인도될 때 치료를 더 잘 처리할 수 있다. 정부는 그들의 권력 안에서 질환으로 고통받고 기능 손실이 있는 사람들을 돌보는 의료 외에 각 부문들을 동원할 수 있는 힘을 가지고 있다.

평화 협상자에게서 배우는 또 다른 규칙은 모든 당사자의 완전한 동의가 보통 불가능하다는 것이다. 타협과 부분적인 해결의 가능성이 더 많다. 평화에 대한 협상 전에 완전히 무장해제하는 것은 불가능한 요건이다: 전투가 한창일 때도 평화는 논의될 수 있고 합의될 수 있다. 아마도 동시에 한 가지 문제 이상을 다루는 것은 가능하지 않을 것이다. 아마도 주택 문제는 지금 해결될 수 있을 것이다: 하나의 해결책이 적용되는 것이 서비스 조직과 장애 연금, 모든 영역의 차별로부터의 보호 그리고 양질의 서비스의 수많은 다른 합법적이고 중요한 목표를 포함하는 전반적인 합의의 일부여야 한다고 기대하는 것은 비경제적이고 근시안적인 전략이다.

시너지 효과의 탐구는 5자 대화를 유용하게 만들 수 있는 또 다른 규칙이다. 보통 다른 분야와 협력하여 큰 어려움 없이 다룰 수 있는 다섯 구성원 각자의 의제(agenda)가 존재한다. 시너지에서 이익을 얻을 수 있는 업무부터 시작한다면 5자 대화의 구성원이 더 친밀하게 접촉할 수 있을 것이다. 어떤 것이든지 성취하는 데 성공하는 것은 파트너 사이의 존중과 신뢰에 이바지한다. 그것으로 함께 일하는 방법을 시험할 수 있고, 각 관계 그룹을 가장 잘 대변할 수 있는 사람들을 찾아낼 수 있으며, 그룹의 '골수(hardcore)' 회원들에게 협력에서 얻게 될 무엇인가가 있음을 납득시킬 수 있다.

파트너 사이의 협력뿐만 아니라 각 그룹의 생활에서 지켜야 할 규칙은 관여된 모든 사람들이 권리를 추구하고 의무를 수용하는 것이 분리될 수 없음을 받아들이는 것이다. 이 원리의 수용은 또한 의무와 그것의 실행이 공표되어야 하고, 이행의 질과 정도의 조절에 접근 가능해야 한다는 것을 의미한다. 이러한 평가는 각 파트너의 권리가 존중되는 수준과 방식으로 검토되면서 협력하여 진행되어야만 한다. 5자 대화가 당사자 간의 상호 존중과 신뢰를 개발한다면 이러한 평가는 복잡한 행정 인프라나 다른 하부구조를 필요로 하지 않을 것이다.

5자 대화의 영속은 성공과 성취에 달려 있음이 분명하다. 이것은 그 구성원 모두에 의해서 공동으로 평가되어야 하고, 구성원들은 이 과정의 조사 결과가 필요할 때마다 그들이 선택한 과정을 정정하는 데 사용될 것임을 동의해야 한다. 5자 대화의 진정한 성공은 적어도 다음을 반영해야 할 것이다. (1) 모든 관계자의 삶의 질의 향상, (2) 취해진 조치들의 좀 더 나은 비용효과 비율, (3) 각 파트너의 사회적 경제적 생산성의 향상, (4) 좀 더 시민사회에 가까워지게 할 사회적 자산의 강화 등이다.

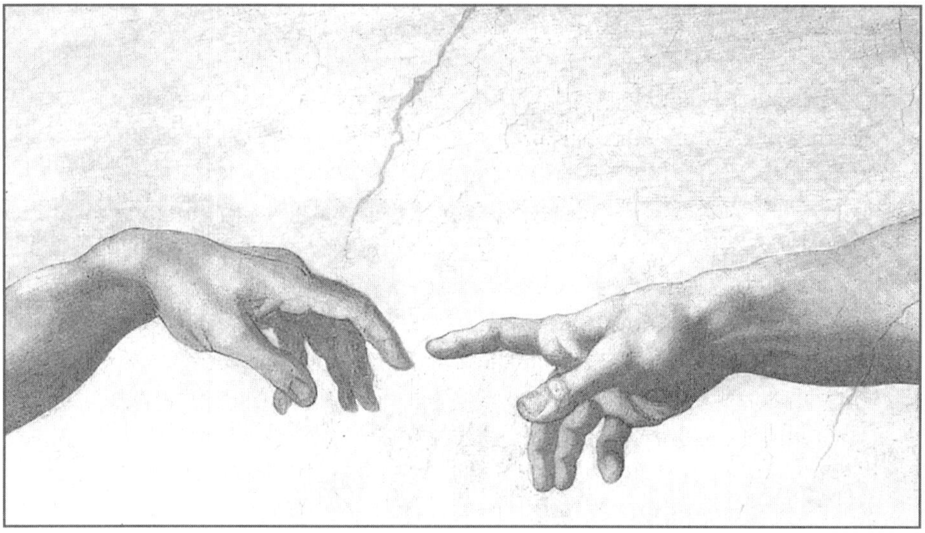

Michelangelo Buonarroti(1475~1564). 신과 아담의 손, 아담의 창조의 한 부분(1511). 시스틴 성당 천장 벽화.

Vatican Museums and Galleries, Vatican City, Rome, and Bridgeman Art Library, London의 양해를 구함.

Chapter

18 능력 부여

변화(changing)는 정신질환을 가져온 사람들의 재활 목표(goals)인 동시에 그 목표를 다루는 원칙이다. 삶의 질과 한 사회의 사회적 자산에 기여할 수 있는 능력은, 예를 들면 선입관을 재고용으로 바꾸는 것이다. 앞으로 재활은 더 이상 보건의료와 사회적 서비스의 업무가 되지는 않을 것 같다. 재활은 이러한 서비스를 제공하는 사업과 정신적 장해를 가진 사람들과 그 가족들의 접합점(a joint)이 되어야만 한다.

능력 부여(enabling)는 한 사람이 질환 때문에 방문한 후에 발생하게 되는 과정을 묘사하는 정확한 단어가 아니지만, 내 생각에는 재활(rehabilitation)이라는 단어보다 훨씬 더 좋은 단어다. 사전적으로는(Thompson, 1995) '재활'은 "특히 수용(收容)이나 질환 후에 훈련에 의해 유효한 사람으로 또는 정상적 생활로 회복되는 것"으로 정의되고 있다. 정신적 장해(impairment)을 가지고 있는 대부분의 사람들은 발병 전에 '정상적 생활'을 가져본 적이 없었다. 정신질환을 가진 사람의 일부에서는 그들을 돕는 엄청난 노력에도 불구하고, 그들의 유효성을 결코 회복하지 못할 것이고 종종 질환 후에 정상적인 생활을 하는 데 실패할 것이다. 이러한 두 가지 경우 질환이나 장해를 지속적으로 가지고 살아 왔던 사람들을 지지하기 위한 서비스들의 목표는 장해에도 불구하고 그 사람이 삶을 창조하고 유효한 사람이 될 수 있는 상황을 발견하거나 개발하도록 하는 것이 될 것이다. 질환의 한 번의 삽화 후에 한 사람을 취업시키는 것이 충분한 재활에 꼭 필수적인 것은 아니다; 실제로는 재활보다는 기능손실과 핸디캡을 예방하는 것에 더 가까울 것이다.

그러나 문제는 단어에만 있는 것이 아니다. 오늘날 세계에는 정신장애로 고통 받고 있는 사람이 약 5억 명이 있다. 최소한 그들의 4분의 1은 신경·정신장애의 가장 심한 형태를 가지고 있으며, 그들 중 상당수는 그들에게 현재 이용 가능한 최상의 치료가 주어진다 해도 질병으로 인해 장해가 있거나 있게 된다. 이러한 집단에 최소한 1억 5,000만 명의 사람들이 있음을 측정할 수 있다.

인적 자원과 물적 자원의 불공평한 분포(그리고 이러한 불공평이 시정되는 느린 속도) 때문에 치료가 필요한 대부분의 사람들이 가까운 미래에는 그 치료를 받지 못할 것이 확실하다. 많은 신경·정신장애들에 대한 일차 예방은 이미 가능하지만 종종 실행되지 않고 있다.

상황을 더욱 악화시키는 것은 신경 · 정신장애들의 유병률이 해가 거듭할수록 증가할 수 있는 모든 가능성이 있다는 것이다. 이러한 예견에는 다양한 이유들이 있다. 어떤 것은 인구통계학적인 것이다. 공공보건 프로그램의 성공은 아동 사망률을 감소시켜 왔고 그래서 청소년, 성인 그리고 노인 인구의 증가를 일으켰는데, 그들 모두는 특징적인 정신장애에 위험성이 높은 연령대다. 현재 개발도상국 대부분의 대략 절반의 인구는 15세 이하다. 비록 이러한 장애들의 발생률이 동일하게 유지된다 하더라도 그들이 성인기에 접어들 때, 성인들에게 흔한 정신분열병, 정동 장애, 그리고 기타 질환을 가진 사람들의 수적 증가는 특히 가난한 나라에서는 아주 엄청난 규모일 것이다. 의학의 또 다른 성공은 신경 · 정신장애의 부담 증가에 대한 잠재적인 기여를 한다. 예를 들어 뇌손상이나 종양을 가진 사람들의 삶을 구제하는 신경외과의사들의 성공은 이들을 종종 정신기능과 운동신경 기능에 영구적인 손상을 가진 생존자로 계속 남기는 것이다. 신경 · 정신장애들의 유병률 증가에 대한 또 다른 이유는 뇌에 영향을 미치는 의사의 부주의로 인한 손상(iatrogenic damage), (AIDS와 같은) 새로운 질병들의 출현 그리고 가난하고 과로하며, 신체적인 질환이 있는 사람들에게 영향을 미치는 수많은 위험 인자들의 동시적인 작용에 노출되는 사람들의 수적 증가다.

세상은 정신질환이나 이로 인한 장해를 가진 사람들이 생존하기에 쉬운 장소가 되어가지는 않을 것이다. 노동의 커져가는 복잡성 때문에 처음으로 취업하거나 취업을 장기간 유지하기 위해서는 장기적 시간 없이는 얻을 수 없는 충분한 경험을 갖추었다는 졸업장과 증명서를 제시하는 것이 필요하다. 개인에 대한 요구의 증가는 기능손실의 새로운 사례들을 만들어 낸다. 예를 들어 어떤 아프리카 국가들에 갑자기 의무교육이 소개되는 것이 문제를 만들어 내는데 왜냐하면 그들의 마을에서 그때까지 비교적 잘 적응하며 살아오던—비록 가끔 괴롭힘을 받았을지라도—아동들이 학교 프로그램을 따르지 못함으로써 그들이 어떤 정신 장해를 가지고 있다는 사실이 명료해지고 정신지체라는 딱지가 붙었기 때문이다. 그 질병 때문에 수년 동안 직장과 본고장에서 떠났던 사람들은 귀향 시 더욱 흔히 현실에서 뿌리 뽑히게 된다. 「립 반 윙클(Rip van Winkle)」 [역자 주: 미국의 작가 W. 어빙의 단편집 『스케치북』(1819~1820)에 들어 있는 단편소설. 미국 뉴욕주 허드슨강 근처 마을에 살고 있는 게으름뱅이며 공처가인 립은 산에 사냥을 갔다가 이상한 모습의 낯선 사람들을 만나 그들의 술을 훔쳐 마시고 취하여 잠들었다. 깨어나 마을로 돌아와 보니 아는 사람이 전혀 없다. 그는 20년간이나 잠들어 있었던 것이다. 단골로 다니던 마을 술집에는 보지 못하던 국기가 걸렸고 간판에는 조지 국왕 대신에 조지 워싱턴이라고 하는 낯선 초상(肖像)이 붙어 있다. 독립전쟁이라는 대사건을 겪은 현재의 미국에 과거의 세계에서 돌아온 립의 당혹감은 심각하였다.]처럼 그들은 근본적으로 변하여 그들이 더 이상 분간할 수 없는 환경으로 돌아간다. 설상가상으로 그들이 가졌던, 그리고 10년 전 지역사회에서 적극적으로 공헌하며 한 구성원으로서 살 수 있도록 도와주었던 전문 기술들 또는 사회 기술들은 수년에 걸쳐 쓸모없게 되어 버렸다.

동시에 정신질환으로 기능 손실이 있는 사람들에게 케어와 양질의 삶을 제공하던 지역사회의 능력은 감소되어 가고 있다. 가족들은 더욱 핵가족화되어 가고 가족구성원을 돌보는 부담을 떠맡기를 더욱 꺼리고 있다. 건강하지 않고 허약하며, 너무 어리거나 너무 늙어서 의존적인 사람들의 대부분을 돌보아 오던 여성의 사회적 지위에 대한 엄청난 변화는 이런 점에서 특히 중요하다. 여성들이 가족을 떠나 타인에 의해 고용된 노동력으로 투입되는 것은 기능손실이 있는 그들의 가족 구성원들이 돌봄 없이 남겨지게 한다.

여성에 의해 수행되어 왔던 가족의 다른 기능 또한 영향을 받았다. 가족 내에서 이루어져 왔던 아동에게 문화적 전통과 가치 체계를 전달하는 일이 중단되었다. 어떤 나라에서는 아이들을 돌보는 일이 고용인에게 위탁된다: 그렇게 고용된 가정부들은 다른 문화를 가진 나라로부터 오기도 하고 또는 도시 가족인 경우에는 다른 생활을 하는 마을로부터 오기도 한다. 이런 점에 있어서 학교가 가족의 역할을 떠맡게 될 것이라는 희망이 있었을지도 모른다: 교육 분야에서 자원의 지속적인 고갈, 교사들의 낮은 급여 그리고 그들 사이에 퍼져 있는 정서적 소진은 그런 희망을 죽인 거나 마찬가지다. 청소년들은 같은 사회 안에서 사는 타인들의 가치 척도에 융화되지 않은 채 공동체 생활 속으로 들어간다. 많은 경우 그들이 내재화해 왔던 유일한 공통의 가치 체계는 주로 텔레비전과 최근의 인터넷 연결과 같은 대중 매체에 의해 전달된다. 지역사회 내 장애자를 돌보는 데 적극적으로 기여하기 위한 그들의 준비는 종종 미약하고, 어떤 기적 같은 과정에 의해 정부나 다른 권력들이 궁핍한 자들을 도울 것이라는 기대는 텔레비전에서 보듯 장해를 가지고 있는 사람들을 도우려고 제시된 활동들에 대한 그들의 참여를 더욱 약화시킨다. 더군다나 청소년들은 이러저러한 면에서 권위들에 대해 실망하게 되고 삶에서의 자신의 위치와 활동의 바람직한 과정에 대하여 불확실해하게 된다. 이러한 것은 그들이 정신보건에 대해 이미 과도한 부담을 받고 있는 보건의료, 사회 그리고 교육 서비스로부터 부과적인 주의와 관리를 필요로 할 위험성을 증가시킨다.

지역사회와 개인의 경제적 생산성이 강조되는 최근 경향은 어느 쪽에도 도움이 안 된다. 정신질환을 가진 사람들은 종종 직업 없이 지낸다. 비록 일자리를 발견했을 때에도 그들은 질환을 가지고 있지 않은 동료보다도 생산적이지 못할 것이다. 정신질환의 치료는 비용이 들고 게다가 회복 후에도 의지해야 하는 지원 서비스가 필요하다. 그들이 직장에서 낮은 생산성을 보이는 것이 종종 자신의 가족과 지역 사회의 다른 구성원들을 위하는 중요한 행위로서 사회집단들의 사회적 자산 형성에 지속적으로 기여하는 주요 수단이라는 사실은 망각되거나 별로 중요하게 여겨지지 않는다. 한 개인(또는 한 지역사회)의 유용성에 대한 주요 기준으로 경제적 생산성을 사용하는 것과 사회집단들의 사회적 자산을 증가시켜야 하는 필요성에 대해 관심을 줄이는 것은 정신보건에 부정적인 영향을 미치고 불행하게도 그렇게 지속될 것이다.

정신질환을 가진 사람들을 재활시키기 위해 개발되었던 프로그램들은 근본적으로 다른 방법으로 재고되어야 하고 아마 다시 고쳐져야 한다는 것은 명백하다. 이것은 모든 관계자들—보건의료와 사회 서비스들에 관련된 사람들뿐만 아니라 정신질환을 가진 사람들, 그 가족들, 보건 산업 그리고 전반적인 발전 프로그램에 책임을 가지고 있는 사람들—과의 협연으로 이루어져야 한다. 이러한 패러다임의 전환이 필요하며 그것을 연기하는 어떤 것도 우리 사회의 윤리적 입장과 사회적 생산성을 감소시킬 것이다.

이런 전환을 주재할 어떤 원칙들은 알려져 있고, 다른 원칙들은 이제 출현하고 있다. 그것들은 정신질환을 가진 사람들의 재활과 관련이 있지만 또한 하나의 학문 분야로서 정신의학이 재활되는 것과도 관련 있다. 그것들은 재활 서비스에 대한 투자가 성장하기 시작한 나라와 특별히 관련 있다: 그러나 또한 그런 서비스에 대한 투자가 이미 잘되어 있는 나라와 정신질환을 가진 사람들과 그 가족들이 정신질환과 그 결과들을 극복하도록 돕는 데 전혀 투자가 없을 것으로 예견되어 온 나라에 있어서도 중요하다.

첫째, 재활의 목적은 정신질환을 가진 사람들과 그들 직계 가족의 삶의 질을 향상시키는 것이 되어야 한다. 취업과 지역사회로의 통합은 이런 관점에서 중요하다: 그러나 이것들도 (재활에 중심이 되는 것으로 정의되기 전까지는 다른 기타 목표들처럼) 부수적인 것으로 간주되어야 하고 그것들이 가장 관련성이 큰 개인들에 의해 전반적인 삶의 질에 기여한다고 인지될 때 목표들에 포함되어야 한다.

세계 대부분의 나라들에서 취업의 개념에는 실재적인 의미가 없다. 농업 지역사회들에서 가족이나 씨족의 구성원들은 그들의 땅에서 일하지만 임금도 없고 기업 활동도 없고 계약도 없고 사고에 대한 보험이나 노년을 위한 연금도 없다. 그들이 아플 때에는 가족 구성체 안에서 보호처가 제공되고 오랫동안 식사가 공급되는데, 그들이 너무나 공격적이거나 방해가 심하지 않을 때까지 제공된다. 그들의 행동이나 가족의 일에 불참하는 사실에 대한 비난은 비교적 적다. 다른 한편 높은 수준의 기술 발달을 이룬 나라들에서 모든 사람을 고용되는 것이 필요하지도 가능하지도 않다는 것이 확실해지고 있다. 어떤 경우 직업 구하기가 그들 스스로와 가족들의 생존을 위한 요구에 의해서 추진되지 않는다. 직업을 구하는 이유는 차라리 사람들을 만나거나 사치품을 구입하기 위해서나 좀 더 독립하기 위해서 얼마의 돈을 벌려는 소원에 의해 야기된다. 파트 타임제나 임시직을 선택하려는 사람들의 수가 많은 나라에서 늘어나고 있다. 그러면 우리는 왜 정규직 취업이 재활의 목적이며 성공의 주된 증거라고 주장해야 하는가?

직장을 구하고 취업하는 것이 아직도 사람의 가치를 확증하는 것으로 간주되기 때문이다. 비록 실직 수당보다 더 적게 돈을 벌고 또한 어쩌면 집안의 잡일을 하느라 사람을 고용해서 부가적인 재정 손실이 발생할지라도 사람들은 취업하려고 노력한다. 사회적 생산, 타인에 대한 원조, 아동 양육, 창조적 또는 예술적 생산—그것이 단지 재미를 추구하고 작은 모임에서만 향유된다고 할지라도—그리고 기타 많은 활동들은 인간의 사회를 동물의 무리들과 구별을 해 주는 것이지만 전통적인 구조화된 직업보다도 관심과 보상이 덜 주어지고 있다. 2년 전 캐나다의 국가 여성 단체에서 모유 수유가 중요한 식량 생산 산업이며 모유를 수유하는 여성이 캐나다 노동력의 한 부분으로 간주되어야 한다는 것을 정부에게 인식시키기 위해 무급(無給) 노동(unpaid work)에 대한 소책자를 배포하였다(Bellevance, 1999). 또한 그

단체는 가정에서 병자와 노인을 돌보는 것이 무급 노동임을 증명하였고 이러한 노동에 대한 보상과 재인식에 대해 수많은 합리적인 요청을 하였다. 수년 전에 캐나다 통계청은 무급 노동의 가치가 전체 국민 소득의 40% 정도라고 추정하였다. 1996년 이래로 무급 노동 관련 항목들이 캐나다 국립통계청 조사에 포함되었다. 이것은 올바른 방향을 가진 하나의 운동인데, 그것을 들은 대부분의 사람들은 그것에 관심을 거의 주지 않거나 비웃으며 토론했다.

그런데도 무급 노동을 기타 다른 취업으로서 재인식하는 원칙의 수용과 최소한 보험의 항목으로 환산하여 무급 노동에 대해 지불하는 것, 발전과 존중을 인식하는 것은 비슷한 불이익으로 고통을 받고 있는 정신질환을 가진 사람들과 기타 많은 사람들의 재활에 매우 중요하다. 현재 무급 노동의 유용한 활동에 대해 무시하고 평가절하 하는 태도를 변화시키는 것은 단지 보호자들이 장애인들을 위해 일하는 것이 노동이라는 것을 인식하는 것만은 아니다: 장해를 가지고 있는 사람들이 사회를 유지하고 사회적 자산을 증진시키는 데 기여한다는 것을 인식하는 것이 가능하도록 할 것이다.

노동과 관련된 태도와 점진적인 법적 조치의 변화는 또한 여가에 대한 태도와 관련있다. 일반적으로 학교, 대중매체와 대중은 여가와 노동을 서로 호환 가능한 시간 사용방식으로 보기보다는 두 가지 상반된 상태로 생각한다. 아동기로부터 모든 사람들은 배운다. 여가는 즐거움이고, 그것은 일한 대가로만 얻어져야 한다; 반면에 노동은 힘들며, 그렇기 때문에 좀 더 쉽고 짧으며 덜 부담스러워야 한다. 시간을 보내는 여러 방법과 여가와 노동 시간을 조화시키는 방법에 대한 체계화된 교육이 거의 없다. 집에 꽃을 진열하는 방법에 대한 수많은 책들이 있지만 이것을 어떻게 일터에서 구현해야 하는지에 대해 말하는 책은 거의 없다. 어떻게 일해야 하는가에 대한 교육은 영광스럽게 생각되지만 여가에 대한 교육은 거의 죄악시된다. 학교는 학생들이 깨어 있는 대부분의 시간을 보내는 것을 돕지 못하며 그들이 일을 더욱 좋아할 수 있도록 배우고 일을 찾고 그것이 긴장을 푸는 것임을 이해하도록 돕지 못한다. 학교 밖에서의 시간을 개인적으로 사회적으로 보답하는 방식으로 계획하여 보내는 학생들을 위한 상은 없다. 그래서 일을 찾을 수 없고 직장을 그만둘 때, 예를 들어 질환 때문에 그들에게는 자기 확신을 위한 어떤 기회도 제공되지 않을 뿐만 아니라 지속되는 질환의 경과 중에 종종 상실되는 자기 존중을 얻을 기회조차 제공하지 않는 비조직화, 비구조화된 시간의 심연 앞에 갑자기 서 있게 된다.

질환 후 케어의 과정에서 중요한 두 번째 원칙은 장해와 기능손실을 가진 사람들의(of people) 재활을 정신질환과 그 결과로 기능손실과 핸디캡을 가지고 있는 사람들에 의한(by people), 사람들과 함께(with the people)하는 재활(또는 능력부여)로 대체하는 것이다. 만약 삶의 질이 의료와 재활 서비스의 성공 여부를 판단하는 중심 기준이 된다면 결국 사례회의 시간에 간단한 기록이 되고 마는 하나의 흥미로운 관찰보다는 그들의 삶이 변화되어야 한다는 생각이 재활 과정의 모든 면—계획과 실행에서부터 평가까지—에서 결정인자가 되어야 한다. 환자와 보호자의 의견이 진지하게 고려되도록 보장하는 것은 쉽지 않다. 그것은 보건의료 요원과 서비스 사용자의 태도와 기대의 변화를 요구한다. 그것은 또한 의사 결정으로 이끄는 토론에 대한 주의 깊은 준비와 환자, 가족, 보건의료 및 사회 서비스 요원들의 은어(隱語)를 배우는 고통스러운 과정을 요구한다. 재활과정 내에서 이러한 참여자들 각자는 자신이 속한 그룹 내의 다른 사람들에 의해서는 잘 이해되지만 다른 그룹의 사람들에게는 대부분 그렇지 못한 자신만의 방식으로 이야기한다. 만약 모든 참여자들이 다른 참여자 전부에게도 통하는 언어로 이야기하기를 결심하고 노력하지 않는다면 대부분의 결정은 오해에 의한 합의에 기초하게 될 것이고, 그 수행은 불안, 의심과 편견을 만들어 낼 것이다.

모두가 하나의 언어로 이야기하고 최소한 어느 정도 다른 사람을 신뢰할 때 배움의 과정은 은어를 배우는 것에서부터 행정가, 요원, 환자와 가족의 진정한 힘의 한계와 가능성에 대해 배우는 것이다. 결국 이것은 기능을 향상시키기 위한 협연된 활동을 이끌 것이고, 다른 면에서는 서비스가 모두에게 더욱 유용하고 보답되도록 할 것이다.

현실에서는 불행하게도 함께 일하기 위한 배움의 과정이 종종 회피된다. 환자와 가족 조직의 대표들은 종종 전체 환자 인구집단보다는 자기 자신을 대표하거나 겨우 하나의 작은 동료 그룹을 대표할 뿐이다. 많은 환자와 가족 조직들의 회원 수는 십이나 백 단위에 불과하지만 관계된 사람들의 전체 수는 수십만 명이다. 환자 그룹의 사무국 사무원들은 종종 잘 훈련되어 있고 정부가 귀기울이도록 취업을 요구하는 언어에 조예가 깊다. 비록 그들 조직의 구성원들이 당국자에게 덜 수용되는 다른 기대를 가진다고 할지라도 그들은 이런 기회를 종종 성공적으로 사용한다. 이렇게 해서 정신질환으로 인해 장해가 있는 사람들을 위한 직업 창출을 요구하는 것은 훌륭한 일이다. 영화관 무료티켓을 제공하기 위한 자금을 요청하는 것은 비록 이러한 것들이 장해를 가진 사람들의 단조로운 생활(existence)이 밝아지게 하는 데 더 많은 일을 할지라도 훨씬 더 받아들이기 어렵다.

능력 부여 과정을 수행해야 하는 세 번째 원칙은 기능손실을 가진 사람들은 각자 다르고 그들의 요구도 다르며, 그래서 재활의 과정은 이렇게 다른 요구와 사람들을 다루는 것을 가능케 하는 방법으로 조직화되어야 한다는 것이다.

재통합과 재활은 반드시 사람들을 그들이 전에 가지고 있었던 지역사회와 직장으로 되돌아가게 하는 것을 목적으로 해서는 안 된다. 또한 그들이 예전에 있었던 미시환경에서 기대되었던 행동 표준을 목적으로 해서도 안

된다. 같은 질병으로 고통받는 사람들을 같은 재활의 길로 따라가게 하는 것을 목적으로 해서는 안 되며, 재활의 과정이 이미 관찰된 재활에 책임 있는 (또는 정신보건을 다루는 정부에서의) 하나의 도식에 들어맞을 것이라고 기대해서도 안 된다. 재활의 과정은 융통성이 있어야 하고 장해와 기능손실을 가지고 있는 사람들의 요구에 맞추는 조정을 허락해야 한다.[1]

이것은 또한 각자 행동의 차이로 인해 단지 한 사람만을 위해 환경에 대한 규칙과 재정리의 특별한 조정이 요구될지라도 요원들이 이를 잘 견뎌내야 한다는 것을 의미한다. 차이들에 대한 내성의 증진은 시민사회를 추구하는 다른 활동에도 유용할 것이다: 사람들을 능력 있게 하고 그들이 자기 자신의 삶으로 돌아가거나 다시 돌아갈 수 있도록 만드는 노력에 있어 이것은 필수적이다.

이런 원칙들이 재활 프로그램 내에서 통합되어야 한다는 네 번째 원칙은 자명해 보인다: 기능손실이 있는 사람들과 그들의 장해는 시간에 따라 변하고 그래서 그들을 돕는 프로그램들도 야단법석이나 주요한 법적 또는 기타의 중재 없이 이들의 변화에 맞추어 변화할 수 있는 능력을 포함해야 한다. 기대수명은 모든 사람들과 특별히 기능손실이 있는 사람들에 있어 증가하고 있다. 이것은 준비된 해답 없는 새로운 종류의 상황을 만들어 낸다. 기능손실을 가지고 있는 청소년들의 요구는 같은 기능손실을 가진 성인이나 노인의 요구와는 매우 다를 것이다. 점점 늙어 가는 기능손실을 가지고 있는 사람들의 요구는 성인기의 그들의 요구와 매우 다르다.

보건의료와 사회 서비스들은 겨우 이러한 변화들을 서서히 깨우치고 있다. 공공보건 지도자들은 아직도 정신질환을 가진 사람들을 위한 케어가

1) WHO-소개의 용어에 따르면 장해(障害, impairment)은 신체 조직이나 기능의 상해를, 기능손실(disability)은 개인적이고 사회적인 역할 수행의 실패를, 핸디캡(handicap)은 기능손실 때문에 받는 사회적 불이익들을 말한다.

지역사회 내에 그리고 지역사회에 의해서 존재해야 한다고 알리고 있다. 아주 흔히 이러한 충고는 세계 전역에서 일어나고 있는 사회적 변화 때문에 타당하지 않다. 가족의 구조 변화와 그 내에서의 역할의 변화에 덧붙여 당국자의 관심에서 어느 정도 벗어난 지역사회의 구조 변화가 있다. 지역사회 관리에 대한 이론이 정교하게 되었을 때, 지역사회(community)라는 용어는 같은 지리적인 영역에 살면서, 서로 알고 매일 다른 사람들을 도울 수 있도록 준비되어 있는 사람들의 집단을 지칭하게 되었다. 도시의 환경은—도시에 2025년까지 인류의 4/5가 있게 될 것이다—그렇게 많은 지역사회들을 가지고 있지 않다. 잠시 동안 지역사회들은 새로이 도시로 들어오는 이주자들을 집결시키는 슬럼가에 있게 되고 때로는 시내의 전통적 중심지에 있게 된다: 나머지 인구들은 행정적으로 명명된 지역에서 살게 되는데, 그곳에 사는 사람들은 도시의 근접성에도 불구하고 다른 사람과의 공통성을 거의 가지고 있지 않다. 도시 거주자들의 상호 원조적 연결은 종종 아파트 단지와 집단 주택가의 밖에서 일어난다. 때때로 같은 도시의 다른 곳에서, 때로는 그들의 사무실이나 공장에서, 때로는 인터넷상에서 일어난다. 서비스의 공급은 더 이상 지리적으로 명명된 지역사회에 기초될 수 없다: '지역사회' 를 명명하는 다른 방법들이, 예를 들어 상호신뢰와 상호원조의 수준에 의한 방법 등이 시험적으로 실시되어야 한다. 정신질환을 가진 사람들의 재활을 위해서 지역사회 구조의 이러한 변화는 특별히 중요한 역할을 하고, 급진적 개혁을 요구하는 지역사회 내의 장해를 가진 사람들을 위한 장기적 케어가 예전부터 지지되어 온 사실을 위정자들이 알게 하는 것이 시급하다.

이러한 원칙들의 수용과 서비스 구조와 역할의 결과적인 변화는 재활에 관련된 사람들을 일반적으로 사회-경제적인 발달의 영역에서 활동하고 있는 다른 사람들에게 매우 가깝게 데려다 줄 것이다. 오늘날 도전은 재활되고 있는 사람들과 재활과정에서 활동하고 있는 사람들의 역할과 위치에 이러한 변화가 필요하며, 이것이 그들이 하고 있는 것을—위치, 시기와 파트너십에서—수정하며, 그들의 유용성과 중요성이 증가하리라는 것을 분명하게 하는 것이다.

참고문헌

Thompson, D. (1995). *The Concise Oxford Dictionary of Current English*. 9th edn. Oxford: Clarendon Press.

Bellavance J-D. (1999). Breast-feeding should be included in GNP. *National Post*, *15* June, p. 1.

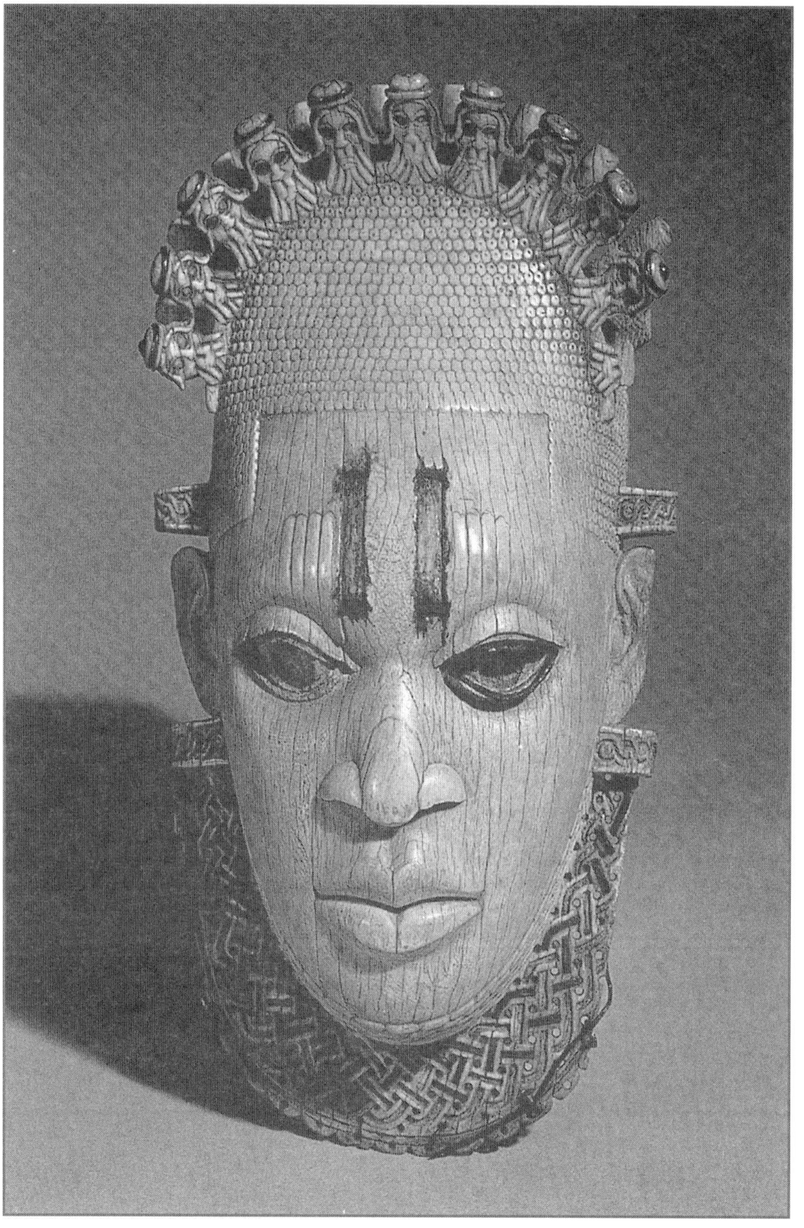

Oba Esigie의 어머니인 Idia를 상징하는 허리 장식물로 전통의식절차에서 사용됨 (16C, 상아 재질).

The British Museum, London, and Bridgeman Art Gallery, London의 양해를 구함.

Chapter

19 개발도상국에서의 정신의학

개발도상국들은 문화적, 종교적 전통과 그 국가의 크기와 경제력, 지정학적 위치와 역사에 있어 엄청나게 다르다. 그들은 또한 유사점들도 가지고 있는데 정신보건 프로그램들이 국가 발전 의제에 있어 낮은 우선순위를 가지고 있다는 점도 그중 하나다. 그 이유 중 일부는 정신질환에서 고통받고 있는 사람들이 그들의 가족과 공동체에서 받고 있는 지지에 의해 정신보건 문제의 중대함과 심각성이 가려졌기 때문이다; 또한 비산업화된 국가들에 있는 사람들은 다른 많은 문제와 동시에 직면하고 있어 정신건강과 정신질환의 문제를 무시하기 때문이기도 하다.

최근의 사회경제적 구조의 변화, 핵가족화, 인구의 증가, 많은 건강 문제의 해결과 효과적인 치료의 이용가능성은 정신보건 문제의 중대함과 심각성을 전면에 대두시켰다. 그래서 전반적인 사회경제적 발전을 둔화시킬 수 있는 정신보건의 문제를 다루는 올바른 정책을 생각하는 것이 필수불가결한 것이 되어 가고 있다.

서 론

한 국가를 개발도상국(developing country)이라고 지칭할 것인가 여부의 결정은 많은 기준들에 의거한다. 이들 기준 중 몇 가지는 명확해 보인다: 일반적으로 이러한 국가들은 낮은 일인당 국민 소득, 커뮤니케이션 시스템의 결핍(이것은 사람, 상품 및 정보의 효율적인 유통을 방해한다), 불필요한 인명의 손실(예, 영아 사망률의 결과 수치)과 높은 질병 이환율을 보여 주는 보건 지표, 그리고 전반적으로 낮은 국민의 교육 수준을 가지고 있다. 이러한 국가들이 앞의 모든 문제들과 많은 유사한 종류의 징후들을 보일 때 개발 선상에서 정체되고 있다는 사실에 쉽게 동의할 수 있다. 또한 만약 이러한 대부분의 지표가 그 국가가 매우 어려운 상황에 처해 있다는 것을 보여 준다면 이들 국가들은 최저 개발국의 범주에 속한다고 쉽게 결정할 수 있으며 현재 약 40개국이 여기에 속한다. 하지만 이들 국가들의 인구는 비교적 적고 전 세계나 개발도상국의 전체인구에서 별로 크지 않은 부분을 차지하고 있다. 유럽, 미국, 캐나다, 오스트레일리아, 뉴질랜드, 일본을 제외한 나머지 국가들은 한 범주로 쉽게 분류할 수 없으며, 유엔에서는 최근 이러한 국가들을 두 개의 범주(급성장 개발도상국과 개발도상국)로 분류하자고 제안하였고, 동유럽에 위치한 국가들은 별도의 그룹으로 분류하였다. 왜냐하면 이들 국가들은 다른 유럽 국가들과 구별되는 특징들을 가지고 있었기 때문이다.

그러나 이렇게 세계를 개발도상국과 선진국으로 나누는 보기에 손쉬운 구분은 정밀한 조사에 의해 제시된 것이 아니었다. 첫째, 소위 선진국(developed country)이라고 불리는 많은 국가들에 있어서 개발도상국에 속하는 국가들과 모든 면에서 유사한 부분(또는 인구 집단)이 있다. 둘째, 대부분의 개발도상국에서 이제는 선진국의 평균과 비교해도 손색이 없는 높은 생활수준을 성취한 부분(또는 인구 집단)이 있다. 셋째, 몇몇 개발도상국들에서는 일인당 국민소득 같은 기준에서는 몇몇 선진국에 근접해 있거나 낫지만 다른 측면, 예를 들면 보건 기준에서는 아직도 정체되어 있다. 넷째, 국가들은 계속해서 변화하고 있으며, 오늘날 소위 선진국이라고 불리는 국가가 내일은 모든 측면에서 개발도상국에 가까워질 수도 있고 그 반대의 경우도 생길 수 있다. 다섯째, 경제 발전이 인간 존재에 있어서 필수불가결한 최종 목적일 수 없고 세계가 비경제적인 기준들, 예를 들면 관용, 비폭력성 그리고 인간 상호의존 등의 용어로 분류된다면 선진국과 개발도상국으로 분류된 국가들을 재분류해야 할 필요성이 생기게 된다.

이런 모든 관점에서 세계를 몇 개의 경직되게 제한된 범주로 나누는 것을 피하고, 각 국가들을 확연히 독특하게 만드는 고유의 문화적, 경제적, 지적 그리고 정서적 전통과 특징으로 인식하여 (비록 한 개 국가만 속하더라도) 좀 더 적은 국가들의 그룹들로 고려하는 것이 더 현명해 보인다. 비록 시간과 기술하기 위한 책의 공간이 좀 더 필요할지라도 각 국가들을 다수의 적절한 기준으로 묘사하거나 또는 그룹화가 필요할지라도 같은 그룹에 속하는 국가 사이에는 많은 차이가 있으며, 세계 속의 대부분 국가에 이미 발전된 지역과 개발도상에 있는 지역, 근대적인 부분과 전통적인 부분, 고귀한 요소들과 비열한 요소들이 모자이크처럼 혼재한다는 사실을 마음속에 새겨 두는 것이 필요하며 좀 더 바람직하다. 그리고 이러한 것들이 지금 얼마나 있든지 간에 시간에 따라 각 국가마다 다양해질 것이다.

의학과 과학은 위의 상황을 그대로 보여 준다. 가장 가난한 국가에서조차도 괄목할 만한 수준의 학술 연구와 서비스를 위한 기관들(예, 멕시코에 있는 정신의학 연구소)이 있다; 반면에 선진국에서도 의료 서비스가 취약한 지역(예, 슬럼이나 벽촌)이 있다: 관찰될 수 있는 이러한 현실에 대하여 가용할 수 있는 충분한 돈은 있으나 책임질 수 있는 정부 자원이 부족한 사실에 의해 악화되는 상황만을 탓할 수는 없다.

개발도상국들의 정신보건 프로그램에 대한 포괄적인 묘사를 단행본 책의 한 장(章)에서 할 수 있다는 기대가 어째서 환상인가를 설명하는 이유 중에 하나는 각 국가들 간의 그리고 국가 내부의 차이다. 훌륭한 서술적 묘사를 만들어 낼 수 있는 기회를 줄이는 두 가지 이유는 많은 개발도상국들에서의 정신보건 상황에 대해 잘 조사된 연구들에 의한 데이터의 부족과 이들 대부분에서 진행되는 급격한 사회문화적, 경제적 그리고 다른 변화들이다.

문제들

개발도상국에서의 정신의학은 다음의 네 가지 문제에 둘러싸여 있다:

1 개인과 사회가 정신건강에 부여하는 낮은 가치
2 신경 정신과적 문제의 높은 이환율
3 다양한 보건 및 개발 프로그램의 정신사회적 측면의 경시
4 만성적인 자원 부족

정신건강에 부여된 낮은 가치

개인들과 사회들이 정신건강과 정상적으로 작용하는 마음에 부여하는 가치는 정신보건 프로그램의 발전에 있어서 결정적인 중요성을 가진다. 정신건강이 가치 서열에서 낮은 위치를 점유하고 있다면 정신보건 프로그램을 시작하거나 유지하는 것이 불가능하지는 않다고 하더라도 매우 어렵다. 정신건강에 대한 낮은 가치부여는 일반 보건 프로그램 내에서 정신보건 활동들을 제공하는 데 낮은 우선권을 준다거나 정신과에 최고수준의 학생들

을 유치하는 것이 어렵다거나 정신보건 활동들이나 캠페인에 대한 대중들의 참여가 미약하다거나, 정신보건 프로그램들을 강화하는 기회에 대해 지속적으로 경시하는 것으로 반영된다. 개인적인 수준에서의 정신건강에 대한 경시는 아무 거리낌 없이 마약을 투여함으로써 자신의 정신건강이나 온전한 정신을 위험에 빠뜨린다거나 아동의 정신건강을 보호하거나 강화할 수 있는 방법을 무시하는 등 다양한 방식으로 드러난다. 대부분의 개발도상국들에서 정신건강은 아무런 가치가 없는 존재처럼 보이지는 않는다. 하지만 정신건강은 다른 많은 업무나 물질적인 풍요에서부터 성적 매력에 이르는 성취들에 비해 덜 중요한 것처럼 여겨진다. 이러한 측면에서 국가들은 획일적이지 않다. 어쨌든 비록 인구집단별로 정신건강에 대한 평가는 다양할지라도 정신건강이나 정신적인 삶을 그들의 최고 우선순위에 두는 집단은 드물다.

거기에는 정신건강과 정신질환에 대한 정의의 모호성을 포함해서 많은 이유들이 있을 것이다. 비록 정신건강이 기껏해야 건강의 한 요소(다른 신체 기관과 마찬가지로 신체 건강에 있어 비독립적 요소)가 될 수 있다고 하더라도 이 용어는 기분 좋은 상태나 정신질환이 없는 상태, 정상적인 정신 활동, 마음의 평정, 대처 능력 그리고 영적인 균형상태를 묘사하는 데 사용된다. 이러한 개념의 모호성은 정신건강을 보건 서비스 프로그램들의 목표로 삼는 것에 대한 지지를 결집시키는 것을 어렵게 만들고 막연한 정신건강의 증진을 돕기 위한 교육 프로그램을 만드는 일을 혼란스럽게 한다. 그리고 이것은 역으로 정신건강을 가치체계의 아래 단계로 굴러 떨어지게 만든다. 정신건강 개념의 느슨한 경계는 다양한 훈련들을 허용한다. 신학에서부터 마케팅 과학까지 그리고 다양한 조직들에서 자신의 목적들에 맞추기 위해 정신건강의 정의들을 만들어 내고 발전시켰다. 인구 집단들에서는 일반적으로 이러한 정의들 중에서 어느 하나를 받아들인다(또는 또 다른 그들 자신의 정의를 창조한다). 그리고 이것은 보건 서비스가 정신건강에 대해 무엇인가를 하도록 압력을 가하는 것을 줄이거나 제거시킨다.

정신건강이 가치체계에서 낮은 위치를 점하는 또 다른 이유는 정신질환의 한계들에 대한 불명확성이다. 선진국들에서는 정신질환과 자극, 빙의 상태, 게으름, 성격적 변이, 예술적 창조성, 관념적 독창성 그리고 수많은 다른 형태들의 행동들의 경계가 더 분명하다. 이는 의학 전문가들의 노력과 (건강보험이 치료를 위해 비용을 제공하지 않는) 비의료적인 상황과 비용을 제공하는 의료적인 상황을 구별하기 위한 정의를 만드는 것에 대한 보험체계들의 압력 때문이다.

개발도상국들에서는 이러한 두 가지 유형의 압력이 없다. 정신건강 관련 종사자가 부족하며, 종종 다른 국가들에서의 경험에 기초하여 만들어진 질환의 카테고리에 집착하는 경향을 보인다. 만약에 이러한 범주에 맞지 않는 경우에는 모호하고 일반적인 용어(정신병적 상태, psychotic state)가 사용된다. 보험체계는 단지 극히 일부의 인구집단에 대해서만 보장해 줄 것이며, 정확한 정의에 대해서 좀 더 비중을 두려하지 않거나 무관심할 것이다.

정신분열병 같은 심각한 정신장애의 발생율의 유사성에 대해서는 각기 다른 국가들에서도 현재 전혀 의심할 바가 없는 반면에 각기 다른 사회 · 문화적 상황에서 다른 발생률과 유병률을 보이는 다른 정신장애들이 있다. 이들 장애의 대부분은 국제질병분류(International Classificatiion of Disease, ICD)와 같은 정신장애의 주유 분류의 카테고리에 속할 수 있다. 하지만 몇몇 장애들은 그러하지 못하다. 어쨌든 이러한 장애들로 고통받는 사람들은 민속적 치유자나 현대식 의사 모두에게서 도움을 구한다. 이러한 발생률의 차이와 소위 문화 특이적 장애들(culture-specific disorders)은 정신의학이 초점이 모호한 의학의 한 분야며, 치료되기 기대되는 질병들이 진짜 병이 아니며(문화 특이적 형태의 심혈관질환은 없으며 이러한 '진짜' 비전염성 질병들은 어디에서나 똑같은 방법의 치료에 반응한다고 생각된다), 정신의학의 임상의들은 진짜 의사라기보다는 영적인 조언자(또는 민속적 치유자)에 더 가깝다는 관념이 생겨나게 했고, 이런 배경이 정신질환의 이미지를 형성하는 데 기여했다.

문제들을 묘사하는 문화 특이적인 방법들과 자신의 고유 용어와 설명을 만들어 내는 영향력 있는 민속적 의료 종사자들이 많은 것은 정신장애의 경계와 개념을 더욱 모호하게 한다: 이것은 좋기도 하고 나쁘기도 하다. 좋은 이유는 많은 경우에 이러한 경계의 모호성은 정신질환이기 때문에 있을 수 있는 거부와 편견의 가능성을 줄이기 때문이다. 그러나 나쁜 이유는 치료될 수 있는 정신질환을 가진 이들이 환자 자신이나 가족이 치료비를 낼 수 있는 충분한 여유가 있음에도 불구하고 수준 높은 의료 서비스로부터 도움을 구하러 오지 않는다는 점이다.

일부 열악한 지역에서 사람들이 고통받고 있는 일부 질병들을 만약 정부가 양질의 보건 서비스를 제공하거나 건강 서비스를 이용할 수 있는 돈을 제공해 줄 경우에는 치료를 받을 수 있는 질병이 아닌 피할 수 없는 인간의 조건으로 계속해서 여기도록 하는 것이 더 나을 것이라는 주장에 대해서는 논란의 여지가 있다. 이러한 종류의 논리는 철저히 비윤리적 상황에 위험스럽게 근접하는 한계를 가지고 있다. 왜냐하면 사람들을 무지하게 만드는 것이 반란의 가능성을 줄이거나 이에 뒤따르는 기존의 사회 경제적 질서의 변화를 지연시키는 것에 대한 동맹으로 간주되기 때문이다. 이러한 상황은 (국가의 보건 서비스를 고려하지 않고) 주민들의 적극적인 참여로 질병들의 발생이나 그것들이 가진 문제가 예방될 수 있을 때 특히 그러하다. 정신의학은 가난하거나 건강 서비스가 열악한 상황에서도 현장에서 많은 일들을 할 수 있는 탁월한 예(例)다; 하지만 이러한 일들이 그토록 거의 일어나지 않는다는 사실이 무엇보다도 비통하다.

아직까지 정신건강에 낮은 우선순위가 주어지는 또 다른 이유는 아마 그토록 오랜 세월 동안 정신장애들에 대한 효과적인 의학적 치료 수단이 없었다는 사실 때문일 것이다. 나머지 의학이 임상적으로 승리에 승리를 거듭하며 혁명적인 발전을 성취하거나 공언해 온 것에 비해 정신의학은 아직 수긍이 가는 좋은 결과를 만들어 내지 못하는 갖가지 치료 방법들을 사용하였다. 사용된 방법 중 일부는 정신 기능에 대한 제한된 지식을 바탕으로 논리적이었던 반면에 일부는 혁신적이었다. 또 다른 방법들은 아직까지 의학이라기보다는 민간 치유나 종교적인 의식들에 가까웠다. 정신의학이 확고한 과학적 기반 없이 효과적이지 못하다는 인상이 많은 국가에서 퍼져 있다(그러므로 단지 정신장애나 정신이상으로 사회적으로 받아들여질 수 없는 행동을 조절하는 것에 도움이 되는 경우를 제외하고는 어떠한 지원도 하지 않게 된다); 개발도상국의 세계에서 이러한 정신의학의 이미지는 효과적인 의학적 분야에 대한 지속적인 높은 요구와 의료 보장 시스템의 자원 공급원의 감소에 직면하면서 정신의학을 우선순위의 목록에서 계속해서 아래로 밀어 넣고 있다. 정신보건에 대한 지원의 부족은 정신보건 시설들을 와해시키고 정신의학 수련의 질이 저하되도록 촉진하며, 보건 전문 분야의 학생에게 좀 더 돈벌이가 되고 흥미로워 보이는 다른 의학 분야들의 매력을 증진시키게 한다.

개발도상국에서의 정신장애 빈도

비교적 최근까지 개발도상국의 정신장애의 빈도가 산업화된 국가보다 낮다는 견해가 정신과 의사들과 다른 의학 전문가들 사이에 유행했었다. 이러한 주장이 제안된 데에는 외관상 개발도상국이 삶에 있어 좀 더 여유가 있는 곳이며 고도로 산업화된 국가들에서 볼 수 있는 그러한 종류의 스트레스가 없다는 생각, 안정적이고 강력한 가족관계, 신선한 공기와 인공

첨가물이 없는 음식을 포함하는 많은 이유들이 있었다. 어떤 정신장애들은 생리학적 차이에 의해 그 차이가 설명되었다: 예를 들면 Carothers(1947, 1953)는 아프리카인은 우울증에 걸리지 않는다고 생각하였다. 이러한 몇몇 확신들은 편견과 지배적인 사회질서와 연관되어 있다: Prince(1967)는 아프리카 국가에서의 우울증의 빈도에 대한 문서들을 조사했다. 1960년대 초 이전에는 아프리카 이외의 지역의 사람들처럼 우울장애를 보이는 아프리카인 환자에 대해 언급하는 논문은 거의 없었다: 대부분의 문헌들이 그 반대에 대해 언급하였다. 몇 년이 지나—아프리카 국가들이 독립한 후—그 결과들은 바뀌었다: 아프리카인에서도 다른 지역의 세계시민들처럼 흔히 우울장애들이 보고되었다. Prince와 그의 동료들은 이와 같은 변화가 정치적 독립성을 얻기 전후에 있어 의사들이 환자들을 보는 방식(그리고 환자들이 자기 자신을 보는 방식)의 변화와 관련이 있을 수 있다고 느꼈다. 과거 식민지 관리들이나 시민들에게만 적용할 수 있었던 진단적 지표들이 이제 모든 이들에게 사용될 수 있게 되었던 것이다.

점차적으로 개발도상국과 선진국 사이의 정신장애의 발생률의 차이에 대한 신화는 그 힘을 잃기 시작했다. 시골이나 도시나 모든 문화적 상황에서 스트레스들이 존재하며 산업화의 정도와 상관없이 정신장애는 흔하다는 사실이 명확하게 되었으며 공인되었다(Leighton, et al., 1963; Sethi, et al., 1972). 세계보건기구(WHO)에 의해 조정된 연구들—정신분열병에 대한 국제적인 시험 연구(WHO, 1975b), 심각한 정신장애의 결정요인들에 대한 연구(Jablensky, et al., 1992), 여러 국가들에서의 우울증에 대한 연구(Sartorius et al., 1983)—모두가 보고될 때마다 존재하는 정신장애들의 빈도의 차이는 아마 실제 발생율의 차이라기보다는 방법론적인 이유에 기인한 것이라고 지적되고 있다.

정신장애의 발병률은 국가 사이에 차이를 찾아볼 수 없는 반면에 정신장애의 유병률에는 차이가 있다는 발견은 놀라운 일이 아니다. 그 차이는 개발도상국에서 정신질환이 있는 이들의 생존 확률의 저하나 다른 이유—예를 들면 몇몇 경우에서 정신질환의 예후가 선진국보다 개발도상국에서 나아 보인다는 보고가 있었다(WHO, 1979)—에 기인될 수 있다. 개발도상국들에서의 심각한 정신장애들에 대한 역학적 연구들 중 일부는 이들 장애의 유병률이 낮다고 보여 주었다(예, Cooper & Sartorius, 1996). 그러나 개발도상국에서의 연구 결과와 선진국에서의 연구 결과 사이에는 집단 크기의 차이가 있다는 것이 명시되어야만 한다. 같은 국가(선진국) 내에서의 연구들 간에는 종종 집단 크기가 비슷해 보인다. 문화 특이적인 장애들뿐만 아니라 정신분열병 같은 질병들의 임상 증후군들의 차이점이 묘사되어 왔었다. 하지만 전체적으로 다른 문화들에서의 정신장애의 차이점들이 유사점들보다 훨씬 적은 것으로 보이며, 특히 심각한 정신질환의 형태일수록 더욱 그렇다. 발견된 알코올이나 마약 남용의 유형의 차이(예, 이슬람 국가와 다른 국가들)는 경제적 발전 정도보다는 대부분 다른 이유(예, 종교)에 기인된다고 할 수 있다.

개발도상국들에서 정신 및 신경학적 문제들을 야기하는 열악한 주산기 관리, 잦은 감염들, 영양실조, 불충분한 자극에 의한 초기 또는 후기 뇌손상 같은 조건들이 평가에 고려될 때 행복한 가난(happy savage)—개발도상국에서 정신장애의 빈도가 낮다—이라는 신화의 미약한 토대는 좀 더 확실하게 무너진다. 예를 들면 요오드(iodine) 결핍과 관련된 정신지체는 개발도상국의 지역에서는 아직도 빈번히 발생하고 있다. 열에 의한 단기 급성 정신병적 상태와 뇌 말라리아와 뇌염에 의한 심리적 장해 같은 상태들도 아직 개발도상국들에서 좀 더 빈번하지만 종종 실제보다 덜 보고되고 있다. 예를 들면 시력 저하와 같은 감각 결핍의 조정이나 교정이 산발적이거나 존재하지 못하는 개발도상국에서는 경도의 인지적 장해가 아마도 많을 것이다. 대부분 그토록 흔히 정신질병과 신체질병이 동반됨에도 불구하고 보건 서비스와 접촉하는 경우 하나의 질환 (흔히 신체질병)만이 보고되는 경향 때문에 불행하게도 정신질환을 가진 사람들의 숫자가 지속적으로 감추어진다.

지난 40년 동안 많은 국가들에서 정신의학에서 신경과가 분리되었다. 이는 많은 면에서 유용하지만 또한 개발도상국에서 정신과 (그리고 신경과)의 중요도와 정신보건 프로그램이 당연히 가져야 할 우선순위를 평가하는데 부정적으로 작용되어 왔다. 정신의학은 정신분열병, 조울병 그리고 다양한 신경증적 상태들과 같은 '기능적(functional)' 정신병을 담당하고 (정신과적 증상의 유무에 상관없이) 중추신경계의 장해의 다양한 경우 정신지체, 학습 장애와 행동 장애들은 신경과 의사들과 다른 전문가(개발도상국에서는 종종 없기도 한)의 영역이라고 하는 주장은 정신과와 신경과적 문제의 범위를 제한해 왔으며, 보건 시스템 전문가들의 관점에서 함께 묶어져 이러한 장애들에 주어져 왔던 우선권이 줄어들게 하였다. 두 번째로 정신의학으로부터 신경과가 분리된 것의 좀 더 미묘한 부정적인 결과는 정신의학이 병리학적 소견들이 없는 상태를 다루는 분야로 묘사되며 그래서 의학의 한 분야로서 다른 의학 분야들과 같은 존중(또는 자원들)을 받지 못하는 것이다.

개발도상국의 많은 보건정책 결정자들에게 일반 보건체계에서 정신건강의 문제들이 빈번하게 있다는 발견들은 놀라운 것이었다. 연구에 연구를 거듭할수록 개발도상국들에서 일차 보건 서비스에 접촉하는 10~20% 정도의 환자가 다양한 강도의 정신과적 문제를 가지고 있다는 사실을 발견했다. 예를 들면 세네갈의 농촌 지역에서는—비록 일반적인 보건 서비스 담당자들에 의해서는 물론 그렇게 인지되지 않았지만—조사된 아동 545명 중 17%와 어른들 933명 중 16%가 정신과적 문제를 가지고 있었다. 다른 아프리카 국가에서도 그러한 상황은 비슷했다(예, German, 1987; Ndetei &

Muhangi 1979). 다른 개발도상국에서도 비슷한 관찰들이 보고되었다. 서인도에서 일반 개업의는 환자의 10%가 심리적인 문제 때문에 일차적으로 그들에게 찾아온다고 추정했다(Gautam, et al., 1980). 그리고 WHO에서 주도한 다기관 연구에서 이러한 결과들을 확인하였다(Sartorius & Harding, 1983; Harding, et al., 1983a, b). 또한 많은 다른 연구들에서도 그러했다(Sartorius et al., 1990). 더욱 최근 연구에서도 정신건강의 문제들이 일반 보건 서비스에 부담을 주는 주요 요인인 상황은 요즈음에서 비슷하다는 사실을 보여주고 있다(Üstün & Sartorius, 1995).

정신장애의 유병률이 앞으로 계속 증가할 것이라고 믿는 데에는 적절한 이유들이 있다. 여러 형태의 정신질환들의 위험에 있는 사람들의 숫자를 늘리는 인구학적 변화들과 연장된 기대 수명이 주요 요인이다. 오늘날 개발도상국을 괴롭히고 있는 초기 손상, 영양결핍과 다른 병에 의한 예방할 수 있는 신경과와 정신과적 문제의 숫자들은 물론 좀 더 나은 생활과 보건 서비스들에 의해 줄어들 것이다. 어쨌든 신경 · 정신장애의 발생률이 뇌손상의 감소에 의해 급격히 줄어드는 것인지 또는 생존 기회의 증가에 의해서 늘어날 것인지 미리 예측하기는 쉽지 않은 일이다.

정신장애의 유병률을 증가시킬 수 있는 또 다른 이유는 우울증 같은 정신장애들을 동반하기 쉬운 만성질병으로 고통받는 사람들의 생존 기회의 향상이다. 더 나은 의료적 케어와 생명을 구하는 것으로 표현되는 우리의 성공은 각각 다른 질환들과 문제들의 위험을 증가시키는 대가를 치러 왔다는 금언(Gruenberg, 1977)은 그것이 처음 이야기될 때에도 진실이었고 유감스럽게도 미래에도 진실로 남을 것이다. 비록 정신장애의 발병률이 같거나 약간 감소할지라도 정신장애를 가진 사람들의 기대 수명의 증가는 이들 장애의 유병률의 증가와 같은 효과를 나타낸다.

개발도상국에서 산업화와 동반되어 나타나는 만연하는 공해가 정신장애의 발병률을 증가시키는 신경정신과적 결과를 가져올지 여부도 또한 예견하기 어렵다; 더욱이 개발도상국들에서는 인재(人災)도 더 흔하게 일어날 것이며, 정신장애를 가진 사람들의 숫자가 늘어날 것이다. 실례로 1967~1991년 사이에 재해에 의해 영향을 받은 사람은 대략 300만 명에 달하고, 이들의 95% 이상이 아시아와 아프리카의 개발도상국에 살고 있었다(Desjarlais, et al., 1995).

정신장애를 동반할 수 있는 전염성 질병 중 일부는 건강관리의 향상과 대중에 대한 건강 교육과 함께 줄어들 것이다. 하지만 정신건강에 후유증을 가지는 다른 전염성 질병이 나타나고, 이는 수년간 조절하기가 어려울지도 모른다. 만약에 이러한 일이 일어난다면, 개발도상국은 상대적으로 선진국들에 비해 더욱 고통을 받을 것이다. 왜냐하면 그들은 새로운 위험에 대처할 추가적인 자원들을 쉽게 배치할 수 없기 때문이다. 인간면역결핍 바이러스(HIV)에 의한 감염이 좋은 예다. 만약에 HIV감염과 후천성 면역결핍증(AIDS)과 관련된 심리적 문제 빈도의 추산이 정확하다면 20년 이내에 아프리카 대륙 전체의 모든 입원환자를 위한 입원 병상 수보다 AIDS와 연관된 치매에 이완된 사람의 숫자가 더 많아질 것이다. 많은 선진국에서 AIDS 전염은 거의 모두 조절되고 있으나 개발도상국에서는 아직까지 증가 추세에 있다. AIDS의 경우 심리적인 문제는 질환의 마지막 경과에서 나타나는 치매뿐만 아니라 감염에 대한 초기반응(Maj, et al., 1993)과 양친을 잃은 아동과 황폐화된 가족에게서 일어나는 문제도 있다.

개발도상국의 세계에서는 대규모의 폭력(예, 전쟁, 폭동, 시민투쟁)과 특히 도시에서는 개인적인 수준의 폭력(예, 범죄)에 의한 정신건강의 후유증이 정신장애에 대한 부담을 가중시키고 있다. 폭력의 양쪽 형태 모두에서 비교가 안 될 정도로 개발도상국들에게 더욱 빈번하며 최근 몇 년간은 폭발적으로 발생하고 있다. 비록 자살이 반드시 하나의 정신과적 문제가 아니라고 할지라도 자살이 대부분의 선진국보다 몇몇 개발도상국들에서 더욱 빈번하다는 사실을 여기에서 언급할 필요가 있다. 예를 들면 스리랑카는 1990년대 초 세계에서 두 번째로 높은 자살률을 보였고, 중국 시골 지역의 젊은 여성의 자살률이 세계에서 가장 높은 것으로 나타났다(Desjarlais, et al., 1995).

보건과 다른 개발 프로그램에서 심리사회적 측면의 무시

개발도상국에서 정신보건 프로그램의 발전을 막는 세 번째 장애물은 정신의학의 권한과 과업은 단지 또는 대부분 심각한 정신질환을 다루는 것이라는 제한적인 정의다. 지금까지 정신과 의사들은 종종 이러한 정의를 받아들였고 그들은 대부분 심각한 정신질환이나 장해(그리고 입원환자들의 관리)에 주로 집중된 정신보건 프로그램을 운영할 사람들이다. 의대생—미래의 보건정책결정자들—의 교육은 정신의학에 대한 똑같은 이미지를 길러낼 것이며, 정신건강과 정신의학에 대한 좀 더 계몽된 관점을 향한 변화가 향후 몇 년 내에 이루어지기를 기대하기는 어려울 것이다.

가장 심각한 형태의 정신장애들과 관련된 활동으로 정신보건 프로그램을 제한하는 것은 또한 정신보건 프로그램의 중요도와 타당성을 줄어들게 한다. 만약에 이러한 형태로 정의된다면 정신보건 프로그램은 인구의 적은 부분만을 다루게 된다. 그리고 대중 건강의 향상을 위한 정신보건 프로그램의 중요성은 작은 부분이다. 한편 만약 정신보건 프로그램이 인간 행동을 다루어야 하는 것으로 간주되었다면, 그것들은 공중보건 활동에서 주류의 위치를 차지했을 것이고 더욱 두드러진 지원과 강조를 받을 것이라고 추측하는 것이 논리적으로 가능하다.

정신과 의사들은 종종 정신장애들을 예방하거나 정신건강을 증진하고, 정신의학과 행동 과학들이 심리-사회적 문제들과 정신질환이나 장해를 가진 사람들의 치료와 재활에 대한 해결책을 만들어 낼 수 있는 데 기여할 수 있도록 하는 광의(廣義)의 정신보건 프로그램들의 개발에 대한 책임을 감당하기를 주저한다. 정신과 레지던트 수련과정은 정신과의사들에게 이러한 일련의 과제를 준비시키지 않으며, 정신보건 프로그램들의 개발에 자신의 모든 시간들을 기꺼이 바치는 경우가 매우 드물다. 그들은 또한 그러한 프로그램들을 운영하는 다른 전문가들을 만나는 것도 꺼려 한다. 그 결과 대부분의 개발도상국에서 정신보건 프로그램은 협소하게 생각되며, 그것을 운영하는 사람 또한 그러한 범주를 넘어서서 보기를 꺼리거나 광의의 정신보건 프로그램을 실행하는 충분한 지원을 모으는 데 어려움을 발견한다.

그리고 아직까지 대부분의 개발도상국에서의 정신과 의사들의 역할은 그들의 상대편인 산업화된 세계에서의 역할과 반드시 달라야 한다는 것이 타당하다. 정신과 의사의 숫자가 그토록 적기 때문에 그들은 자신의 진료실에서 전체 국가에 있는 환자들의 단지 적은 부분을 볼 뿐이다. 다양한 전문가 및 비전문가 지원자들이 관여해야 할 정신보건 프로그램을 시작하고 만들어 가는 것은 같은 시간과 에너지의 투자에 비해 측정할 수 없을 만큼 유용한 최대의 효과를 가져올 것이다. 정신과 의사뿐만 아니라 후에 다시 논하겠지만 모든 전문가들의 정체성과 책무들은 정황(context)과 그들이 자신의 전문성을 실행하는 상황에 의존한다고 주장될 수 있다. 그러므로 개발도상국에서의 정신과 의사의 역할은 달라야 한다. 개발도상국에서 최상위 공무원들(Top officers)은 보건과 개발의 심리사회적 측면을 다루는 프로그램 개발의 필요성을 인식한다. 만약에 자격 있는 개인이 그러한 프로그램의 개발에 자신의 시간과 노력을 기꺼이 헌신한다면 그들은 그러한 프로그램들에 지원하고 싶어 할 것이다.

광의의 정신보건 프로그램들의 두 가지 가장 중요한 결과들은 아래와 같다. 첫째, 보건을 위한 주요한 문제들을 다루기 때문에—건강한 행동을 촉진하는 것과 같은—이러한 프로그램들이 중요해질 것이다. 둘째, 대부분의 개발도상국과 선진국에서 최근까지 채용하고 있는 정신과 레지던트 과정과는 본질적으로 다른 부분이 정신과 레지던트 수련 과정에 포함되어야 할 것이다. 국가나 지역 정신보건 프로그램의 리더들을 충분히 양산해 내기 위한 정신과 레지던트 수련과정의 새로운 방향전환은 정신과 의사들이 가장 관심을 가지고 있는 임상정신의학의 교육에 대한 필요성이 사라짐을 의미하는 것은 아니다; 수련에 있어서 정신질환으로 고통받는 사람들을 위한 정신보건 프로그램의 개발과 서비스의 성장이 가능할 수 있도록 이제까지와는 다른 비중을 두어야 한다는 것이다.

세계보건기구(WHO)는 정신보건 프로그램들이 공중보건계획의 중요한 부분으로 보이기 위해서는 그것들은 반드시 포괄적이고 광범위해야 한다(Sartorius, 1978; WHO, 1981, 1992a)는 견해를 장려해 왔다. 제언된 논의는 다음과 같다. 첫째, 많은 정신건강 문제들은 보건 영역이 하나의 전체로서 관여될 때에만 해결이 가능하다. 둘째, 만약 정신보건 프로그램에 의해서 개발될 수 있는 기술들, 예를 들면 태도의 변화에 관심을 가지거나 의학을 인간화시키는 기술 등이 일반보건 서비스에 사용된다면 많은 공중보건의 문제들은 더욱 쉽게 해결될 수 있을 것이다. 그리고 셋째, 만약에 정신건강의 요소가 포함되지 않는다면 보건 프로그램은 전반적인 사회·경제적 발전에 기여할 수 없다. WHO에 의해 권고된 형태의 정신보건 프로그램이 많은 개발도상국에서 실현되어 오고 있다. 그러나 아직까지 모두에게 받아들여지는 프로그램 모델은 아니다.

자원 부족

개발도상국에서 정신보건 프로그램의 발전이 늦어지는 네 번째 주요한 이유는 만성적인 자원 부족이다. 몇몇 최저개발국에서는 건강을 위한 일인당 연간 지출은 몇 달러에 불과하다. 이는 산업화된 세계의 천분의 일도 되지 않는다. 자격 있는 요원, 시설, 약제, 연구소, 이송 수단 등 보건 프로그램을 위해 필요한 자원이 대부분 부족하다. 설사 봉급이 주어진다고 해도 매우 낮아 요원들은 수입을 위해 다른 재원을—외지 근무, 개별적인 개업 또는 다른 직업—구해야만 하는 사실은 종종 있는 가장 놀라운 특징이다. 자원의 부족은 종종 말단에 있는 보건요원에 대한 거의 전적인 무시와 동반되어 이들의 소진으로 이어지며, 이것은 점점 개발도상국에서 보건의 지속적인 황폐화의 주요 원인으로 보인다. 입원 시설이(노후된 정신병원) 아직까지 정신보건 프로그램이 가진 자원의 대부분으로 나타난다. 보통 매우 열악한 상태인 이러한 공공시설마저 국가가 필요한 정신과 병상 수에 비해 크게 부족하다. 많은 아프리카 국가에서 정신과 병상 수는 10만 명당 0.5~5명이다. 아시아에서는 정신과 병상 수가 다소 많지만 부유한 국가와 비교하면 아직 적다(예, 베트남-0.78/100,000, 중국-0.73/100,000, 필리핀-1.13/100,000)[역자주: 한국의 경우 2004년 현재 115/100,000]. 가장 부유한 개발도상국에서는 사정이 좀 더 낫지만 이곳에서도 어쨌든 정책결정자의 눈에 비치는 정신과의 위치는 낮아서 정신보건이나 다른 정신건강 행동에 어울리지 않게 적은 양의 자원들이 배치된다. 정신과 의사의 숫자는 에티오피아에서는 1:5,000,000(Alem, 1997)에서 한국에서는 1:200,000(shinfuku, 1993)까지 다양하다[역자 주: 2004년 현재 한국의 경우 1:22,000]. 그러나 이들의 분포는 불균형적이고 이들의 대부분은 도시 지역에서 개업을 하고 있다. 비록 선진국의 숫자에 비해 많이 뒤떨어진 상황은 아니지만, 정신보건 간호사의 숫자 또한 적다. 정신보건 사회복지사는 거의 찾아볼 수 없다. 심리학자들은 보다 많은 숫자가 있으나 정신보건 서비스에서 일하고 있는 사람을 만나기는 어려운데 이것은 전통적으로 정신보건 현장이 심리학자의 근무처로 포함되지 않기 때문이다. 라틴아메리카에서 심리학자의 숫자는 특히 많은데, 이들 중 다수는 개별적으로 개업하거나 보건과 전혀 관련 없는 분야에서 일한다.

정신질환을 가지고 있는 이들을 치료하기 위한 재원 또한 부족하고 이 재원의 이용마저 불규칙적이다. 입원 시설을 유지하기 위해 필요한 자원, 환자의 음식, 옷 그리고 기타 필요품을 종종 입수할 수 없다. 개발도상국에서는 보건서비스 센터와 인구 집단 사이의 거리가 종종 멀기 때문에 효과적인 이송 수단이 핵심적으로 중요하다; 그러나 교통수단이 거의 없고 연료와 유지를 위한 돈도 없으며 교체부품도 없다. 정신보건 서비스와 다른 서비스들 사이의 재원의 분포는 불균형적이다. 그리고 정신보건 프로그램의 낮은 우선순위는 예산의 분배, 새로운 근무처들, 대학 연구원(fellowship), 도서 지원과 다른 물품에 있어 다양한 방식으로 반영된다. 부적절한 자원의 분배는 환자들을 돌보는 것뿐만 아니라 정신보건 서비스에서 일하는 요원의 사기에도 부정적인 영향을 미친다. 많은 이들이 정신보건 서비스에서 떠나가고 있으며, 이들의 빈자리는 최상의 자질을 가진 이들로 보충될 수 없다.

가능한 해결책

위에서 언급한 어려움이 개발도상국의 세계에서 정신보건 프로그램의 설립을 막을 수는 없다. 종종 이러한 프로그램은 탁월한 에너지와 카리스마를 가진 개인을 중심으로 만들어지기도 한다. 하지만 또한 그러한 개인들 없이 성장한 프로그램도 있다.

개발도상국가 중에 포괄적인 정신보건 프로그램을 설립하고 일관되게 지속하며 평가하는 경우가 하나도 없음에도 불구하고 많은 국가들이 자신들이 채택한 혁신적인 프로그램을 가지고 있고 이것을 실행하고 있다. 이러한 프로그램들이 포함하는 요소들을 아래에 기술한다.

정신건강의 가치 증진

정신건강의 증진은 정신건강을 개인과 사회의 가치 체계에서 상위로 끌어올리는 과정으로서 가장 잘 이해될 수 있다(Sartorius, 1992, 1998). 그러므로 정신건강의 증진은 대중의 정신건강 상태를 향상시키는 것과 동등하다고 생각해서는 안 된다. 정신건강 상태의 향상은 정신장애의 예방과 치료를 위한 프로그램들과 다른 다양한 방법, 예를 들면 더 나은 영양공급에 의해 성취될 것이다. 어쨌든 정신건강을 가치체계의 상위에 배치하는 것은 정신건강의 향상을 위해서도 중요하다. 왜냐하면 그것이 더 나은 정신건강과 활동을 초래하는 예방적이고 치유적인 방법들을 사용하기 시작하는 동기를 유발하기 때문이다.

정신건강의 장려가 가치들을 변화시키는 과정이기 때문에 이것은 정신보건 서비스나 실제로 일반 보건 서비스의 과업에서 제외될 수 없다. 가치들은 가정이나 학교에서의 아이들이 훈육되는 동안 대중 매체를 통해서, 실례나 모델에 의해서 그리고 다른 방법에 의해 형성된다. 개발도상국에서의 정신보건 프로그램은(이 장에서 이해된) 정신건강의 증진을 높은 우선순위에 두어야만 한다. 왜냐하면 정신건강을 가치체계에 상위에 두는 것이 정신건강 영역에서 다른 모든 활동을 위해 필수적인 것이기 때문이다. 유감스럽게도 개발도상국의 세계에서 정신건강 증진 프로그램은 거의 없거나 일반적으로 미약하다.

정신과 의사들은 일반적으로 정신건강 증진 프로그램들을 담당하지 않게 될 것이다; 그러나 정신과 의사들이 여기에 참여하고 지지 옹호하여야만 한다. 왜냐하면 이러한 프로그램들의 성공은 정신질환을 가진 사람들의 케어와 재활을 위한 프로그램들의 발전을 도울 것이기 때문이다. 때때로 정신과 의사들은 아래와 같은 프로그램들을 시작할 수도 있다. 예를 들면 파키스탄 이슬라마바드 대학 정신과학 교실에서는 학교에서의 정신건강 증진을 위해 디자인된 프로그램의 배후에서 원동력이 되었다(Mubbashar, 1999). 다른 상황에서는 정신건강 증진 활동이 일반적인 건강 증진과 지역 발전 프로그램들 속에 포함되기도 한다(Badura & Kickbusch, 1991; Trent, 1992).

정신장애의 일차 예방

개발도상국에서 정신장애(예, 중추신경계의 초기 손상에 의한)의 일차 예방의 가능성은 특히 많다. 하지만 일반적으로 무시된다(Sartorius & Henderson, 1992)(14장 참조).

정신장애의 치료

일반 및 일차 보건요원들을 통해서 정신보건이 제공되는 국가나 지역의 예는 많다(WHO, 1984, 1990). 이것은 전체적으로 효과적인 결과를 보여 왔다. 심각한 정신질환을 가진 사람들을 더 많이 돌볼 수 있게 되고, 정신질환을 다루는 것에 대해 훈련받은 일반 보건요원의 만족도가 증가된 결과로 나타나고 있다. 몇몇 개발도상국가, 예를 들면 태국이나 우간다에서는 정신장애 치료와 정신건강의 증진이 국가 보건의료 계획에 포함되어 실행이 필요한 우선적인 일들 중의 하나가 되어 왔다. 일반 개원의나 일반 보건요원들이 정신장애들을 다룰 수 있도록 수많은 매뉴얼이 만들어져 왔으며, 많은 국가에서 훈련 프로그램 속에서 사용되어 왔다. 세계보건기구(WHO)에서는 심지어 국제질병분류 10판(ICD-10)에 일차 보건의료에서의 사용을 위한 분류(ICD-10 PHC)를 첨부함으로써 이러한 매뉴얼을 보충하였다. 이 문서는 일차 보건의료 기관에서 정신질환들에 관한 보고를 촉진시키기 위해서 만들어져 오고 있다. ICD-10의 일차 보건의료 PHC(Primary Health Care) 판은 단지 22개의 범주만 가지고 있고 〈표 19-1〉에서 볼 수 있다.

각각의 범주에는 여러 상황을 분류하기 위해서 어떻게 인지하고, 일단 그들이 인지한 증상을 가진 사람들을 어떻게 치료하는가에 대한 구체적인 지시가 포함되어 있다(WHO, 1996).

표 19-1 ICD-10의 일차 보건의료 판 정신건강 범주(ICD-10 PHC)

F00 치매(Dementia)
F05 섬망(Derlrium)
F10 알코올 사용 장애(Alcohol use disorder)
F11 약물 사용 장애(Drug use disorder)
F17.1 흡연 (Tabaco use)
F20 만성 정신병적 장애(Chronic psychotic disorders)
F23 급성 정신병적 장애(Acute psychotic disorders)
F31 양극성 정동장애 (Bipolar disorder)
F32 우울증 (Depression)
F40 공포장애(Phobic disorders)
F41.0 공황장애(Panic disorder)
F41.1 범불안장애(Generalized anxiety disorder)
F41.2 혼합형 불안 우울 장애(Mixed anxiety and depression)
F43 적응장애(Adjustment disorder)
F44 해리성 장애(Dissociative disorder)
F45 설명되지 않는 신체증상 호소(Unexplained somatic complaints)
F48.0 신경쇠약증 (Neurasthenia)
F50 식이장애 (Eating disorder)
F51 수면 문제 (Sleep problems)
F52 성 장애(Sexualdisorder)
F70 정신지체 (Mental retardation)
F90 과다행동장애 (Hyperkinetic disorder)
F91 행실장애 (Conduct disorder)
F98.0 유뇨증 (enuresis)

선진국에서 일반 보건의료체계 안에 있는 정신장애들의 치료는 어느 정도 환자와 가족들, 일반 개업의 그리고 정신과 의사가 관계하는 선택의 문제다. 개발도상국들에서는 그렇지 않다: 만약 일반 보건요원들이나 일차 보건요원들을 통해서 정신보건이 제공되지 않는다면 정신보건은 대부분의 주민들에게 전혀 제공되지 않을 것이다.

특히 지속되는 장해를 유발할 수 있는 정신장애의 치료는 재활의 과정과 연결되어야만 한다. 개발도상국에서는 대부분의 심각한 질환이 있는 사람들의 아주 일부만이 주로 식민지 시대에 만들어진 정신병원에 입원되어 있다. 가족이 그들을 먹일 여유가 없거나 사회적으로 용납되지 않는 행동을 견딜 수 없어 환자들을 버리는 경우가 있다. 버림받지 않고 남아 있는 환자들 대부분은 보통 가족과 함께 머무르고 일부는 가족과 공동체의 삶 속으로 통합되었다. 그래서 가족은 질병을 앓고 있는 중이거나 질병을 앓고 난 후에 환자의 삶에 있어 중심적인 역할을 해 왔다. 최근 도시화와 핵가족화의 진행으로 가족의 아픈 구성원에 대해 장기적인 케어를 제공하는 능력이 저하되었다; 현재 대부분의 개발도상국에서는 점차 가족의 보호 능력이 약화되는 상황들 속에서 이러한 케어에 대한 도전의 해답을 찾지 못하고 있다.

심각한 정신질환으로부터 고통받는 이들의 삶은 모든 종류의 국가에서 어려움에 처해 있다. (만약 정신적으로 아픈 이들의 행동이 매우 혼란스럽지 않고, 가족들이나 공동체에 수치심을 가져다주지 않고, 다른 이들의 생명을 위험하게 하지 않는다면) 병이 처음 시작할 때에는 정신질환으로 고통받는 사람들에 대해 가족들과 공동체들이 연민과 이해를 보여 주지만, 이러한 개인을 보호하고 보살피는 그들의 능력은 일반적으로 얼마가지 않아 소진된다. 때때로 심각한 정신질환을 가진 이들은 그들의 환경에서 축출되고 부랑인 정신병자들이 되고 때때로 오랜 세월 동안 집의 어떤 어두운 구석에서 숨겨진 채 남아 있게 된다; 종종 그들이 조기에 사망하기도 하는데, 이는 건강에 대한 위험이 증가하고 대처할 수 있는 능력이 줄어들며 의료적 도움을 요구하거나 구하는 능력이 부족하기 때문이다. 그러므로 일반 보건의료 서비스를 통하거나 협력하는 체계 속에서 정신과적 서비스를 도입하는 것은 정신질환을 가진 사람들을 구제하고 지지하는 과정일 뿐만 아니라 생명을 구하는 작업이다.

참고문헌

Alem, A. (1997). Mental health in rural Ethiopia. University of Umea, Umea.

Badura, B., & Kickbusch, I. (1991). *Health Promotion Research*. World Health Organization, Copenhagen(regional publications).

Carothers, J. C. (1947). A study of mental derangement in Africans and an attempt to explain its peculiarities, more especially in relation to the African attitude to life. *Journal of Mental Science, 93*, 548-56.

Carothers, J. C. (1953). The *African Mind in Health and Disease*. Geneva: World Health Organization. (WHO monograph series no.17).

Cooper, J. E., & Sartorius, N. (eds.) (1996). *Mental disorders in China*. London: Gaskell.

Desjarlais, P., Eisenberg, L., Good, B., & Kleinman, A. (eds.) (1995). *World Mental Health: Problems and Priorities in Low-income Countries*. Oxford: Oxford University Press.

Gautam, S., Kapur, R. I., & Shamasundar, C. (1980). Psychiatric morbidity and referral in general practice-a survey of general practitioners in Bangalore City. *Indian Journal of Psychiatry, 22*, 295-297.

German, G. A. G. (1987). The extend of mental health problems in Africa today. An update of epidemiological knowledge. *British Journal of Psychiatry, 151*, 435-439.

Gruenberg, E. M. (1977). The failures of success. *Milbank Memorial Fund*

Quarterly, 55, 3–24.

Harding, T. W., Climent, C. E., Diop, M., & et al. (1983a). The WHO Collaborative Study on Strategies for Extending Mental Health Care. II. The development of new research methods. *American Journal of Psychiatry, 140,* 1474–1480.

Harding, T. W., D'Arrigo Busnello, E., Climent, C. E., & et al. (1983b). The WHO Collaborative Study on Strategies for Extending Mental Health Care. III. Evaluative design and illustrative results. *American Journal of Pychiatry, 140*, 1481–1485.

Jablensky, A., Sartorius, N., Ernberg, G., & et al. (1992). Schizophrenia: manifestations, incidence and course in different cultures. A World Health Organization Ten Countries Study. *Psychological Medicine Monograph Suppl 20*, 1–97.

Leighton, A. H., Lambo, T. A., Hughes, C. G., Leighton, D. C., Murphy, J. M., & Cornell, B. M. (1963). *Psychiatric Disorders Among the Yoruba*. New York: Cornell University Press.

Maj. M., Starace, E., & Sartorius, N. (1993). *Mental Disorders in HIV-1 Infection and AIDS*. Seattle: Hogrefe and Huber. (WHO expert series of biological psychiatry, vol. V).

Mubbashar, M. H. (1999). Mental health services in rural Pakistan. In *Common Mental Disorders in Primary Mental Health Care*, ed. M. Tansella & G. Thornicroft. London: Routledge.

Ndetei, D. M., & Muhangi, J. (1979). The prevalence and clinical presentation of psychiatric illness in a rural setting in Kenya. *British Journal of Psychiatry*, 135, 269–272.

Prince, R. (1967). The changing picture of depressive syndromes in Africa: is it fact or diagnostic fashion? *Canadian Journal of African Studies*, *1*(2), 177–192.

Sartorius, N. (1978). The new mental health programme of WHO. *Interdisciplinary Science Review, 3*, 202–206.

나의 불씨가 되어 세계 도처에 그리고 우리나라에서도 여러 명의 '노만 사토리우스' 를 탄생시킬 것이다.

'Fighting for Mental Health' 라는 제목의 번역도 우리들에게는 하나의 숙제였다. 응원 문구로 많이 사용되는 파이팅(Fighting)이라는 영어단어는 우리나라에서 의미가 변질된 콩글리쉬다. Fighting은 전쟁에서 사용되는 단어로 돌격이나 전투, 투쟁의 의미를 가지고 있다. 하지만 '투쟁' 이라는 단어는 히틀러의 '나의 투쟁' 이나 노사 갈등부터 떠오르며 무언가 거북한 느낌이었다. 제목의 번역을 위해 노만 사토리우스와 나눈 대화에서 그는 자신이 여기에서 사용한 fighting은 한 병사가 나라를 위해 목숨을 바쳐 싸우듯이 한 개인의 헌신을 나타내는 뉘앙스라고 대답해 주었다. 그래서 싸움, 투쟁, 헌신 등의 번역을 두고 가늠하다가 결국 '정신건강을 위한 투쟁' 으로 결정지었다.

용어의 통일을 위해 애썼지만 미흡한 부분이 남아 있고 거의 직역을 했기 때문에 자연스럽지 못한 부분도 눈에 띈다. 'people with mental illness' 를 정신질환자가 아닌 정신질환을 가진 사람들로, 'disabled people' 을 장애인이 아닌 기능손실을 가진 사람들로 직역하였다. 그 속에는 정신질환자나 장애인이라는 용어가 익숙한 현실에서 그들이 단지 어려움을 겪고 있는 우리와 같은 사람이라는 사실을 잊지 않았으면 하는 바람과 다짐이 담겨 있다. 그리고 질병(disease), 질환(illness), 아픔(sickness), 장애(disorder), 장해(impairment), 기능손실(disability), 핸디캡(handicap)과 같은 병의 다양한 표현들을 최대한 그대로 지키려고 노력했다. 그리고 우리나라의 보건의료 전달체계에서는 부각되지 못하고 있는 'general practioner' 는 보통 일반의 또는 가정의라고 번역되기도 하지만 일반 진료의사라고 번역하였고, 'tranditional healer' 는 민속적 치유자라고 번역하였다. 원어의 뜻과 뉘앙스를 제대로 살리고자 몇몇 용어는 괄호 안에 영어단어를 병기하였다.

우리의 미숙한 번역이 노만 사토리우스의 재치 있고 수려한 문장에 흠집을 내거나 독자들에게 잘못 전달한 것은 아닌지 무척 걱정된다.

우리는 이 책이 많은 정신과 의사와 정신보건 프로그램을 운영하고 있는 많은 전문가들, 담당 공무원 그리고 공중보건 정책 결정자들에게 노만 사토리우스의 다음 메시지를 전해 주기를 바란다. "연구를 수행할 때 우리는 종종 자신에 대해서, 다른 사람의 행동에 대한 우리의 관용에 대해서, 우리의 참을성과 인내력에 대해서 많은 것을 배우고, 우리보다 더 불행한 사람들과 나누고 도우려는 우리의 의지에 대해서 배운다."

번역 작업을 하면서 '정말로 정신과 의사가 이런 일을 할 수 있을까?'를 생각해 보며 가슴 설레기도 했고 현실의 자신을 보면서 실망하기도 했다. 하지만 이번 번역 작업을 통해 몇 명의 뜻이 통하는 친구를 얻은 것이 무엇보다도 큰 성과였다.

끝으로 이 책의 번역 계기가 된 워크숍을 준비해 주시고 출판사 섭외에 애써 주신 황태연 선생님과 추천사를 써 주신 이부영, 이호영 선생님 그리고 이 책의 출판을 맡아 주신 학지사 김진환 사장님과 편집에 애써 주신 김경민 선생님 외 여러분들에게 지면을 빌려 감사의 마음을 전한다.

2007년 9월

역자 일동

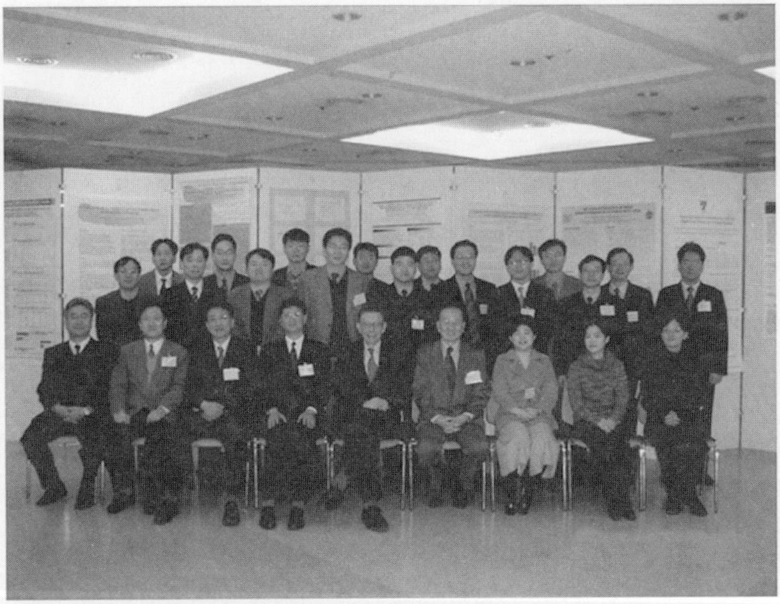

저자 노만 사토리우스와 함께한 제1회 'Development of Professional and Academic skill of Young Psychiatrist Workshop' 기념사진

찾아보기

ㅈ

❖ 저자 소개

노만 사토리우스(Norman Sartorius)

제네바, 프라하(Prague), 뉴욕, 자그레브(Zagreb) 대학과 교수 계약을 맺고 강의를 하고 있으며 세계 정신의학협회평의회(Council of World Psychiatric Association)와 세계보건기구 전문가 자문위원회(the Expert Advisory Panel of World Health Organization)의 일원이다. 그는 우메아(Umea), 프라하, 베스(Bath) 대학에서 수여한 과학과 의학 분야의 명예 박사학위를 가지고 있으며, 세계정신의학협회와 왕립대학(영국, 오스트레일리아, 뉴질랜드)과 미국정신의학협회를 포함하는 수많은 전문가 집단의 특별 회원으로 활동 중이다. 그는 300편 이상의 과학 논문을 써 왔으며, 40권 이상의 책을 공동 저술 및 편집하였다. 그 외 세계보건기구 정신보건국장과 세계 정신의학협회장, 유럽 정신의학협회장 등을 역임하였다.

❖ 역자 소개

김경중
- 국립나주병원 정신과 전공의 수료
- 現 국립나주병원 정신과 과장

김성엽
- 중앙대학교 병원 정신과 전공의 수료
- 現 서울 구민정신병원 진료과장

박성봉
- 인제대학교 상계 백병원 정신과 전공의 수료
- 경상남도 정신보건 심판위원 및 심의위원
- 現 의료법인 대남병원/부산시립정신병원 진료부장

박용천
- 한양대학교 병원 정신과 전공의 수료
- 現 한국 EMDR협회 회장
  한양대학교 의과대학 신경정신과 교수

유제춘
- 서울중앙병원 정신과 전공의 수료
- 울산대학교 병원 정신과 임상강사
- 現 대전시 대덕구 정신보건센터장
  울산대학교 의과대학 정신과 조교수

이성근

고려대학교 안암병원 정신과 전공의 수료
부산시립정신병원 공공보건의료사업 운영위원장
부산시 사상구 정신보건센터 자문의
現 의료법인 대남병원/부산시립정신병원 의무원장

이종국

서울대학교 의과대학 졸업
한림대학교 한강성심병원 정신과 전공의 수료
現 용인정신병원 정신과장

이주현

한림대학교 강동성심병원 정신과 전공의 수료
아산시 정신보건센터장/알코올상담센터장
現 서울대학교 병원 소아정신과 전임강사

이해원

국립서울병원 정신과 전공의 수료
한양대학교 병원 정신과 임상강사
現 한국릴리 임상연구의사

장홍석

서울대학교 병원 정신과 전공의 수료
서울대학교 병원 노인정신의학 및 지역사회정신보건 임상강사
부천시 정신건강증진센터 센터장
現 한국하트스캔 마인드스캔클리닉 책임자

조근호

중앙대학교 병원 정신과 전공의 수료
서천재단 은혜병원 정신과 과장
대구 가톨릭대학교 병원 임상강사 및 전임강사
現 인천 글로리병원 정신과 과장

한창수

고려대학교 안암병원 정신과 전공의 수료
고려대학교 노인건강연구소 연구부장
세계정신의학회 Young Psychiatrists Council 한국 대표
現 고려대학교 안암병원 조교수

역자와의
협약으로
인지생략

정신건강을 위한 투쟁
Fighting for Mental Health

2006년 10월 16일 1판 1쇄 인쇄
2006년 10월 20일 1판 1쇄 발행

지은이 • Norman Sartorius
옮긴이 • 젊은 정신과 의사들의 모임
펴낸이 • 김 진 환
펴낸곳 • 학지사
121-837 서울시 마포구 서교동 352-29 마인드월드빌딩 5층
대표전화 02)326-1500 팩스 02)324-2345
http://www.hakjisa.co.kr
등록 1992년 2월 19일 제2-1329호

ISBN 89-5891-339-8 93180

정가 16,000원

잘못 만들어진 책은 구입처에서 바꾸어 드립니다.

인터넷 학술논문 원문 서비스 **뉴논문** www.newnonmun.com